西南交通大学研究生教材（专著）经费建设项目（项目编号：SWJTU-JC2022-021）

循证医学讲义

主　编　柳　华　于洪涛

副主编　张海涛　熊　瑶　项　涛

主　审　刘　鸣　徐俊波

U0205560

西南交通大学出版社
·成　都·

图书在版编目（ＣＩＰ）数据

循证医学讲义 / 柳华，于洪涛主编. –– 成都：西南交通大学出版社，2024.6
ISBN 978-7-5643-9781-4

Ⅰ. ①循… Ⅱ. ①柳… ②于… Ⅲ. ①循证医学 Ⅳ. ①R499

中国国家版本馆 CIP 数据核字（2024）第 066108 号

Xunzheng Yixue Jiangyi
循证医学讲义

主　编 / 柳　华　于洪涛

责任编辑 / 牛　君
封面设计 / 墨创文化

西南交通大学出版社出版发行

（四川省成都市金牛区二环路北一段 111 号西南交通大学创新大厦 21 楼　610031）
营销部电话：028-87600564　　028-87600533
网址：http://www.xnjdcbs.com
印刷：成都蜀通印务有限责任公司

成品尺寸　185 mm×260 mm
印张　14　字数　348 千
版次　2024 年 6 月第 1 版　　印次　2024 年 6 月第 1 次

书号　ISBN 978-7-5643-9781-4
定价　48.00 元

《循证医学讲义》编委会

前　言

　　20 世纪至今是科技、医疗飞速发展的时代，自 20 世纪循证医学（evidence-based medicine，EBM）的概念提出以来，循证医学改变了人们对传统经验医学的认识。循证医学得到了广泛的运用与发展，如何科学地进行医疗实践是关注的重点。掌握循证医学相关知识，有助于提高临床科学研究水平和指导临床医学实践。

　　本书定位于研究生循证医学知识培训，希望培养医学相关研究生及研究者循证意识，获取并熟练掌握循证专业知识。

　　本书共 11 章，第 1～2 章介绍循证医学概念、发展、特点及问题构建；第 3～4 章主要介绍循证相关基础知识及文献检索；第 5 章介绍了系统评价及 Meta 分析的概念、步骤及方法；第 6～9 章从疾病的病因、诊断、治疗、预后四个方面介绍循证医学在疾病诊疗过程中的应用；第 10～11 章主要介绍关于研究注册、研究报告规范及文献管理工具的使用。

　　本书编写分工如下：第一章由柳华、刘生刚、柏娜编写，第二章张海涛、张宏伟、刘达编写，第三章由赵晓玲，周嫱编写，第四章由徐武、刘伟、聂毅编写，第五章由项涛、刘伟、孙玉芳编写，第六章由戚欣、陆海涛编写，第七章由辜蕊、罗丹阳编写，第八章由唐卉、熊利编写，第九章由缪礁丹、黄燕编写，第十章由熊瑶、周嫱编写，第十一章由于洪涛、熊瑶、段园园编写。

　　本书涉及内容全面，可帮助医学相关研究人员熟悉循证相关概念及专业知识，掌握相关方法、技能及流程。各章节末尾均附有相关课程学习资源，有助于同学们巩固学习。

　　特别感谢西南交通大学研究生教材（专著）经费建设项目（项目编号：SWJTU-JC2022-021）对本书出版提供资助。同时，感谢西南交通大学出版社的努力与付出，在贵社的帮助下，本书能顺利出版，并通过数字化演绎的形式，让读者更容易理解相关内容。

　　由于编者水平所限，书中难免存在疏漏不妥之处，请读者提出宝贵意见，批评指正。

编　者

2023 年 5 月

Contents

目录

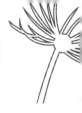

第一章　绪　论

循证医学（evidence-based medicine，EBM）是始于 20 世纪的新兴临床医学基础科学（a basic science for clinical medicine），是指导临床医生进行临床科学研究和临床医学实践十分有用的理论与方法学，对促进临床医学的科学发展有着重要的价值，即针对患者具体的临床问题所做出的有关诊治方案，应建立在最新、最佳的科学证据基础之上。这是与传统的经验医学模式的最大区别所在。

第一节　循证医学概述

一、循证医学的概念及发展简史

循证医学是指临床医生针对个体患者，在充分收集病史、体检及必要的实验室和影像检查基础上，结合自身的专业理论知识与临床技能，围绕患者的主要临床问题（如病因、诊断、治疗、预后以及康复等），检索、查找、评价当前最新最佳的研究证据，进一步结合患者的实际意愿与临床医疗环境，形成科学、适用的诊治决策，并在患者的配合下付诸实施，最后分析与评价其效果的一门学科。循证医学对个体患者的诊治决策是建立在当前最新、最佳的证据基础之上的，故称之为"基于证据的临床医学"，这样就有别于传统意义的临床医学模式。

总而言之，循证医学是慎重、准确和明智地应用当前可获取的最佳研究证据，同时结合临床医生的个人专业技能和临床经验、考虑患者的权利、价值观和意愿，将三者完美地结合起来制订出患者的治疗措施的医学模式。循证医学确保将科学方法更紧密地应用于我们想要做的事情、将要做的事情以及所取得的结果。

循证医学的哲学根源可以追溯到 19 世纪中叶的巴黎甚至更早的时代，而循证医学的首个定义始于 20 世纪 60 年代，它的思想体系、过去、现在、合理性和未来的定位和方向始于 1992 年。

我们知道，接受过正规医学教育的临床医生，他（她）们对患者的诊治，也是从临床实际出发，根据患者的临床特征，再结合自己掌握的理论知识和临床经验，做出相应的诊治决策。在一定程度上，也是"循证"的，但是在采用最新和最佳的证据方面有所欠缺。这表明医学领域的知识老化现象突出，而随着医学的发展，不断学习、及时更新自己的知识对临床医生极其重要！然而，在生物医学领域，相关研究及文献发表数量，无论是存量还是增量都是非常庞大的，并且文献质量也参差不齐，精华与糟粕共存；加之临床医生工作十分繁忙，阅读文献的时间有限，怎样高效率发掘有价值的研究文献及其研究成果并应用于临床实践，汲取当代医学研究的精华和提高医疗水平，寻找获取最新最佳的证据成为首选。20 世纪 80

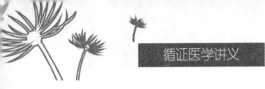

年代初期，临床流行病学创始人之一、国际著名的 McMaster 大学内科学专家 David L.Sackett 为首的一批临床流行病学家，举办了"如何阅读医学文献的学习班"，指导青年医师们怎么检索与评价医学文献，并应用于自己的临床实践。Gordon Guyatt 等自 1992 年起相继在美国医学会杂志（JAMA）等杂志上发表了系列总结性文献，将这种对临床医生的新型培训措施和临床医学实践方法，正式冠以"循证医学（EBM）"的名字。循证医学自提出之日起就受到临床医学界的广泛关注。1993 年成立的 Cochrane 协作网（Cochrane Collaboration），又为循证医学的腾飞提供了一大助力和组织保证。Cochrane 系统评价现已被公认为是最佳的高质量证据之一。

　　循证医学在中国的发展历程基本与国际同步。1996 年，在原国家卫生部（国家卫生健康委员会）的领导与支持下，原华西医科大学（四川大学华西医院）在国内正式成立了首个中国 Cochrane 中心及循证医学中心，相继开展了循证医学国际协作研究与普训工作，创办了两种全国性的循证医学杂志，率先在医学院校开设循证医学课程，编辑出版了循证医学专著以及 5 年制、8 年制循证医学规划教材，对推动临床医学实践、提高医学水平产生了良好效果。

　　总之，人们对循证医学投以了极大的关注，随着时代的前进步伐，它将日臻完善、为临床决策的科学性和临床医学的现代化做出更大贡献。

二、循证医学与临床流行病学的关系

　　临床流行病学（clinical epidemiology）和循证医学是先后始于 20 世纪的新兴临床医学基础科学，都是临床医生进行临床科学研究和指导临床医学实践十分有用的理论与方法学，对促进临床医学的科学发展有着重要的价值。两者一脉相承，前者定位于临床研究的方法学，旨在提高临床研究质量，生产出更多更好的临床研究证据；后者是指导临床医疗进行科学诊治决策的方法学，任何针对患者具体临床问题所做出的有关诊治决策，均应建立在最新、最佳的科学证据基础之上，这是与传统经验医学的最大区别所在。

　　20 世纪医学的快速发展促使人们需要采用从定性走向定量、从个体研究转向群体研究的科学方法去认识和解决临床面临的各种复杂的医学问题，以便从宏观角度更加科学地指导临床研究和临床实践。20 世纪 30 年代 John R. Paul 首先提出了临床流行病学的概念，后经几十年的探索和实践，特别是进入 20 世纪 60 年代以后，由 David L. Sackett，Alvan R. Feinstein 等创造性地将流行病学和医学统计学原理及其方法有机地与临床医学的研究和实践结合起来，并进一步拓展到与临床医学相关领域，如卫生经济学和社会医学等，极大丰富和发展了临床研究的方法学。在临床研究实践中，提高了对疾病的发生、发展和转归整体规律的宏观认识，深化了对疾病诊断、治疗和防治方法的科学观，有效地提升了临床医学研究及其实践的水平，为现代临床流行病学打下了坚实的学科基础。

　　以原华西医科大学（现四川大学华西医学中心）王家良教授等为代表的一批临床流行病学的奠基人，是我国临床流行病学发展的代表，1993 年正式成立了中华医学会临床流行病学分会（现更名为中华医学会临床流行病学与循证医学分会），这为临床流行病学的进一步发展奠定了组织基础。世界卫生组织（World Health Organization，WHO）在其 2004 年的年度报告中，曾对临床流行病学的贡献给予了高度评价，指出"临床流行病学学科的建立，对在群体层面上的疾病研究和临床干预做出了巨大贡献。其进展从根本上升华了测量疾病的定量方法，使之在各种群体层面上能够可信地评价干预治疗的结果"。

临床流行病学的蓬勃发展，直接促进了大量临床研究成果的产生，人们认识到这些新的研究成果或称最佳证据（best evidence）应及时加以转化，指导临床实践，服务于社会，从而推动临床医学的整体发展和促进临床医学水平的提升。正是在此背景下，于 20 世纪 90 年代，在临床流行病学的基础上，循证医学应运而生。

临床流行病学是将现代流行病学及统计学等原理和理论引入临床医学的研究和实践的一门方法，它采用宏观的群体观点和相关的定量化指标，将科学严谨的设计、定量化的测量和严格客观的评价贯穿于临床研究全程，系统探索疾病的病因、诊断、防治和预后的共性规律，力求避免各种偏倚因素的干扰，确保研究结果的真实性，并对临床医学实践产生重要的循证价值，因此，临床流行病学重在产生最佳的研究成果（证据），促进临床医学的整体发展和临床医学水平的全面提升。而循证医学则作为一门临床实践的科学，临床医生在自己的临床实践中，针对患者的具体临床问题（难点），慎重、准确和明智地采用目前最佳的证据对患者的诊治做出科学的决策，从而取得最有效的治疗结果。这样做既能有效的解决患者的临床问题，促进患者康复，同时也会推动临床医疗水平的提高。因此，循证医学重在应用最佳研究成果（证据）解决个体患者的具体临床实践问题。

可见，临床流行病学与循证医学一脉相承，是理论联系实际、高度统一的临床医学的一项系统工程，对推动临床医学进步、更好地服务于人民的健康事业，具有重要意义。针对临床医学研究中的复杂情况，临床流行病学家创造性地将临床研究资料的特殊性与流行病学和统计学的方法学结合，建立了以设计（design）、测量（measurement）、评价（evaluation）为三大核心的临床科研方法学，应用于复杂的临床医学研究之中，成为临床流行病学与循证医学的共同方法学基础。

第二节　循证医学的学科特点与作用

一、循证医学的学科特点与要求

（一）循证医学立足于临床又服务于临床

循证医学实践的基础由四大要素组成：医生、患者、最佳证据和医疗环境。循证医学本质上属于临床实践活动，当然其临床基础包括实践活动主体的临床医生、服务主体的患者、遵循的最佳证据、筛检和使用证据的理论与方法以及实践活动的医疗平台和外部环境。

1. 医　生

高素质的临床医生是临床研究与临床实践的主体。良好素质表现在诊治患者时，既能善于利用个人临床技能和丰富的专业知识，发现临床问题，同时也善于使用最佳证据解决问题。如果没有精湛的临床技能，再好的证据也难以用于患者的诊治。

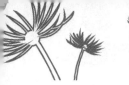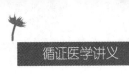

2. 患　者

患者是临床实践的服务主体。接受医生的治疗是患者出于对自己健康的渴望，除此之外，还有一点非常重要，就是出于对医生的信任。任何循证临床实践均需要患者的合作与配合，如果患者缺乏对诊治医生的信任，则依从性就不能保证。

3. 最佳证据

最佳证据乃是来源于现代临床医学的研究成果，这些成果经过严格的评价而确认是真实的、有重要临床意义且又有实用价值的，方为最佳证据。最佳证据乃为循证临床实践的"武器"，是临床上解决患者问题的最新和最佳手段。而这种证据的获取，则是针对临床面临的具体问题，在全球范围内所有的相应最新研究成果中，应用科学的方法去检索、分析与评价，进而获得最新、最佳的证据成果，最终用于解决具体临床问题。在获取的诸多研究成果（证据）中，由于研究设计、方法的缺陷和不足以及研究条件的限制，需要从中甄别出最佳的证据。而分析和评价最佳证据的方法与标准，都源于临床流行病学的基本理论以及临床研究质量的评价原则。因此，在循证临床实践中使用"最佳证据"时，一定要结合临床实际、批判性地加以采信。当对某种（些）证据有疑问时，应追溯原始来源并用临床流行病学有关理论与方法进行分析和评价，这样方可避免因误导或误用而给患者带来伤害。

4. 医疗平台和外部环境

开展临床研究和循证临床实践都要在具体的医疗平台上实施。地区经济的差异、医院级别的不同，设备条件和人员技术水平的迥异等，均会影响研究结果和实践效果。如某些治疗措施和方法的疗效很好，但需要借助一定的设备或掌握了相当难度技术的医生才能实施，若技术条件或人员缺乏，则难以进行。因此，开展临床研究和进行循证实践应结合具体的医疗平台，具体情况具体分析，不宜盲从或教条化。

综上所述，临床研究与循证临床实践首先必须准确地发掘患者存在并需要解决（回答）的临床问题；根据临床问题去检索相关的资料及文献；对收集到的文献（证据）进行严格的评价，以找出"最新最佳证据"；再针对患者的具体情况，权衡利弊，将最佳证据用于循证医疗决策并付诸实践；最后分析与评价最终结果，及时总结成功的经验和失败的教训。这就是实践循证医学的"五步曲"（图 1.1）。

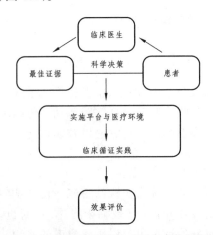

图 1.1　实践循证医学"五步曲"图示

Straus 等把实践循证医学总结为五个步骤，包括：

（1）根据我们对信息的需要构建一个可以回答的问题；

（2）寻找最佳证据来回答这个问题；

（3）批判性地评价证据的有效性、影响力与适用性；

（4）将对证据的批判性评价与我们的临床专业知识、患者个体生理特点、价值观、自身意愿和所处医疗环境进行整合；

（5）评估实施步骤（1）~（4）的每一阶段的有效性和效率，并寻求方法在下一次实施时进行改进。

现代医学实践正是依赖现有的最佳证据来揭示健康和疾病的起源、本质和可控性，并且还依赖更多的因素，如临床实践活动和医疗环境、患者的价值观和自身意愿，以及临床和社区卫生保健工作人员对最佳证据的掌握、评价和使用情况。

这在一定程度上促进了医学领域"循证"理念的发展。

根据上述对"证据"的定义，循证医学实践的基本步骤（文献中略有变化）可以扩展为9个：

（1）构建必须回答的问题（确定证据需求）；

（2）搜寻证据（产生证据）；

（3）筛选最佳证据（使用证据）；

（4）将证据与患者和/或社区价值观和自身意愿结合起来（综合使用证据）；

（5）在临床实践和社区卫生服务中贯彻实施有用的证据（证据泛用）；

（6）在临床和/或社区卫生实践中使用证据解决特定问题（证据具体使用）；

（7）评估使用证据的效果（评估证据影响力）；

（8）对循证医学和/或循证公共卫生活动的实施和整体表现进行评估（评估循证行为的组织体系、实施流程和影响力，以及经济和管理方面真实和期望特征）；

（9）教学和扩展循证医学实践和研究（超越已有成就）。

（二）循证医学类别

1. 循证临床医学（EBCM）

循证临床医学（Evidence-based clinical medicine，EBCM）有不同定义，但基本内涵类似：

（1）指系统地发现、评价和使用同时期的研究成果作为临床决策基础的过程（此定义目前使用太少）；

（2）指慎重、明确和明智地使用目前最好的证据来做出关于患者个体治疗的决策（本定义限于作为操作型定义使用）；

（3）指将最佳研究证据与医者临床经验和患者自身的价值观和所处环境相结合的一种医学实践；

（4）指始终如一地使用现有的最佳研究证据，最好是来自电子和印刷出版物的当前同行评议的资料，为患者的最优诊治决策提供信息；决策应考虑患者个体的自身意愿（更优）；

（5）指一种医学实践，即医生根据现有的最佳研究成果、结合他们的专业知识和病人的需要来寻求、评估和实施的疾病诊断和治疗方法。

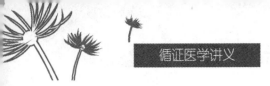

尽管定义众多，表述有所差异，然而，循证临床医学的概念仍然需要进一步的完善和明晰。此外，有必要将这些定义联系起来并纳入伦理考虑。

2. 循证社区医学与公共卫生（EBCMPH）

循证社区医学与公共卫生（Evidence-Based Community Medicine and Public Health，EBCMPH）可被描述为：

（1）最佳可用证据在制定公共卫生政策和优先事项时的应用。循证公共卫生是一种在知情的情况下明确使用经过验证的研究来就公共卫生政策和最佳实践做出明智决定的方法；

（2）系统地发现、评估和使用同时期临床和社区卫生研究成果作为公共卫生决策基础的过程；

（3）在健康保健、疾病预防、健康维护和改善（健康促进）方面，慎重、明确和明智地利用当前的最佳证据来做出有关社区和人群保健的决定。

3. 循证卫生保健（EBHC）

循证卫生保健（Evidence-based health care，EBHC）由缪尔·格雷（Muir Gray）提出，该定义融合了临床和社区医学、保健和公共卫生的概念。在上述意义上，无论是临床还是社区医学，基于循证医学原则的初始步骤是：

（1）针对患者或社区必须回答的问题，构建一个明确的临床或社区医学问题；

（2）对相关信息（即证据）进行文献检索；

（3）对原始和综合性证据的严格评估（分析、评价和分级），它的主要内容包括证据的相关性、证据的客观性、清晰无偏倚的方法学、证据的合理性、证据的可信度，以及对特定个人、地点、环境、实践、规则和文化的适用性。

通过查找文献或者根据自己的临床经验，医生会选择和使用获得的证据指导临床活动和社区卫生保健实践，然而，这之前首先需要回答一些问题：

例如，以对因果研究的批判性评价为例，这些问题如下所示：

① 我们是否在处理一个具有争议或不确定性的问题？

② 如何准确定义该问题？

③ 问题表述是否恰当？

④ 证据（如其他研究）搜索是否充分和完整？

⑤ 病因学研究是如何设计的？它的有效性如何？

⑥ 是否充分地处理和回答了涉及的生物统计学方面（如样本收集或分析）和流行病学方面（如多种可能的危险因素）等问题？

⑦ 是否考虑到了所研究疾病的临床方面的因素（如受试者特征、并发症、结局和随访等等）？

⑧ 如何评估一个推定病因（结果的有效性）的影响？

⑨ 研究结果满足哪些因果关系标准（如果有的话）？

⑩ 是否对危害、获益、成本和可控性之间的全面平衡进行了充分的评估？

⑪ 研究中是否使用了现有的最佳证据？

⑫ 研究结果是否适用于使用者情况？（例如单个患者、患者群体、社区人群）？在哪些情况下不可用？

⑬ 如果存在相关研究结果，这些结果有多少可以被推广应用？

⑭ 是否考虑和评估了潜在的对抗因素？

⑮ 如果有其他研究也探讨了此类问题,那么就需要对所有这些研究进行系统评价和合并分析，这些综合性分析能提供额外的相关信息吗？

就医生在临床实践活动中而言，上述这些问题可以简化为：

① 要解决的临床问题是什么？

② 该问题是否有明确的界定？

③ 需要什么类型的研究或证据来回答这个问题？

④ 获得的结果（证据）是什么？

⑤ 结果的有效性怎样？

⑥ 这些结果（证据）与需要解决的问题相关性如何？

⑦ 结果（证据）适用于我们的患者群体吗？

⑧ 结果（证据）适用于特定患者（我的患者）吗？

二、循证医学的作用和价值

（一）循证医学促进了临床实践的进步和医疗水平的提升

21 世纪科学技术的快速发展，特别是临床医学领域众多新药物、新方法、新技术不断的问世，临床医生如何选择这些新技术、新方法和药物，面临的不仅仅是机遇，同时也是挑战。一方面多数新技术、新方法、新药物的确可以提高临床诊治水平，促进临床医学水平的进步，使患者获益；另一方面少数非但无效，并可能给患者带来严重的不良反应、并发症，甚至还有一些曾被认为有临床价值且被普遍接受的治疗措施或药物，后经严格的临床研究证明是无效或无益的。因此，临床医生应学会从众多新成果中去辨别真伪，以提高自己临床诊治水平，而循证医学则为此提供了针对疾病病因、诊断、治疗及预后等一系列评价原则、标准与方法。

循证医学对临床工作的推进表现在两个方面：一是通过对现有的临床研究成果进行检索、系统评价/Meta 分析等，获得对指导临床工作真正有益和有用的证据；二是善于从临床诊断、防治、预后、不良反应、经济分析、生存质量、卫生技术和医疗质量评估等具体的临床工作中入手，围绕具体问题，进行循证医学实践、以解决这些问题。

（二）循证医学有助于培养高质量的医学人才

循证医学的精髓在于培养医学生从事临床医学研究和临床医疗实践的能力，使其掌握临床研究与实践的基本理论、知识和方法以及养成严谨的研究和工作素养，形成批判性、创造性、科学性思维模式，为今后从事临床研究和临床实践打下坚实的基础，这对培养高质量、高素质的医学生，使之在毕业后的临床医疗实践中，更好地做好临床 医疗和科研工作，对发展和提高临床医学的水平具有重要的战略意义。

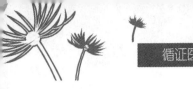

（三）循证医学在临床实践中的地位

循证医学实践有着强烈的临床性，是为了解决临床医疗实践中的难题，充分地应用医学研究的最佳成果，指导临床医疗实践，促使其永葆国际一流水平，以最有效地服务于患者，保障人民的健康，同时也以培养高素质的临床医务人员，促进临床医学发展等为其根本的目的。

由于循证医学的概念被人们热情地日趋泛化，似乎包含了医疗卫生各个学科领域，甚至超出了学科本身而成为当今"震荡世界的伟大思想之一"。毫无疑问，循证医学实践，由于使用了最现代化的科技信息手段，发掘与评价了当今医学研究产出的最佳人类知识，同时遵循科学的客观规律，做到将先进的理论有机地联系实际，解决具体的临床问题，从而使人们的认识提高到一个新的水平。实际上这也是人类本身实践着的科学发展观和认识世界的一个客观过程，只不过是在当今信息科学、生物科学、医学等领域知识爆炸和经济全球化的条件下，使得人们认识和改造世界的水平达到了一个新的高度而已。任何不尊重知识、凭经验或感觉，不按事物发展客观规律办事，导致临床医疗的决策失误实在是太多了。但把循证医学神化也是不恰当的。

从实践循证医学的本身，其目的归纳如下：

1. 加强临床医生的临床训练，提高专业能力，紧跟先进水平

循证医学要求临床医生要具有过硬的临床能力、敬业和创新上进精神，同时要有高尚的道德情操，并以患者为中心和尊重患者本身价值取向的服务热情。通过具体的循证医学实践，提高医学教育水平并培训高素质的临床医生。

2. 弄清疾病的病因和发病的危险因素

弄清了有关疾病的病因或危险因素的证据，有利于指导健康者预防发病的一级预防；对于已发病而无并发症的患者，也有利于做好预防并发症的二级预防；对于有并发症的患者，也有利于指导三级预防达到降低病死率或病残率的目的。

3. 提高疾病早期的正确诊断率

循证医学的特点，是要针对严重危害人类健康的或预后较差的疾病，掌握与综合应用诊断性试验的证据，力争做出早期正确的诊断，为有效的治疗决策提供可靠的诊断依据。

4. 帮助临床医生决策

帮助临床医生为患者选择最真实可靠、具有临床价值并且实用的诊疗方案；此外，还能指导临床合理用药，以避免药物的不良反应。

5. 改善患者预后

分析和应用改善患者预后的有利因素，有效地控制和消除不利于预后的因素，以改善患者预后和提高其生存质量。

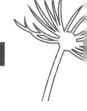

（四）循证医学实践对临床医学等学科发展的作用和价值

循证医学实践对临床医学以及预防医学的影响可大致概括为以下几个方面：

（1）促进医疗决策科学化，避免乱防乱治，浪费资源，因而可提高临床医疗及预防医学水平，促进临床医学与预防医学的协调发展；

（2）促进临床与预防医学教学培训水平的提高，培养高素质人才，紧跟科学发展水平；

（3）发掘临床与预防医学难题，促进并开展临床与预防医学及临床流行病学的科学研究；

（4）提供可靠的科学信息，有利于卫生政策决策的科学化；

（5）有利于患者本身的信息检索，监督医疗，保障自身权益。

三、循证医学的常见误区

近几十年来，循证医学作为临床实践的一种新思维模式，日益得到普及和推广。循证医学的新理念正越来越为广大医务工作者所接受并付诸临床实践之中。当然，在此过程中，不可避免地出现了一些误区，如把"循证医学"神话，认为它是解决所有临床问题的"灵丹妙药"；再如，"言必称证据"，把证据神话，忽视了临床医生的经验、患者价值观、医疗环境和技术条件等在循证决策中的作用和价值。

正如英国全科医生 Des Spence 所述，他认为"目前大部分的证据和研究都是由药企控制并且资助的，循证医学就像一把已上膛的枪，逼着临床医生'最好乖乖地按照最佳证据去做'"。当然该说法比较偏激，但确实存在这种倾向，应引以为戒。

（一）证据至上论，证据缺乏时就不是循证医学

循证医学的精髓，是将最佳的外部证据、医生自身的经验和患者意愿结合起来，进行临床决策，三者同等重要。随机对照试验和系统综述/Meta 分析不等于循证医学，而只是外部证据的体现。在缺乏可靠的外部证据时，医生的经验往往更加重要。循证医学的一个误区就是往往忽视专家意见和医生经验，而过分看重所谓的客观证据。在临床实践过程中，经常会遇到证据不足、缺乏甚至相互矛盾的情况。此时此刻，应充分发挥临床医生的主动性，临床医生的经验、心得同样是证据，对病患诊治仍具有重要的指导作用，同时，也应基于循证医学实践的理念，不满足于现有的经验证据，需要进一步开展临床研究、生产更高级别的证据，从而指导实践。

（二）循证医学就是系统评价/系统综述

系统评价是一种全新的二次研究方法，通过系统综述/评价可以实现证据的汇总和集成，成为循证医学实践的重要证据源之一。但系统综述/评价不等于循证医学。系统评价尽管拥有诸多优势，但也有一定的局限性。倘若用于系统评价的原始研究质量差，则系统评价结果的真实性会大打折扣；另外大量的系统评价过度关注干预的有效性，而往往忽视安全性、实用性、接受度及效果成本等方面的评价，由此形成的决策较为片面、局限。

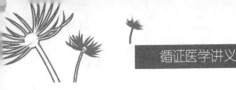

（三）大样本多中心随机对照临床试验就是循证医学

随机对照临床试验被尊为临床试验的金标准方案，是因为其研究方案严格遵循了随机、对照、盲法等科学原则。倘若在实施过程中采取质量控制措施，偏倚风险小，确实能为循证医学实践提供高质量证据。但要注意随机对照临床试验可能与临床实际脱节，如患者纳入/排除标准过于苛刻，研究时间有限、随访时间不长，结局指标为短效/中间替代指标，研究方案僵化等，导致结果外推受限。加之大部分临床试验结果来源于发达国家，在疾病负担、诊断标准、健康服务系统、医保模式等方面可能与发展中国家迥异，进一步加大了推广应用难度，适用性更差。况且在外科领域，由于伦理原因难以进行随机对照临床试验，缺乏相应随机对照试验研究的证据，使循证医学成为"无米之炊"。

上述误区以及对循证医学的质疑，实际上真正质疑的并非循证医学体系本身，循证医学的理念是先进的，但它往往被不恰当地利用，甚至是误用。因此，实践循证医学，应还原其实践医学的本来面目，不宜将其神话、认为它是解决所有临床问题的"灵丹妙药"；同时要清醒认识到循证医学本身的局限性，循证医学同样是需要与时俱进的，目前来自真实世界的临床研究证据，业已成为循证医学证据的重要补充。

四、循证医学的挑战

尽管目前循证医学受到越来越多的关注，应用也日趋广泛，然而循证医学仍然是一个年轻的学科，正在不断发展、演变和完善。循证医学学科创立之初就引发了许多质疑和批评，以及需要改进的建议，这些评论及意见不仅来自卫生专业人员，也来自哲学家和其他思想家。就更广泛的卫生专业领域而言，循证医学其哲理上的争论或者其他争论也被视为始于 20 世纪 90 年代初。这些基于循证医学的辩论观点主要发表在《临床实践评价杂志》，最近该杂志的社论对这些争论进行了总结。现代循证医学自 1992 年诞生以来，主要从基本的哲学体系角度来分析它成为该期刊专家们的一种使命。

循证医学是一个年轻且仍在持续发展的学科，从目前和过去的经验来看，循证医学绝大部分涵盖了医学领域内的因果关系，主要包括治疗、保健及其产生的有益的效果。埃迪（Eddy）认为循证医学是一套原则和方法，旨在最大限度地确保医疗决策、指南和其他卫生政策建立在良好的有效性和获益的证据基础之上，并且在实施中与之保持一致。他强调了在医疗实践中两种互补活动之间的区别，例如循证指南（针对普遍患者的特定临床行为）和循证个体决策（针对特定患者）。

第三节　循证医学实践的方法学基础

一、循证问题的构建及方法

所谓的"循证问题"，是指在临床实践中个体患者存在的且亟待解决的临床重要问题。在循证医学的临床实践中，首先应该找准自己的患者究竟存在什么样的重要临床问题？用现有的理论知识和临床技能是否可以有效的解决？如果比较棘手，这就是循证医学应该回答与解决的问题了。

循证问题包括病因及危险因素问题、诊断问题、防治问题以及预后问题等，欲找准循证问题，可依次回答如下问题：

（1）该患者发病及危险因素是否明确？

（2）该患者能否明确诊断？

（3）针对该患者有无有效防治手段或方法？

（4）这些防治方法能否降低病死、病残概率？

（5）这些防治方法能否改善患者的生存质量？

（6）这些防治方法能否改善成本效益？

在此过程中，若回答"是"，则进入下个问题；若回答"否"，则可作为循证问题的候选。找准患者存在的、需要回答和解决的临床问题，是实践循证医学的首要关键环节，如果找不准或者根本不是什么重要的问题，那么就会造成误导，或者本身就不是什么医疗常规所不能解决的问题，这就像一个临床科研选题的误差，必然会造成研究的结果毫无价值一样。为了找准重要的临床问题，应该强调的是临床医生必须准确地采集病史、查体及收集有关实验室检查结果，尽可能占有可靠的一手资料，充分应用自己的理论、临床技能和经验、逻辑思维以及判断力，经仔细分析论证后，找出哪些属于常识性的"背景性问题"，哪些为"前景性问题"：即那些在临床上亟待解决且必须回答的疑难问题。

二、证据检索与收集

根据第一步提出的临床问题，确定有关"主题词""关键词"，制订检索策略，应用电子检索数据库和期刊检索系统，检索相关证据，从这些文献中找出与拟弄清和回答的临床问题关系密切的资料，用于分析评价。

在检索内容与顺序安排上，一般是先寻找可靠的高级别证据，如临床实践指南、系统评价等，由于这些证据综合了大量相关的原始研究结果，且经过了加工和提炼，评阅这类证据可在短时间内全面获取与临床问题相关的新发现、新知识和新进展。若无这样的证据，再寻找可靠的原始研究文献。具体检索方法与过程还可参考相关教材。

三、严格评价证据

将收集到的相关证据，应用临床流行病学及循证医学质量评价的标准，从证据的真实性、重要性以及适用性做出具体的评价，并得出确切的结论。这里有三种处理方式：① 质量不高的证据，或质量可靠但属无益或有害的干预证据，当弃之勿用；② 研究的证据尚难定论，当作参考或待进一步研究和探讨；③ 属最佳证据，则可根据临床的具体情况，解决患者的问题，用以指导临床决策。如果收集的合格文献有多篇的话，则可以制作系统评价和 Meta 分析。这样的综合评价结论则更为可靠。

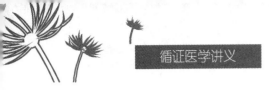

　　什么样的临床研究成果当属"最佳证据"呢？其真实性和可靠性如何呢？临床重要程度及其适用性又怎样呢？这是临床医生阅读和引用"最佳证据"时必须回答的问题。在国际医学领域里从 20 世纪 70 年代后期开始，日益发展和完善的临床流行病学以其先进的临床科研方法学，强调临床科研设计，测量和评价的科学性，直接推动了临床科学研究生产出日益丰富的、高质量临床研究成果，同时又总结出了一系列批判性评价的方法和标准，这些又都被国际临床医学界所接受和应用，从而服务于循证医学实践。

　　在循证医学实践中，针对某一具体临床问题，获取的证据可能不止一个，证据级别各异，研究重点也不尽相同，如既有安全性研究证据，又有有效性研究证据或卫生经济学研究证据等。

　　同时针对同一个临床问题，所获证据的结果和结论可能会不尽相同，甚至截然相反。这就涉及证据的综合评价问题。如以干预性循证问题为例，证据种类繁多，包括临床实践指南、系统评价、随机对照临床试验、非随机临床试验等；同时这些证据级别和数量分布是有规律可循的，一般呈现金字塔状。如数量最少、却与循证问题关联程度最高的临床实践指南，一般分布在塔尖位置，其后依次为系统评价和随机对照试验等。而观察性研究，如队列研究、病例对照研究、病例系列研究、病例个案报告等数量庞大，但级别低，一般分布在塔底。

　　在综合评价证据时，一般根据事先设定的证据纳入与排除标准，初步筛选证据，绘制候选证据一览表。进而按照临床流行病学的严格评价原则和方法，合理选用评价工具，逐一对上述候选证据的真实性、重要性与适用性展开评价。鉴于临床实践指南本身就是证据的综合结果，若上述候选证据中包括现成的临床实践指南，并且经"三性"评价后，发现该临床实践指南的真实性、重要性和适用性俱佳，可以考虑将其用于指导临床实践，没有必要实施下一轮的证据综合评价，若无现成的临床实践指南或经评价质量差，需要进一步考核相关系统评价的现状及其质量。若无现成的系统评价或其质量差，则考虑在对原始研究严格评价的基础上，再次进行系统评价。作为循证医学的重要方法之一的系统评价，是通过对相关的临床研究成果进行严格的评价、分析和合成，达到解决多个研究结论不一致的问题，为临床决策提供正确和科学的证据的目的。同样系统评价具有双刃剑的性质。如果方法不恰当，二次研究的结论可能提供的是不正确的信息，会误导临床的决策过程。在此环节，也可考虑利用 GRADE 系统（grading of recommendations，assessment，development and evaluation）完成证据的综合评价。评估医学上的任何行为和活动都意味着要观察其本质和性质、它的结构、使用和产生的影响。GRADE 系统由国际专家组织构建，主要评估某些循证医学活动和它们所关注的问题。GRADE 是推荐、评估、发展和评价分级的简称。从 2011—2015 年，GRADE 组织发表了 20 个部分组成的系列文章，在其首篇文章中，该组织就阐述了它对循证医学的贡献，即为卫生保健领域的证据质量和推荐强度提供指导。它对证据总结、系统评价、卫生技术评估和临床实践指南具有重要影响。该组织在评价医疗行为和医疗保健的本质和性质、结构和过程方面做出的贡献最为丰富。然而，只有在研究和实践中更广泛的使用这些举措和建议后，才有可能对其影响进行评估。

参照 GRADE 系统的模式与基本程序，将系统评价中原有的顺序打乱，重新构建以结局指标主线的证据概要表，进而围绕纳入研究的设计方案、纳入研究发生偏倚的风险大小、研究结果的一致性、间接性和精确性以及报告偏倚的可能性等评价要素，逐一评价各证据单元的质量，绘制结果汇总表或/和证据概要表，从而实现证据综合评价全程的透明化。

四、应用最佳证据，指导临床决策

经过严格评价可获得真实可靠并有重要的临床应用价值之最佳证据，将之用于指导临床决策，从而服务于临床实践。反之，对于经过严格评价为无效甚至有害的治疗措施则予以否定；对于那些尚难定论并有期望的治疗措施，则可为进一步的研究提供信息。

将最佳证据用于对自己的患者做相关决策时，务必遵循个体化的原则，同时要对具体的情况做具体分析，切忌生搬硬套。此外，还要结合患者接受相关诊治决策的价值取向和具体的医疗环境及技术条件，只有三者有机统一，才可能使最佳决策得以实施，取得预期效果，见循证医疗决策流程图（图 1.2）。

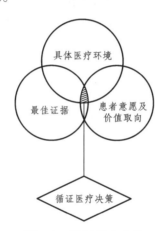

图 1.2　循证医疗决策

五、经验总结与后效评价

通过对患者的循证医学临床实践，必然会有成功或不成功的经验和教训，临床医生应进行具体的分析和评价，认真总结，以从中获益，达到提高认识、促进学术水平和提高医疗质量的目的；同时也是进行自我继续教育和提高自身临床水平的实践过程。对于尚未或难以解决的问题，将为进一步研究提供方向。国外通过随机对照试验证明了循证医学自我继续教育方式远优于传统的继续教育模式，进而推荐该种教育方法作为培训临床专科医生的重要手段。

最后，引用国际临床流行病学及循证医学创始人 David Sackett 对循证医学实践者的四项要求作为本章的结束语：① 必须脚踏实地进行临床基本训练，正确地收集病史、查体和检验，充分掌握患者的真实情况，方能发掘临床问题；② 必须将循证医学作为终身自我继续教育的途径，不断丰富和更新知识、提高自己的理论水平；③ 保持谦虚谨慎的态度，戒骄戒躁；④ 要有高度的热情、责任感和进取精神，否则就要成为临床医学队伍的落伍者。

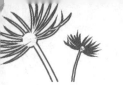 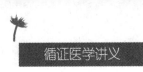

参考文献

[1] 康德英，许能锋. 循证医学[M]. 3 版. 北京：人民卫生出版社，2015.

[2] JENICEK M. Foundations of evidence-based medicine: clinical epidemiology and beyond[M]. 2nd edition. Boca Raton: CRC Press, 2019.

[3] PATOLE S. Principles and practice of systematic reviews and meta-analysis[M]. Perth: Springer, 2021.

[4] 刘续宝，孙业桓. 临床流行病学与循证医学[M]. 5 版. 北京：人民卫生出版社，2018.

扫描二维码获取本章课程学习资源

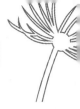

第二章　循证医学问题的提出

医师临床实践的过程就是一个不断提出问题、思考问题、寻找问题答案并试图最终解决问题的过程。所以对于临床实践和（或）临床研究来说，第一步就是临床循证问题的提出，找准并提出一个临床急需解决又具有科学性、可行性的问题对于临床循证实践具有至关重要的现实意义。同样，在我们社会面对公共卫生问题时，对于公共卫生事件的查因、评估事件危害和影响、制定应对和管控措施等方面，找到并提出相关问题，对于科学、合理、可行、高效地战胜公共危机事件也极为重要。

第一节　概　述

一、提出循证问题的重要性

1. 医学实践的动机

以需求为导向的实践才是持续开展工作的原动力。现代临床医生在临床实践中经常会扮演不同角色：① 作为临床医生，在临床工作中随时会面对各种疑难困惑，期待能找到高质量证据来解决遇到的临床难题。提出一个好的问题有助于临床医生针对问题制定证据收集的策略并查全或者查准证据，再根据评价后质量较高的证据并结合自己的临床经验和病人的意愿制定医疗决策，提高解决临床问题的针对性。② 作为临床研究人员，期待能为临床实践中的未解之谜通过规范的临床研究提供高质量证据来解决疑惑；临床研究者中提出的问题是否恰当，关系到接下来的临床研究是否具有重要的临床意义，是否具有可行性，是否具有研究价值，并影响着整个研究方案的设计和制定。③ 作为医学教育者，需要为广大医学生传道授业解惑，对教学模式的探索和医学理论的证伪也迫切需要高质量的证据提供。所以，能否提出一个科学可行并有价值的问题，对提高临床实践效果、临床科研能力和医学教学水平都有重大意义。呼唤着广大临床循证从业人员不断思索，提出问题。

2. 循证医学实践的第一步

在临床、科研、教学实践中，为解决遇到的各种问题，善于观察并发现问题、解决问题是我们循证实践的核心。只有提出了有价值的循证问题，我们才可能有目的地寻找相关证据，并经过严格评价并筛选出最新最佳的证据，结合自身经验和具体环境、当时条件，形成有针对性的和个体化的临床问题解决方案并加以实施，最终使临床实践对象获益。因此，发现并提出问题是循证医学实践的第一步。万事开头难，找不准临床工作中的难点痛点、提不出有价值的循证问题，必将影响循证医学后续步骤的实施，也影响临床科研、教学的高质量开展。

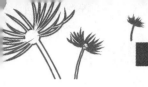

3. 医学发展进步的需要

医学是一门古老而又年轻的科学，还有大量的未知领域等待人们的探索和研究，医学的发展离不开对相关问题的提出和解决，如果没有问题，就不会有思考和研究、不会有进步和发展、临床诊治水平和临床科研能力和教学水平就不能持续不断提高。临床医生在医学院校求学时期学到的医学知识只是生命科学的冰山一角、沧海一粟，医学领域的新理念、新技术、新方法随着时代的进步不断加速涌现、推陈出新，观念会不断老化，科学需要不断质疑、知识需要不断更新。没有问题，就没有思考、没有科学研究、也就没有医学进步。

例如在急性脑梗死的超早期救治中，在 2008 年以前国际上一直认为阿替普酶的静脉溶栓时间窗是 3 小时内，这将极大地制约大量患者送达医院时获得静脉溶栓治疗的机会，这就促使相关专业的医生们一直在探索能否在更长的时间内安全有效的开展静脉溶栓治疗，以使此类患者能获得更好的临床治疗效果和改善预后。好的问题呼唤高质量的研究，高质量的研究带来了新的证据，随着当年 ECASS-3（Third European Cooperative Acute Stroke Study）临床高质量随机对照研究的发表，静脉溶栓的时间窗被业界公认从 3 小时扩大到了 4.5 小时，这就使更多的患者能得到更优的合理治疗，减少了疾病带给个人、家庭和社会的负担，推动了医学的进步。当然医学的进步永无止境，急性脑梗死静脉溶栓时间窗的拓展研究目前仍在有条不紊地科学实施中。如 2021 版《欧洲卒中组织急性缺血性卒中静脉溶栓指南》推荐，在多模式影像的支持下，发病 9 小时内脑梗死患者静脉溶栓能使部分患者获益。所以，作为医学从业者，千万不能满足于现状，终生思考、终生学习、终生探索研究是当代临床医生的使命和责任，只有不断提出优秀的问题，寻找答案，才能持续推动医学进步和自身水平的提高。

4. 社会发展和时代进步的需要

目前我国和世界均处于社会高速发展，时代日新月异的变化之中。有限的医学资源和人们日益增长的医学需求、不断发生突如其来的公共卫生事件等都对新时代的卫生事业提出了新的挑战。如何通过制定合理的卫生政策、不断实现医学研究突破、提升临床工作效率对提供普适、高效、适宜、安全的医疗措施，避免过度医疗极为重要。对突发未知公共卫生事件的发现、认识、溯源、防控和救治也需要不断提出问题、寻找循证证据，提出科学合理的建议，从而控制全社会医疗费用、助力相关部门科学决策。所以，提出问题是高质量临床实践、研究和教学的需要，是循证医学的核心任务。

二、发现、找准、提出问题应具备的条件

1. 对患者的爱心和责任心

"夫医者，非仁爱之士，不可托也；非聪明理达，不可任也；非廉洁淳良，不可信也"，只有对患者充满爱心和责任心，才能设身处地地关心、同情患者，才能在纷繁的临床工作中感知并捕捉到急需解决的有现实迫切需求的临床医学问题，从而找到并选择最优的诊治方案帮助患者战胜病魔、减少病痛、早日康复。

2. 扎实的医学基础、临床理论和技能

循证医学实践的核心是解决患者所患疾病面临的临床诊治疑惑。虽然人体疾病存在一定

的潜在规律，但是由于个体和疾病的差异，临床实践中面对的问题复杂多变。如果一个临床医师不具备扎实的医学基础、临床知识和技能，很难找到疾病诊治过程中急需解决的关键核心。只有在充分积累的基础上，全面采集病史、仔细认真查体、正确发现和判断阳性和阴性的体征、合理地解读与疾病有关的实验室和辅助检查结果，才能有机会找到疾病诊治中的痛点和关键点，从而提出科学、合理、有价值的高质量问题。

3. 心理、人文、社会知识储备

随着时代的发展进步，医学从传统的单一的生物医学模式逐渐转变为生物-心理-社会医学模式，进而又转变为环境-社会-心理-工程-生物医学模式。许多疾病的发生与环境和心理、精神因素相关，比如当一个患者长期处于精神紧张的高压状态之下，很容易导致消化系统的应激性溃疡发生。同时许多疾病也影响着患者的心理、精神状态，比如一个晚期恶性肿瘤或慢性疾病的患者，很容易产生抑郁、悲观的情绪。因此，作为临床工作者，应该重视心理、人文、社会知识的储备，重视医治对象的综合表现，了解患者的人格特点、对疾病的认识、期望及忧虑，还要了解患者的经济状况和家庭负担，才能更好地了解患者，与患者顺利沟通、交流思想，及时发现患者在诊治过程中出现的各种问题，并加以解决，这样才能使我们提出的循证问题更加全面、完整和贴近患者需求。

4. 科学的思考能力和综合的判断力

一个优秀的基于循证的临床医生，应用已掌握的医学理论知识技能和临床经验，结合患者的临床资料和具体实际，进行综合分析、逻辑推理，从错综复杂的线索中抽丝剥茧、去伪存真、去粗存精，找出主要矛盾，并加以解决的临床思维过程，是发现问题、找准问题、科学决策的必要条件。

三、选择临床循证问题的基本标准

1. 有价值和重要性

问题的提出需要以临床实际需求为导向，能够解决临床实践可能面对的疑难困惑，问题的解决能够带来应用价值。主要体现在以下几个方面：① 研究的疾病是否是临床常见病和多发病，能使更多的人群受益；② 研究结果能否改良现有的诊治效果；③ 能否修正或创新现有的医学基础理论；④ 研究结果是否有转化的可能。

2. 可行性

一个好的研究需要有可行性才能实际执行、最终成功。可行性是指是否具备完成拟开展研究项目所需的条件。可行性评价主要包括：① 操作可行性：研究项目在具体实施阶段的各环节所需的条件是否可能具备；② 技术可行性：研究项目的需要的技术能力是否可以满足；③ 经济可行性：研究者得到的经费支持力度能否保证项目的顺利开展；④ 时间可行性：研究团队人员的时间安排能够满足研究项目的预订实施进程要求。

3. 科学性

问题设计的科学性是指问题的设计是真实客观可信，有探究的必要，符合自然规律，处

理问题的过程与方法有指导作用、有启发性、是可靠的、可重复的。问题的设计必须立足于研究者的认知规律和临床经验。

4. 创新性

创新性是指研究的问题和（或）采用的研究方法具有原创性、独特性和首创性。可以是填补某一空白的全新研究，也可以是对已有的研究中存在的争议或不足采取的新方案、新指标或新思考。避免机械地重复前人已有的研究。

5. 符合伦理标准

临床医学是直接面对人的医学科学和实践，任何临床问题的研究过程都应符合医学伦理标准。2021 年国家卫健委发布《涉及人的生命科学和医学研究伦理审查办法（征求意见稿）》，要求所有涉及人的生命科学和医学研究活动均应当接受伦理审查。目前学界普遍认同的人体试验道德原则有：① 正当目的原则；② 知情同意原则；③ 维护受试者利益原则；④ 科学性原则。当前国内外医学研究的伦理评价中普遍参考的标准，包括《赫尔辛基宣言》和 GCP 标准等。

第二节　循证医学问题的来源和产生

一、临床诊疗问题

循证医学的临床问题主要是围绕着临床决策的需要，涉及临床决策的各个方面。不要误以为自己在医学院学到的知识和已积累的临床经验足以回答和解决所有遇到的临床问题，也不要误以为解决同一个问题的答案是永恒不变的。随着医学研究的进展，新的研究结果常常否定以前的结论而使我们对一个临床问题的认识不断升华并不断接近真实。因此，临床医师应随时保持好奇心和质疑力，善于在临床实践中认真观察、捕捉问题和提出问题。

临床问题大体可分为两类：背景问题（background question）和前景问题（foreground question）。背景问题是关于疾病的一般性知识问题，例如："抗结核药物有哪些""什么是结核性心包炎"等。前景问题是医生在诊断和治疗患者的过程中遇到的实际问题，比如："结核性心包炎是否需要糖皮质激素治疗"等。具体归纳起来包括以下 10 个方面的内容。

1. 临床发现（Clinical finding）

全面收集和合理地从病史和体格检查中发现疑点，从而提出问题。例如，一例 32 岁女性，以关节肿痛为主诉的病人，在病史和体格检查中发现病人伴有严重的龋齿。如何解释这关节肿痛与严重的龋齿的关系，提示什么？

2. 病因研究（Etiology）

如何确定疾病的原因（包括医源性的因素）及危险因素，其发病机制是什么？例如，一例 32 岁女性的类风湿关节炎患者，治疗中出现闭经，我们需要分析是什么原因导致闭经，疾

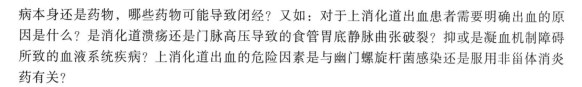

病本身还是药物，哪些药物可能导致闭经？又如：对于上消化道出血患者需要明确出血的原因是什么？是消化道溃疡还是门脉高压导致的食管胃底静脉曲张破裂？抑或是凝血机制障碍所致的血液系统疾病？上消化道出血的危险因素是与幽门螺旋杆菌感染还是服用非甾体消炎药有关？

3. 临床表现（Clinical manifestations of diseases）

指一个疾病，有多大的机会和什么时候出现其临床表现。临床表现是患者就医的主要原动力，也是对医疗救治最直接的诉求，是医患双方最关心和重视的方面之一。例如，强直性脊柱炎的病人，有多大的机会累及髋关节，起病多长时间累及髋关节？

4. 诊断和鉴别诊断（diagnosis and Differential diagnosis）

疾病的诊断主要依靠症状、体征和相关病史做出，许多疾病在不同的个体表现形式可能存在差别。尽管目前许多常见疾病的诊断标准和诊断步骤已经确立，但由于新疾病的不断认识、新诊断方法的不断涌现，仍然不能满足临床实践的要求，诊断标准不可能永远不变，也会存在需要不断研究解决的问题。许多疾病在不同的个体的表现并非完全一致和具有典型特征，医师很容易因为不熟悉或不认识这些特定表现而发生误诊和（或）漏诊。因此需要医师在临床实践中了解和掌握各类疾病在不同患者中的表现形式，面对病人出现一些临床问题时，需要分析判断可能的病因、诊断和严重性。例如：一活动期红斑狼疮的病人，出现发热，究竟是狼疮活动的发热，还是感染所致的发热？

5. 试验诊断（Diagnostic tests）

诊断试验可为疾病正确诊断和鉴别诊断提供重要证据。通过采集病史和体征，医师会有一个初步的诊断假设，为了验证核实该假设，会安排一系列实验室和辅助检查来确定或排除此诊断假设，医师如何根据诊断试验的精确性、准确性、病人的可接受性、费用和安全性等方面因素，选择合适的检查，并能准确解释其诊断性试验的结果。当前，一些昂贵的大型高精尖医疗诊断设备已逐渐进入各级医院，在带给医师更多帮助和选择的同时，也造成了一定的选择困难和过度检查检验的可能。所以，严格把握合理的疾病检查指征，确定科学的应用条件是规范开展临床检验检查的要求。例如，一个 18 岁的男性，腰痛 3 个月，有晨僵，临床疑诊"强直性脊柱炎"，但 X 线平片检查显示骶髂关节阴性，下一步该做什么检查（CT, MRI, 还是 HLA-B27）？

6. 疾病预后（Prognosis）

预后是指疾病发生后，对将来发展成不同后果（痊愈、复发、恶化、伤残、并发症和死亡等）的预测或事前估计，通常以概率表示。目前我们并非对每种疾病的自然史都了如指掌，特别对一些危害较重的疾病，如恶性肿瘤的自然史的主要环节仍不甚清楚；对部分新发现疾病的临床过程也缺乏清楚认识，疾病的预后也受到多种因素的影响，因此对疾病预后的预测往往不够精确。如何评估病人经过一段时间后的病情怎么样，可能出现什么并发症等，需要临床工作者仔细收集信息、提出问题、科学分析、不断质疑调整，才能尽可能地指导临床预后的判断。例如：病房收治一例女性 26 岁的狼疮性肾炎肾功能不全患者，血肌酐 460U mol/L，

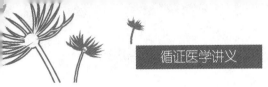

在确定治疗之前，你可能需要判断其肾功能不全是否有可能逆转，你需要进一步收集哪些临床指标，做哪些实验室检查和辅助检查作为判断依据，在需要的资料均报告以后，根据这些指标，你有多大的把握认为肾功能可以逆转。

7. 治疗研究（Therapy）

治疗疾病的手段有很多种，证据的质量也高低不等，如何结合患者自身生理和病理特点为其选择利大于弊、效果好、安全性高而成本低的治疗方案是临床医师的重要职责和使命。医师在临床实践中应该根据当前可行的最佳有效治疗措施，结合患者的实际情况和具体的医疗环境，认真参考治疗可能存在的不良反应，根据其风险效益比做出科学的循证治疗决策，力争取得最佳的治疗效果。同时应加强学习，现在疾病的治疗有许多新疗法的产生，包括新药、新仪器、新器械等，应该与时俱进，对一些已经取得高质量研究证实的方法多多尝试，积极探索一些有前途的治疗方法，开展高质量临床试验，提供并收集循证证据，指导规范合理的临床应用，不断改善患者疾病治疗的疗效。例如：上述这个狼疮性肾炎的病例，如果采用环磷酰胺冲击治疗，肾功能不全逆转的概率有多少？不采用这种治疗，肾功能不全逆转的概率又有多少？治疗多少例这种病人可以逆转一例的肾功能（NNT，number needed to treat）？环磷酰胺是一种毒性药物，治疗风险也较大，药物治疗者死亡的概率是多少？不用该药物患者死亡的概率又有多少？治疗多少例患者可能会导致 1 例死亡（NNH，number needed to harm）？在做治疗决策时，医生往往需要围绕着这样一些问题去循证探索。

8. 病人的体验与诉求（Experience and meaning）

临床上没有两个完全相同的病人，每个患者的基础身体情况、家庭社会环境、经济状况、对疾病的耐受力和诉求等都是不同的。如何领会病人的具体情况，评估病人来自自身体验的意图，并且了解这意图如何影响到他们的治疗，将对循证治疗决策产生影响。因为临床决策的目的是病人的健康幸福，只有在科学循证医疗的同时，结合每一个患者自身的特点实施精准医疗，才能给患者尽可能带来最大获益。例如，一位 34 岁 WHO-Ⅳ型伴有新月体形成的狼疮性肾炎患者，用环磷酰胺治疗中，出现月经紊乱和减少，进一步治疗可能会导致卵巢功能衰竭。此时，病人面临两种选择：继续用免疫治疗，可能保住肾功能但病人迅速进入更年期；或停止免疫治疗保住性腺，但病人将可能出现终端末期肾病，需要靠透析或肾移植维持生命。在性腺和肾功能之间，不同的病人可能会有各自的选择。此时我们需要围绕着这样一些问题去循证：如何确定病人的卵巢功能已受到伤害？环磷酰胺导致的卵巢功能衰竭，停药后恢复的概率多大？目前有无措施防止环磷酰胺损害卵巢功能？如果继续用环磷酰胺，有多大程度能够保住肾功能，如果不用，病人又有多大程度会出现终端末期肾病？还有没有其他药物可以替代环磷酰胺的疗效而避免伤害卵巢功能？

9. 临床科研和自身提高（Self-improvement）

医学的发展进步是有限的，临床医师个体的水平和能力也是有限的，所以如何持续探索医学未知领域、主动学习新知识、新理念、新技术，不断提高自身医疗水平是每一个医师应该面对的问题。医师的临床实践是临床科研选题的丰富源泉，日常医疗实践中，我们随时会在真实世界面对许多病因、诊断、治疗、预后、预防等方面的困惑和思考。许多新出现

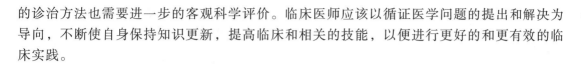

的诊治方法也需要进一步的客观科学评价。临床医师应该以循证医学问题的提出和解决为导向，不断使自身保持知识更新，提高临床和相关的技能，以便进行更好的和更有效的临床实践。

10. 临床经济学

临床经济学是卫生经济学的一个分支，是指在经济学理论指导下，运用经济学原理和方法，对临床使用的药物、诊疗方案、仪器设备等临床技术措施进行评价，为临床人员和政策决策者提供决策信息。它可以从经济学角度指导临床医务人员合理利用有限的医疗资源，对临床科研和循证实践也是非常重要的。临床经济分析的类型包括以下几种：① 最小成本分析：假定多个临床服务方案结果相同，分析成本最小为最佳方案。比如骨髓炎门诊＋住院治疗和常规住院治疗的比较。② 成本-效果分析：是将成本和效果结合在一起考虑，评价成本消耗后所得到的结果。这是应用最普遍的方法。只能比较同一种疾病或条件下不同干预措施的比较。比如幽门螺杆菌三联疗法和四联疗法的比较。③ 成本-效用分析：是成本-效果分析的一种特殊形式，结果测定是以病残和病死为结果的综合指标，通常用质量调整寿命年表示。可以比较不同疾病或条件下不同的干预措施。比如肾移植项目和抗高血压防治中风的比较。④ 成本-效益分析：将医疗服务的成本和健康效果都用货币单位来表示。有时较难将产出转变为货币形式，所以较为少用。现阶段，国家卫生行政部门和医保监管机构对医院临床医疗质量的考核指标中也常常采用时间消耗指数、费用消耗指数等指标来进行量化考核。

二、疾病预防问题

"大医治未病"，临床医师要在临床实践中学会提出疾病预防的问题。疾病的预防包括传染病和非传染病，常见的慢性非传染疾病（比如常见的心脑血管疾病、恶性肿瘤等）的预防，如何通过识别和消除危害因素，减少发生疾病的机会，以及如何通过筛查，早期诊断疾病。例如，合并高血压的狼疮性肾炎，控制和稳定血压能否减少病人发展为终末期肾病的概率？又例如，不同人群在什么情况下应该开始心脑血管疾病的一级预防？不同程度、不同病因的缺血性脑卒中患者在什么阶段、什么情况下开始二、三级预防？应该采取怎样最优的预防干预措施？总之，随着生活方式的转变，慢性非传染性疾病现阶段已经成为影响人群健康的主要威胁，给家庭和社会带来了沉重负担。在慢性疾病防控的关键时期，临床医师如何提出预防慢性病的问题，是今后广大医务工作者必须面对的一项重要任务。

三、公共卫生问题

公共卫生与普通意义上的临床有一定差距，它是关系到一国或一个地区人民大众健康的公共事业。政府在公共卫生服务中起着举足轻重的关键作用，并且政府的干预在公共卫生中是不可替代的。公共卫生的具体内容包括对重大疾病尤其是传染病（如结核、艾滋病、病毒性肝炎等）的预防、监控和医治；对食品、药品、公共环境卫生的监督管制，以及相关的卫生宣传、健康教育、免疫接种等。例如对新型冠状病毒肺炎的筛查、控制、预防和治疗就属于典型的公共卫生职能范畴。

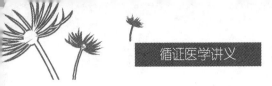

循证医学不仅对临床思维模式、临床实践和临床研究产生了重要影响，也对公共卫生的发展产生了不可忽视的影响。公卫循证问题提出，与临床实践以患者个体为中心不同，公共卫生领域的实践对象是人群。在该领域主要围绕三个方面提出问题：一是"what"类问题，即在实践之前需要知道卫生需求以及卫生资源的大小和分布，以制定相应政策，计划干预；二是"how"类问题，即对正在进行的实践项目进行评价，围绕其卫生需求范围、目标人群、质量、成本以及效果或影响等，评估项目的进展以及判定是否需要进行必要的调整；三是"why"类问题，即确定在实践过程中发生的问题，分析其可能的原因，并找到解决的办法。例如：吸烟和被动吸烟已经是严重的公共卫生问题。采取有效的控烟措施迫在眉睫，依托新、旧媒体的控烟健康传播是一个重要的手段，但因研究证据纷繁复杂和公众健康素养较低等问题成效甚微。在控烟健康传播领域，也没有相关循证指南可以参考和遵循。因此拟定了研究问题与结局目标：吸烟的影响、被动吸烟的影响、吸烟对药物吸收代谢与用药安全的影响和戒烟对生活质量与健康状况的改善等。对此，卫生行政部门提出的问题是："如何保障科学和循证地完成控烟健康传播核心信息的制定"。

公共卫生问题的确定标准：我们要确定所关心的问题是否需要进一步研究，这主要取决于下述 3 个条件：① 实际情况与预先设计的理想状况存在可察觉的差别，即"事情是……"和"事情应该是……"之间存在差别；② 出现这种差异的原因不清（所以提出研究问题才有意义）；③ 问题应该有不止一种可能的答案，或者不止一种的解决方案。

分析问题时，应该注意以下几个方面：① 阐明不同人士对问题的观点，以保证看待问题的全面性和客观性，并将问题具体化；② 确定和详细说明核心问题，如从问题的性质、分布、大小和强度等方面着手，并将其定量化；③ 确定引起问题的可能因素，如社会文化因素、与服务有关的因素、与疾病有关的因素等，并阐明问题和影响因素之间的关系。

在公共卫生领域中，若遇到一般性问题，不需研究就可以解决。例如，在卫生项目中用于基础设施建设的材料（如水泥）常供应不上，影响了进度，此时需要想办法保证水泥的供应即可，没必要当作问题开展研究。倘若出现：① 实际与理论设计脱节；② 原因不明问题；③ 需要在多种解决方案中做出抉择时，则需要当作问题（question）进一步研究。例如：新冠肺炎病毒奥密克戎毒株的致死率与重症率问题，虽然有一般性的资料显示它较德尔塔等其他毒株的重症及死亡率低，但是否可视为流感一般地应对？这必须有严谨的证据来支撑。

第三节　循证医学问题的构建方法

一、临床诊疗问题的构建

（一）临床问题的类型

由于循证医学实践者可以是医学生直至高年资临床医生，阅历与经验差别很大，在临床实践中即使面临同一患者，由于视角与水平不一，发现和提出的临床诊疗问题也会各异，这些问题可大致分为三种类型：

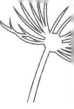

1. 一般性临床问题

主要包括关于患者和所患疾病的一般性知识问题，可涉及患者所处地域、环境、职业、社会背景、经济状况以及与人类疾病相关的生理、心理及社会因素等。例如患者的性别、年龄、种族等一般性知识问题，以及在什么地方、什么时间、何种情况下如何发病？病因和危险因素是什么？主要临床表现是什么？等与所患疾病有关的一般性问题。

2. 特殊性临床问题

主要指临床医生在对患者的诊治过程中，在充分掌握了患者病史、症状、体征、相关检查检验资料之后，通过临床综合分析，从专业角度提出的问题。主要包括疾病的病因、诊断、治疗、预后和预防等各环节以及与治疗有关的生理、心理及社会因素等。例如：对一例消化性溃疡患者进行治疗时，必须先对病因提出问题，患者有无幽门螺旋杆菌感染？有无服用非甾体消炎药病史？有无其他应激状态等？这些都是在实施干预措施时要考虑的问题。还有对恶性肿瘤患者采取手术、化疗，放疗、介入性治疗还是姑息对症治疗，不仅要分析具体病情，了解治疗进展，解决关键问题，将各种措施的利与弊列出来进行比较，还要考虑到患者经济能力、心理状态、期望值、依从性等，尊重患者及家属的意见，充分与家属沟通后进行决策。力求将安全、有效、经济、可行的最优干预措施推荐给患者。

3. 患者关心的问题

不同的人对同一疾病的关注点和预期是不同的。临床上应结合患者的价值观、意愿和具体情况提出问题。例如：不同年龄段妇女关心的治疗结局是不同的，70 岁以上的妇女最关心的是癌症治愈和转移的可能性；小于 50 岁的妇女关心的是治疗对其性功能的影响；有阳性家族史的妇女最关心的是该病是否有遗传性。因此应针对不同患者的不同情况提出临床需要解决的问题。

（二）临床问题的提出形式

这里的临床问题是特指临床中可以回答的问题，例如：临床医生在选择辅助检查时，针对脑血管狭窄患者检查，是 MRA 好还是 CTA 好，或者 DSA 更好？提出临床问题的具体形式，按照上述临床问题的类型，包括以下几种类型：

1. 一般性临床问题

一般性问题是与患者所患疾病有关的一般性知识性问题。由两部分构成：即"具体疾病或某一方面"加上"问题的词根（谁、什么、何处、何时、怎么样、为什么）＋ 动词"所组成。例如头痛作为一个动词，就必须弄清谁头痛（患者的性别、年龄特征），头痛的性质（形式、频率、持续时间和程度）、何时／何地发生头痛、头痛时患者有无其他症状及什么是发生头痛的主因和诱因、基本病变如何等。

2. 特异性的临床问题

在循证临床实践中，这些被称为特异性的临床问题主要涉及病因、诊断、治疗、预后四个方面。患者与医生均会在这几个方面提出许多有待解决的临床问题。例如患者常常会问医

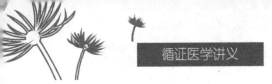

生 "我患的是什么病？"（诊断问题）、"我为什么会患这个病？"（病因问题）、"这个病应该用什么方法进行治疗"（治疗问题）、"这个病对我健康有多大影响，会不会影响我的寿命？（预后问题）"。病情会因人、因时变化而产生的新问题。医生在诊治不同疾病、同一疾病的不同患者，甚至是同一患者的不同阶段时，提出的问题可能各不相同。

3. 针对患者实际情况的问题

在临床教学中，为了进一步了解患者的情况（一般性问题）和对患者进行进一步处理（特异性问题），在上述工作基础上提出患者急需解决的临床问题，以进一步寻找答案。例如面对一位急性缺血性脑卒中患者在讨论治疗措施时，不能提类似 "急性缺血性脑卒中如何治疗"，因为这样的问题范围太宽，若据此去检索文献，会有成千上万篇文章，最终无法归纳总结来回答此问题。因此，提出的问题必须具体到某一项措施，例如有人提出 "对急性缺血性卒中轻症患者是否需要用静脉溶栓治疗" 的问题，可以进一步检索文献，寻找答案。由此可见，构建的问题必须包括对象（某种疾病、症状或患者）、需要比较的具体措施，这样查找出来的结果，才能更有针对性，对临床医生决策有所帮助。

4. 临床科研问题

开展一项有影响力的临床研究，最基本的一个要求是提出一个合理的、有临床意义的研究问题。如果没有一个明确的研究问题，研究往往是毫无意义的，还有可能会导致不明确或误导性的结果。做临床研究，研究问题往往来源于临床实践中存在欠缺的地方，这是要提出研究问题的首要原因。研究问题的提出应与合作者、同事讨论，如果可能的话，还可以包括患者代表，以评估研究问题的清晰性、可理解度、重要性和可回答性。确定一个问题的可回答性，对临床医生来说可能是困难的。因为医生往往一次想回答的问题太多，这个时候能够把话题缩小到足以回答一个清晰的问题就很重要。

（三）找准临床问题的方法

在临床中发现科学问题进行临床研究，不仅有利于解决临床上的疑难杂症，为临床工作提供新的技术手段，也有利于推进临床科研进步和医院的综合科研实力，进一步优化医疗资源配置。为了更好地找准临床问题，首先，要做一个有心人，临床问题可以来源于患者、累积的教学经验、参加的学术会议、阅读的文献报纸、与同事之间的讨论等。其次，需要评判这些问题的可行性、临床意义、创新性、伦理性以及相关性。最后，初步预估研究问题的发现是否能增加科学知识，影响实践指南、卫生政策，并指导进一步的研究。在找准临床问题的方法上需要掌握：① 涉及的问题一定是与患者的诊治处理和对患者健康恢复最相关的；② 涉及的问题一定是与循证医学实践、提高医疗水平最为相关的；③ 涉及的问题一定是临床上最感兴趣的、最有用的；④ 涉及的问题往往也是循证医学实践中最为常见的。

（四）临床问题构建的要素

在遇到临床问题时，临床医生需要将问题翻译成可检索、可回答的问题。目前定量研究问题居多，国际上普遍采用 PICO 模式构建临床具体问题的要素：P 指特定的研究对象

（population/patient）、I 指治疗干预方式（intervention）、C 指对照组或另一组可用于比较的干预模式（comparison group）、O 指结局（outcome）。

比如临床问题"对于房颤患者预防脑卒中发生，抗凝治疗是否比抗血小板治疗的预防效果更好"。该问题根据 PICO 要素构建为：

P：房颤患者

I：抗凝治疗

C：抗血小板治疗

O：脑卒中发生概率

近年来，在构建临床问题的研究中，一些研究者在传统的 PICO 要素基础上又扩展了一些内容，如"问题类型（type of question）""研究设计类型（type of study design）"。在前面的"对于房颤患者预防脑卒中发生，抗凝治疗是否比抗血小板治疗的预防效果更好"问题中，研究者可以增加治疗效果这一问题类型和（或）研究类型为 RCT。使得检索和研究更有针对性。

还有些研究者，为了更精确的检索，提出了 PICOS 五要素，增加了 S（study/setting）。如：在常规治疗基础上，卒中中心的住院急性脑卒中患者再通治疗的预后是否更好？问题可构建为：

P：急性脑卒中患者

I：再通治疗

C：常规治疗

O：预后

S：卒中中心

使用 PICO 方法可以使得临床问题可以通过明确临床人群的纳排标准来提出。一旦确定了研究人群、干预措施和结局，研究者或许就可以确定最合适的研究方法。但是，近年来随着定性研究的兴起，研究者们发现 PICO 要素用于定性研究有其局限性。因为定性研究主要通过现场观察、体验或访谈来收集资料，研究样本量（P）普遍小于定量研究，且一般不给予干预措施（I）。因此，定性研究一般不太适合采用 PICO 要素构建问题并检索，从而改进现有 PICO 要素中的元素，引入了更适合定性问题的 SPIDER 模式构建临床具体问题的要素：S 指样本（sample）、PI 指欲研究的现象（phenomenon of interest）、D 指设计（design）、E 指评估（evaluation）、R 指研究类型（research type）。

例如针对"社区照护工作中，脑梗死患者社区照护服务质量的影响因素有哪些"这一定性研究问题，可以根据 SPIDER 工具来构建：

S：社区服务管理者、社区护照护人员、社区脑梗死患者；

PI：在社区实施或接受照护服务的脑梗死患者；

D：半结构式访谈；

E：服务需求方因素、服务提供方因素、外部支持服务方因素；

R：定性研究

总之，SPIDER 可以缩短定性问题研究的检索时间、获得更多收益，将是未来用于定性问题研究和综合性研究的一个合理选择。

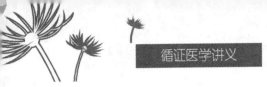

（五）提出临床问题中的注意事项

1. 首先确定优先的问题

临床工作面对的临床问题多种多样，涉及病因、诊断、治疗、预后等各方面。而我们提出和解决问题不可能在短时间内一蹴而就、同时解决。所以在发现问题及时记录的同时，我们应该把临床实践中患者最关注、最期望解决的问题确定为需要优先回答的问题。这样才能更好地为患者服务，不断提高诊疗水平。

2. 确定提出问题的范围

医生面对的临床问题范围很广，我们提出的问题不可能面面俱到，所以在确定所提出的临床问题的范围时，应该充分考虑当时所具备的资源和条件，以及问题本身的价值与意义。提出的问题不宜过于宽泛或过于局限，导致对患者的诊治帮助不大。

3. 为医学进步发现和提出临床研究问题

医学是一门古老而又年轻的科学，临床上还存在许多的未知领域，临床实践中遇到的有价值难题将为高质量的临床科研提供思路和启发。临床医师必须在临床实践中不断提高构建临床问题的能力，为医学进步和自身临床水平的提升不懈努力。

二、公共卫生问题的构建

随着社会经济的发展，疾病模式的变化。公共卫生对人群的健康影响也越来越大。世界卫生组织接受 19 世纪 Charles Winslow 对公共卫生的定义并一直沿用至今：公共卫生是指通过有组织的社区活动来预防疾病、延长生命和促进心理和躯体健康，并能发挥更大潜能的一门科学和艺术，其工作范围包括环境卫生、控制传染病、进行个体健康教育、组织医护人员对疾病进行早期诊断和治疗，发展社会体制，保证每个人都享有足以维持健康的生活水平和实现其健康的出生和长寿。与临床实践以患者个体为中心不同，公共卫生领域的实践对象是人群。

进入 21 世纪以来，以 2003 年爆发的 SARS 非典病毒疫情、2019 年末爆发的新型冠状病毒肺炎疫情为代表的突发公共卫生危机对全球经济社会运行造成极大的冲击、对人民群众的生命安全构成了严重挑战、对人类社会发展产生了深刻影响。突发公共卫生事件是指突然发生，造成或可能造成社会公众健康严重危害的重大传染病疫情、群体性不明原因疾病、重大食物和职业中毒以及其他严重影响公众健康的事件。突发公共卫生事件因其发生不可预知性、成因多样性、起病群体性和传播广泛性特点，更需要在短时间内"循证"做出科学合理的决策、找到最佳防控路径。循证决策来源于循证医学，科学、准确、及时地发现并提出公共卫生事件中的问题，是找到相关循证证据的前提，最佳证据的产生又是高效循证治理的关键。

将循证医学的理念和方法植入公共卫生领域，既能借助科学与技术的优势帮助政府对公共卫生事件实施决策和管理、提升和改善公共卫生事件的循证治理能力，也极大拓展了循证医学的发展和在社会科学领域的应用范围。

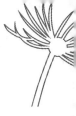

（一）公共卫生问题重要性的判断

公共卫生领域在社会面对一些突如其来的严重疫情时，在疫情的防控中会同时面对许多亟待解决的问题，同时要将所有的问题一起马上解决恐不现实。因此需要根据一定的原则或标准,根据轻重缓急将问题进行排序并从中遴选出最迫切、最可行的问题。可以综合以下 7 条原则进行重要性判断（参见表 2.1）：

表 2.1　公共卫生问题构建的排序原则及评分

排序原则	等级评分
相关性	1＝不相关；2＝相关；3＝高度相关
避免重复	1＝问题已有答案；2＝有些信息，但主要问题未解决；3＝未解决
可行性	1＝不可行；2＝可行；3＝非常可行
政治上的可接受性	1＝官方不接受；2＝部分接受；3＝完全接受
适用性	1＝不可能被采纳；2＝有可能被采纳；3＝完全可能被采纳
迫切性	1＝不迫切；2＝一般；3＝非常迫切
伦理学上的可接受性	1＝较严重伦理学问题；2＝较小伦理学问题；3＝无伦理学问题

注：按上表格式分7条原则给每个问题打分，计算总分，将所有问题按总分排序，从而选出需优先解决的问题。

1. 相关性（relevance）

考虑到卫生资源、人力和物力等方面的条件限制，所提出的问题应该是一个需优先考虑和解决的问题。对那些涉及范围广、影响面宽和影响程度大的问题，应优先考虑。研究者可以思量一下所提出来的问题：涉及范围有多大或多普遍？谁受到了影响？有多严重？谁较重视这个问题？尽量去考虑那些影响到大批人的严重的健康问题，或者是考虑管理者在其工作领域中所面临的最严重的问题。这里还要注意不同的角色，如卫生管理者、卫生工作人员以及社区居民，可能关注的重点有所不同，例如社区居民可能更关心经济方面的问题，而对某些公共卫生学问题缺乏关注。

2. 避免重复（avoidance of duplication）

所提出问题一定是新问题，要求在本领域或相关领域未被研究过。或者是在本研究领域，或者是在有类似情况的其他领域。如果曾经被研究过，就应该认真回顾一下这些结果，看看有待深入研究的主要问题是否还没有答案。如果已经有了答案，那么就应该选择其他问题。寻找工作不应仅限于已公开发表的研究，若能从已有信息中或从常识中找到答案，应该选择其他问题，避免公共资源的无效浪费。

3. 可行性（feasibility）

可行性论证是着手研究之前一个重要的步骤。可行性是指研究的问题是否有足够的研究人群、技术经验、研究时间和经费以及是否可操作。所提出的问题应是具体的、可回答的。

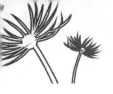 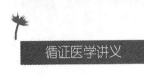

4. 政治上的可接受性（political acceptability）

一般来说，所提出的问题最好能得到官方的关注和支持。这将增大解决问题的机会，避免和减少后期冲突的可能性。在某些情况下，研究者可能觉得需要进行一项研究来显示政府的政策需要调整。如果是这样的话，应该在早期就争取政策制定者的关注，减少后期冲突的可能性。

5. 结果和建议的适用性（applicability）

研究后提出的建议有可能被政府采纳吗？问题的解决不仅取决于官方的支持，还受资源是否可用和具体实施者是否配合等因素的影响。另外，可能当事人和负责的工作人员的意见也会影响建议的最终落实。

6. 需求信息的迫切性（urgency of data needed）

在进行决策时，应了解这些问题解决的迫切性。哪项研究应该先做，哪些可以后做？对那些十万火急、亟待解决的问题应优先考虑。

7. 伦理学上的可接受性（ethical acceptability）

与临床问题相似，提出公共卫生问题、制订计划时同样应时刻遵循伦理学原则，避免对实践对象造成伤害。应该时刻提醒自己开展研究可能会对受试者造成伤害，在提出研究计划时应该把伦理学考虑放在第一位。伦理问题要提前做到心中有数，例如：受试者是否能够接受研究？从受试者那里是否可以得到知情同意书？如何平衡受试者利益与研究本身的需要？

（二）公共卫生问题构建的要素

公共卫生问题与临床问题比较，有其自身独特的特点，公共卫生循证证据的产生需要多部门、多机构、跨学科、多领域协同开展，人工智能和 5G 时代背景下还可以充分发挥大数据平台的作用，提升公共卫生领域问题构建、数据收集和处理的现代化水平和效率。参照构建临床问题的"PICO"模式，构建一个优质的公共卫生问题可以参考"OSOS"循证模式：

O：确定公共卫生问题的对象（object）：公共卫生问题针对的不是个体，而往往是有特殊疾病或处于特殊状态的特征人群，也可以是相关政府部门、机构或者卫生服务种类等。因此，研究者需要严格界定其范围，清晰定义其纳入标准和排除标准，使其具有可操作性。

S：确定改善或者解决公共卫生问题的实施措施（strategy）：公共卫生问题的干预措施通常不具备系统评价中对干预组和对照组等提出的需要严格制定界限和标准的特点。因此，必须结合专业知识，对当前面临的公共卫生问题有一定的了解，对潜在的解决方案或策略进行归类和具体化。

O：确定公共卫生政策措施实施的效果（outcome）：与临床问题不同，公共卫生领域的干预措施效果很难在短时间内体现出来，但可以根据公共卫生政策研究的结果进行描述。与系统评价不同的是措施实施的结果不以统计学意义作为判断政策干预是否有效的标准，而是根据具体政策实施的结果和特定背景相结合进行描述。

S：公共卫生问题的研究方法（study design）：公共卫生政策领域中，对整个人群进行干预性研究存在很大困难，随机对照试验更是难以操作与实施。因此，在公共卫生政策研究中经常利用的研究方法主要是观察性研究：例如队列研究（cohort study）、横断面研究（cross-sectional study）、病例对照研究（case-controlled study）等。

　　总之，一个高质量公共卫生问题的提出，同样需要具备系统扎实的基础医学、临床医学以及预防医学等方面的专业知识和技能，同时深入公共卫生事件现场，以社会、宏观和群体的视角去观察和思考，才能发现、提出和构建出有价值的公共卫生循证问题，为公共卫生事件循证证据的收集和问题的合理解决奠定良好的开端。

参考文献

[1]　王家良. 循证医学[M]. 3 版. 北京：人民卫生出版社，2015.

[2]　李幼平. 循证医学[M]. 北京：人民卫生出版社，2014.

[3]　旅筼. 循证医学和循证保健　第二讲　提出问题[J]. 中华流行病学杂志，2002，23（4）：317-319.

[4]　王禹毅，韩梅，刘建平. 如何提出好的系统综述问题[J]. 北京中医药大学学报（中医临床版），2012，19（4）：23-25.

[5]　VARKEVISSER C M, PATHMANATHAN I, BROWNLEE A. Designing and conducting-health systems research projects, 1993, 2: 27-62.

[6]　康德英，许能锋. 循证医学[M]. 3 版. 北京：人民卫生出版社，2015.

[7]　JENICEK M. Foundations of evidence-based medicine：clinical epidemiology and beyond[M]. 2nd edition. Boca Raton: CRC Press, 2019.

[8]　PATOLE S. Principles and practice of systematic reviews and meta-analysis[M]. Gewerbestrasse: Springer Nature, 2021.

扫描二维码获取本章课程学习资源

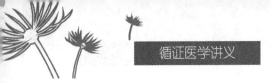
第三章　证据评价的基本原则和方法

　　临床医师通过循证检索可以发现大量研究结果，这些结果作为证据数量庞大且质量良莠不齐。作为证据的使用者，我们必须清楚证据的分类和分级的具体内容，能够对检索出的证据进行科学、严格的评价，避免被动地接受他人的研究结果，从而在临床工作中正确选择、使用有真正临床价值的证据，提高自己的诊疗水平，更好地为患者服务。

第一节　证据的分类

　　证据是循证医学的灵魂之一，不同人群对证据的需求不同，对研究证据进行正确的分类能更好地推广和使用证据。证据分类的方法很多，这里主要介绍三种常见的分类方法（表 3.1）。

表 3.1　证据的分类

按研究方法分类	按获得渠道分类	按用户需求分类	按研究问题分类
原始研究证据	公开发表的临床证据	系统评价	病因临床研究证据
二次临床研究证据	灰色文献	临床指南	预后临床研究证据
	在研的临床研究	临床决策分析	治疗临床研究证据
	网络信息	临床证据手册	诊断临床研究证据
		卫生技术评估	预防研究证据

一、按研究证据的来源分类：分为研究证据和非研究证据

（一）研究证据

研究证据可以再分为原始研究证据和二次研究证据。

1. 原始研究证据

　　是指直接以患者或健康人群为研究对象，针对疾病的预防、病因、诊断、治疗和预后等进行的研究所获得的第一手数据，并经统计学处理、分析后得出的结论。

　　根据研究设计可分为观察性研究和试验性研究。

　　（1）观察性研究：顾名思义，就是未对受试者施加干预措施。常见的观察性研究包括：病例对照研究（case control study）；队列研究（cohort study）；描述性研究（descriptive study）；横断面研究（cross-sectional study）；病例系列（case series）；病例报告（case report）等；

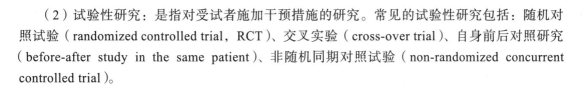

（2）试验性研究：是指对受试者施加干预措施的研究。常见的试验性研究包括：随机对照试验（randomized controlled trial，RCT）、交叉实验（cross-over trial）、自身前后对照研究（before-after study in the same patient）、非随机同期对照试验（non-randomized concurrent controlled trial）。

2. 二次研究证据

指针对某一个问题尽可能全面收集与其相关的全部原始研究证据，通过科学的方法进行严格筛选、评价、整合、分析、总结后所得出的综合结论，是对多个原始研究证据再加工后得到的更高层次的证据。常见的二次研究证据包括：系统评价（systematic review，SR）/meta分析、临床实践指南（clinical practice guidelines，CPG）、临床决策分析（clinical decision analysis）、临床证据手册（handbook of clinical evidence）、卫生技术评估（health technology assessment，HTA）、卫生经济学等。

（二）非研究证据

主要包括个人经验、专家意见等。在缺乏研究证据的情况下，这些非研究证据可以作为卫生决策的重要参考依据，也可为今后产生更高级别的证据提供依据。

二、按照综合证据的方法分类

主要指对得到的二次研究证据的方法进行分类。可分为系统评价（systematic review，SR）、卫生技术评估（health technology assessment，HTA）和指南（guideline）。其中系统评价有严格的纳入和排除标准，只对文献质量进行评价、分级，不做推荐。卫生技术评估注重对卫生相关技术的安全性、经济性和社会适用性的评价，基于评价结果做出推荐。指南是基于前两者的结果，以推荐意见为主，对临床有指导和规范意义。

三、按照使用人群分类

按证据使用者分类可分为卫生决策者、研究人员、卫生技术提供者及普通人群。各类人群对证据的来源、形式、特点以及使用目的都不相同。对卫生决策者而言，其证据的呈现形式多为法律、法规或数据库，要求证据简明扼要、条理清晰，用于解决复杂重大问题；对临床医生、护士及医学技术人员而言，证据类型多以二次研究证据为主，包括指南、摘要、手册及数据库等，这类证据方便、快捷且针对性强，侧重临床实际应用，解决专业问题。研究人员需要的证据多来源于文献或数据库，其特点是详细、全面、系统，侧重科学研究、解决研究问题；而对普通人群而言，其得到的证据多来源于大众媒体，证据的类型要求生动、通俗易懂，以方便他们解决自身保健等问题。

第二节　证据的分级及推荐

证据的分级和推荐是指根据证据的内部、外部真实性等对证据进行评价、分级，并根据评价结果得出不同推荐意见、以指导临床工作者、卫生决策者等进行实践。

医学领域证据的分级与推荐在近 40 年的时间里经历了飞速的变化和更新,李幼平等认为证据的分级和推荐的进程大致可以分为三个阶段,下面做简要介绍。

一、证据分级与推荐的第一阶段

证据分级概念是在 20 世纪 60 年代由美国社会学家 Campbell 和 Stanley 首次提出的,最初用于教育领域。医学领域首个证据分级体系出自 1979 年加拿大定期健康体检工作组(Canada Task Force on the Periodic Health Examination, CTFPHE)(表 3.2)。该体系首次基于试验设计类型,明确提出对医学研究质量和推荐分级。其内容简单明了,易于被临床医生理解和应用,也为此后数十年中产生的众多的证据分级系统奠定了基础,CTFPHE 体系的出现标志着医学研究证据分级及推荐体系进入第一阶段,此阶段把随机对照试验结果作为证据的最高等级。

二、证据分级与推荐的第二阶段

该阶段以系统评价或 Meta 分析的结论作为最高级别的证据。在 CTFPHE 发表后,陆续有多个组织或研究机构都分别发表了自己的证据分级和推荐标准。包括 1986 年 David Sackett 提出将证据分为 5 个等级,并据此提出 3 个等级的推荐强度。此体系经历了 5 次更新后成为一套较为完整的证据评价和推荐系统(2014 年更新),是循证医学发展的基础之一。1992 年美国卫生保健政策研究所(Agency for Health Care Policy and Research,AHCPR)、1996 年英格兰北部循证指南制定项目(North of England Evidence Based Guidelines Development Project,NEEBGDP)、1998 年美国预防服务工作组(U.S. Preventive Services Task Force,UAPSTF)(2012 年更新)、2000 年澳大利亚国籍健康与医疗研究委员会(National Health and Medical Research Council,NHMRC)等(表 3.2)。

表 3.2　部分常见医学证据分级及推荐体系

制定者	发表时间	分级	具体内容	特点
CTFPHE	1979	Ⅰ Ⅱ-1 Ⅱ-2 Ⅲ	至少一项设计良好的 RCT 设计良好的队列或病例对照研究,尤其来自多中心或研究组 比较了不同时间、地点的研究证据,或重大结果的非对照研究基于临床研究、描述性研究或专家报告、权威专家意见	首个医学领域的证据分级体系,首次根据研究设计类型进行证据分级
Scakett	1986	Ⅰ Ⅱ Ⅳ Ⅴ	有确定结果的大样本 RCT(Ⅰ、Ⅱ型错误较低) 结果不确定的小样本 RCT(Ⅰ、Ⅱ型错误较高) 非随机的同期对照试验 非随机的历史对照试验 无对照的系列病例报告	首次将证据质量纳入分级考量

续表

制定者	发表时间	分级	具体内容	特点
AHCPR	1992	Ⅰa	RCT 的 Meta 分析	首次将 RCT 的 Meta 分析列为最高等级证据
		Ⅰb	至少 1 项 RCT	
		Ⅱa	至少一项设计良好的非 RCT	
		Ⅱb	至少一项设计良好的准实验性研究	
		Ⅲ	设计良好的非实验性研究	
		Ⅳ	专家委员会报告、权威意见或临床经验	
NEEBGDP	1996	Ⅰ	基于设计良好的 RCT、Meta 分析或系统评价	首次将系统评价纳入分级，与 RCT、Meta 分析共同作为最高等级证据
		Ⅱ	基于良好设计的队列研究或病例对照研究	
		Ⅲ	基于非对照研究、共识的建议	
USPSTF	1998	优	可直接用于目标人群的设计良好且结果一致的研究，其结论被未来研究推翻的可能性不大	将样本量、研究设计质量、结果一致性等指标纳入分级考虑
		中	充分肯定效果，但样本量、质量、一致性、适用性等方面有缺陷，且结论有可能随未来不断增多的证据而被改变	
		劣	无法确定效果，样本量小、方法学或实施有严重缺陷、研究之间缺乏一致性，缺少重要结局指标	

修改自：张薇，等. 国际医学证据分级及推荐体系发展现状[J]. 中国循证医学杂志，2019，19（11）：1375.

此阶段中最具有代表性的体系一个是 2000 年英国循证医学和临床流行病学专家组和 Cochrane 中心联合在英国牛津循证医学中心（Oxford Centre for Evidence-based Medicine，OCEBM）网站上发表的"牛津标准"（表 3.3）（2011 年更新）。该体系在证据分级同时首次提出分类概念，涉及病因、预防、危害、预后、经济学分析等 7 个方面，是目前循证教材和教学使用最广泛的标准之一。另一个则是 2001 年美国纽约州立大学医学中心公布的"证据金字塔"（又称新九级证据）（图 3.1），首次将动物研究和体外研究纳入证据分级系统，拓展了证据范围，该图直观、易懂，但局限性是仅涉及证据等级，未涉及证据的质量。

表 3.3　2001 年牛津证据分级与推荐（以治疗和病因、预后和诊断为例）

推荐级别	证据水平	防治与病因	预后研究	诊断性研究
A	Ⅰa	同等质量的 RCTs 的系统评价	同质的多个前瞻性队列研究的系统评价或经验性的临床指南	同质且质量一流的诊断性研究的系统评价，或经验性临床实践指南
	Ⅰb	可信区间小的 RCT	随访率≥80% 的前瞻性队列研究	纳入研究对象适当，且与金标准同步进行、独立盲法比较的诊断性研究
	Ⅰc	全或无效应	结果为全或无的病例系列研究	绝对特异度高即阳性者可确诊，或绝对敏感度高即阴性可以排除

续表

推荐级别	证据水平	防治与病因	预后研究	诊断性研究
B	Ⅱa	同质队列研究的系统评价	同质的多个回顾性队列研究，或对照组未治疗的多个同质RCT的系统评价	同质但质量低于Ⅰ级的诊断性研究的系统评价
	Ⅱb	单个的队列研究（包括低质量的 RCT如随访率<80%）	回顾性队列研究或对照组未经治疗的RCT的追踪结果，或未经验证的临床实践指南	同步做了金标准级诊断试验，并进行了独立盲法比较，但研究对象纳入局限且不连续，或未经验证的临床实践指南
	Ⅱc	"结局"性研究	结局性研究	
	Ⅲa	同质病例-对照研究的系统评价		
	Ⅲb	单个病例-对照研究		纳入研究对象适当且与金标准进行了独立盲法比较或客观比较，但部分对象未接受金标准试验的诊断性研究
C	Ⅳ	病例系列报告，低质量队列或病例对照研究	系列病例观察包括低质量的预后队列研究	未用盲法或未客观独立使用金标准试验的诊断性研究；或划分真阳性和真阴性的参考标准不统一的诊断性研究；或纳入研究对象不适当的诊断性研究
D	Ⅴ	专家意见（缺乏严格评价或仅依靠生理学/基础研究/初始概念）	专家意见或基于生理、病理和基础研究的证据	专家意见或基于生理、病理和基础研究的证据

修改自：王家良. 循证医学[M]. 3 版. 北京：人民卫生出版社，2015：51-52.

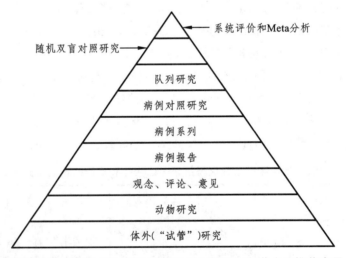

图 3.1　美国纽约州立大学下州医学中心证据金字塔（无推荐意见）

其中，"全或无"是指某干预措施推行前某病的病死率为 100%，而推行后低于 100%，或推行前某病患者存在死亡或治疗失败，而推行后无患者死亡或治疗失败。

结局性研究是指描述、解释、预测某些干预措施或危险因素对最终结局的作用和影响的研究最终结局主要包括生存与无病生存 健康相关生存质量、卫生服务满意度、经济负担等。

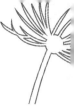

三、证据分级与推荐的第三阶段

由于制定证据的分级及推荐体系的组织或研究机构众多且无统一标准，临床医生在使用证据时很难做出准确决策。鉴于此种情况，在 2000 年由世界卫生组织等 19 个国家和国际组织成立了 GRADE（Grades of Recommendations Assessment Development and Evaluation，GRADE）工作组，并在 2004 年推出了国际统一的 GRADE 系统（表 3.4），代表着证据评价分级体系进入第三阶段。GRADE 系统发表至今，已成为国际上权威的证据分级体系之一。包括 WHO、Cochrane 协作网等超过 100 多个国际重要组织都采用了 GRADE 进行系统评价、指南制定等，其他组织则根据各自需求制定了 GRADE 改编版。GRADE 系统较其他分级推荐体系具有明显的优势，首先它针对证据的总体进行质量分级，综合考虑了研究设计、研究质量和研究结果的一致性、证据的直接性和发表偏倚，其次它明确了不同级别证据等级升高或减低的标准，并明确承认病人的价值观和意愿的作用，分别从医师、患者、政策制定者的角度将证据推荐的强度做出了明确的解释。此后十余年 GRADE 工作组与时俱进，不断推出新的内容，在 2010 年推出针对定性系统评价的证据分级工具 CERQual，2013 年推出在线工具 GRADE pro GDT，用于整合制定干预性和诊断性临床实践指南时涉及的数据和流程，在 2016 年推出的最新版，新版更加贴合证据使用者的要求，使得信息检索更加迅速。

表 3.4 GRADE 证据质量分级系统（2004）

分级	具体描述
证据质量分级	
高（A）	非常有把握，观测值接近真实值
中（B）	对观察值有中等把握：观察值有可能接近真实值，但也有可能差别很大
低（C）	对观察值的把握有限：观察值可能与真实值有极大差别
极低（D）	对观察值几乎没有把握：观察值与真实值可能有极大差别
推荐强度分级	
强（1）	明确显示干预措施利大于弊或弊大于利
弱（2）	利弊不确定或无论质量高低的证据均显示相当

第三节 证据评价的基本要素

循证医学的特色之一是证据的评价。通过证据评价从海量的信息里筛选、得出高质量的证据，让临床医生花费最少的时间获得最佳证据，以提高临床诊治水平和医疗质量，更好地为患者服务，为卫生决策部门制定政策提供可靠的依据，为患者及其家属在选择医疗方案时提供依据，更好地做到知情同意，使患者受益，促进医患关系更加和谐。

证据评价主要有三个维度，即证据的真实性，临床重要性和适用性。只有通过科学评价证明同时具有内在真实性、临床重要性和适用性的证据，才能用于临床实践，才会对临床治疗、预防等产生积极作用。

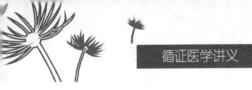

一、证据的内部真实性

证据的内部真实性（internal validity）是指得出证据的试验设计是否严谨、研究方法是否合理、统计学运用是否正确等。真实性评价的具体原则与研究性质密切相关。以治疗性研究为例，其真实性评价原则包括：一、研究开始时试验组和对照组预后是否相同：受试者是否随机分配、分配方案是否隐藏、组间基线情况是否一致、是否根据随机分组的情况对所有受试者进行结果分析。二、研究开始后，试验组和对照组是否具有相同的预后：五类重要参与者（患者、医护人员、数据收集者、结果评判者和数据分析者）是否知晓分组情况；除干预措施外，所有受试者接受的其他处理是否相同等。由此可见，影响内部真实性的因素很多，涉及研究条件、研究对象的范围以及试验设计是否科学、合理、是否是真正的随机分配等。采用规范的设计研究方案、限制研究对象的类型、隐藏随机分配方案、控制研究中可能出现的偏倚及混杂因素的干扰等，都可以改善证据的真实性。

二、证据的临床重要性

证据的临床重要性（clinical importance）是指证据是否具有临床应用价值。证据的临床重要性评价需要采用客观指标，研究性质不同采用的客观指标不同。同样以治疗性研究为例，评价指标包括相对危险度降低率（relative risk reduction，RRR）、绝对危险度降低率（absolute risk reduction，ARR）和获得 1 例有利结局事件需要防治的病例数（number needed to treat，NNT）等。上述客观指标用于描述治疗措施的效果有多大。临床重要性评价还需要描述干预措施效应值的精确度，使用的客观指标有可信区间（confidence interval，CI）。证据临床重要性评价的核心是证据所涉及的临床问题是否具体、评价指标选用是否正确和合理。

三、证据的适用性

证据的适用性（applicability）也称为外部真实性（external validity），指研究结果在目标人群以及临床实践中能够重复再现的程度，即你手中的证据能否用于你当前的患者、指导临床实践。再次以治疗性研究为例，证据适用性评价包括：你的患者情况与研究证据中的患者是否差异较大，否则将导致研究结果无法应用于你的患者；是否考虑了所有患者的重要结果；获得研究结果的医疗条件如何；治疗措施对患者的利与弊；患者及家属对采用治疗措施的价值取向和意愿如何等。由此可见研究人群的代表性、研究对象所处的社会环境、医疗条件、经济水平等因素都会影响证据的适用性。评价证据适用性的核心是关注证据涉及人群的代表性及拟应用对象在人口社会学特征、临床特征的相似性、产生证据的人群所处环境和场所与拟应用人群是否匹配等。被证实临床适用性好的证据，意味着试验人群的代表性好、研究措施易被重复，才能够被临床医生接受并广泛应用于临床实践，真正起到指导、提高临床诊治水平的作用。

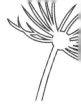

第四节　证据评价的基本内容和步骤

循证医学对证据的评价都是围绕着证据的内部真实性、重要性和临床适用性这三个核心内容进行，对产生证据的各个环节逐一进行全面评价，评价的具体内容和基本步骤都是相对固定的，但不同性质的研究在评级时涉及的条目数量及使用的客观指标、关注的重点等会有所不同。

一、证据评价的基本内容

以原始研究证据为例，简要介绍在证据产生的全过程中进行评价的基本内容和相关注意事项。

1. 研究目的

研究目的是否明确，研究所提出的假说是否具有先进性、科学性和可行性，想解决的问题是否具有临床重要性。

2. 研究设计

针对不同性质的研究，是否采用了科学、论证强度高的研究设计方法。如治疗性研究，是否选用的随机对照试验，病因学研究则可以选用 RCT、队列研究、病例对照等研究方法，而诊断性研究是否有确定的金标准等。

3. 研究对象

试验人群定义是否明确、具体，有无严格的纳入和排除标准，人群的代表性如何，计算的样本量是否足够，试验组和对照组的分配方式是否合理，两组独享的基线情况是否具有可比性等。

4. 终点指标

结局观察指标的选择是否合理、有准确定义，测量是否可靠，是否采用了客观指标，如果采用的是测量指标，则需要评价测量方法、指标的判断标准是否准确、临床意义是否明确等。

5. 研究结果分析

是否根据试验设计方案和资料的性质选择正确的统计方法，是否对试验中可能发生的各种偏倚和交互作用等进行了分析，对统计结果的分析是否合理等。

6. 研究质量控制

试验开始前是否考虑了可能出现的偏倚并采取了相应的控制措施，这些措施最后是否达到了效果。

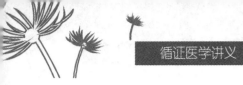

7. 结果表达

研究结果的表达是否清晰、准确,对阴性结果的统计学把握度是否充分等。

8. 卫生经济学

是否对干预措施采用了成本-效益、成本-效果、成本-效用分析等指标分析经济效益和社会效益,是否进行了增量和敏感性分析。

9. 研究结论

试验得出的结论是否对假说进行了回答;试验结果与同类研究结果是否一致;结论是否可以外推;试验结论是否能从生物学上进行合理解释;试验结论是否能改变目前的临床诊疗模式。

将上述所有这些内容都逐一评估后,评价者需对评估内容进行总结,提出改进措施或如何正确使用证据。

二、证据评价的基本步骤

(一)明确评价目的

有些研究侧重于评价证据的方法学质量,有些则更加关注评价证据的报告质量。研究目的不同,评价内容和侧重点也不同,因此必须明确研究目的。

(二)研究证据初筛

1. 判断研究证据的真实性(表3.5)

"文献是否来自同行评审(peer-reviewed)的杂志""文献涉及的研究场所与自己所在的医院是否相似,以便结果可以应用于自己的患者""该研究是否由某个组织或机构倡议,故其研究设计或结果是否会受此影响"等内容作为参考指标,对研究证据的真实性进行评价。

表 3.5　初筛临床研究证据的真实性和相关性

	是	否
文献是否值得花费时间仔细阅读,判断研究的真实性	是	否
文献是否来自同行评审(peer-reviewed)的杂志	继续	停止
文献涉及的研究场所与自己所在的医院是否相似,以便结果可以应用于自己的患者	继续	停止
该研究是否由某个组织或机构倡议,故其研究设计或结果是否会受此影响	暂停	继续
阅读文献摘要,初步判断证据的相关性	继续	停止
如果文献信息是真实的,对自己的患者健康有无影响,是否是患者所关心的问题	继续	停止
是否是临床实践中常见的问题,文献中涉及的干预措施在自己所在的医院是否可行	继续	停止
如果文献提供的信息是真实的,是否可改变现有医疗实践	继续	停止

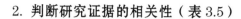

2. 判断研究证据的相关性（表3.5）

以"如果文献信息是真实的，对自己的患者健康有无影响""是否是患者所关心的问题、是否是临床实践中常见的问题""文献中涉及的干预措施在自己所在的医院是否可行、如果文献提供的信息是真实的，是否可改变现有医疗实践"等内容作为参考指标，对研究证据的相关性做出评价。

（三）明确研究证据的类型

不同的临床问题，需要选择最适合的研究设计方案。研究设计方案不同其技术要领和研究功效也不同，因此，在正式评价证据前应根据其所研究的问题和采用的研究设计方案准确判断其类型。

（四）合理选择评价工具

研究内容不同、研究设计方案不同，其评价标准、内容和重点不同。在评价研究证据时应遵循临床流行病学/循证医学的原则和方法，并据其分类属性选用相应的评价标准进行科学评价。目前的证据评价工具包括 JAMA 杂志发布的用户指导手册系列（JAMA 评价工具）、CASP 严格评价技巧项目组（critical appraisal skill program, CASP）提供的系列质量评价工具等，可以用于评估包括系统综述、随机对照试验、队列研究、病例对照研究、横断面调查、诊断 试验、临床经济学评价等在内的不同研究类型证据。

1. 原始研究的评价工具

方法学质量评价工具有 Cochrane 协作网提出的偏倚风险评价工具、Jadad 评分等。 随机对照试验的报告规范有 CONSORT（consolidated standards of reporting trials, CONSORT）；观察性研究的方法学质量评价工具有 NOS[the Newcastle-Ottawa scale（NOS）for assessing the quality of nonrandomized studies] 系列、CASP 系列等；强制报告规范有 STROBE（strengthening the reporting of observational studies in epidemiology ）等。

2. 二次演剧证据的评价工具

主要是 AGREE（appraisal of guidelines research and evaluation, AGREE）和 AGREE II 等。系统综述的评价工具包括方法学质量评价工具有 OQAQ（Oxman-Guyatt overview quality assessment questionnaire）表、AMSTAR（a measurement tool for systematic reviews）表等：报告规范有 QUOROM（quality of reporting of meta-analyses）及其升级版 PRISMA（preferred reporting items for systematic reviews and meta-analyses）等。

选用不同评价工具对相同证据的质量进行评价可能出现不同的结果，因此，使用上述现成的工具评价证据时，对评价结论需谨慎对待。其中对病因学研究、治疗性实验、预后研究证据的重要性和适用性评价在本书随后的章节中还有详细介绍。

三、证据评价的注意事项

（1）方法学质量评价是基础。正确的研究设计方案是获得真实可靠的研究结果的根本保证。

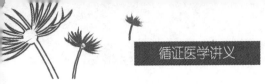

（2）内部真实性是证据评价重点。证据的内部真实性是其核心，也是能否采用该证据的基 本依据，在评价研究证据时，内部真实性评价应作为重点。

（3）选择适合的评价标准。不同研究设计对应不同评价标准和指标。评价标准选择是否恰当直接影响评价结果。

（4）评价力求全面系统。评价证据时应对研究中各个环节如选题、设计、分析、结果解释等逐条进行评价并完整报告评价所得到的全部结果，如优点、缺点等。

（5）评价最好有建设性。现实世界中的研究证据难以做到十全十美，因此在评价时要善于发现其独特之处、优点等，以便在临床实践时有所取舍。

（6）正确认识阴性结果。研究者都知道阳性结果的论文更容易发表、引用率更高。但只要设计科学合理、测量严谨、分析客观、结论解释正确，阴性结果同样意义重大。

参考文献

[1] 王吉耀. 循证医学与临床实践[M]. 3 版. 北京：科学出版社，2012.

[2] 李幼平. 循证医学[M]. 北京：人民卫生出版社，2014.

[3] 张薇，许吉，邓宏勇. 国际医学证据分级与推荐体系发展及现状[J]. 中国循证医学杂志，2019，19（11）：1371-1378.

[4] 刘建平. 循证医学[M]. 北京：人民卫生出版社，2012.

[5] GUYATT G, OXMAN A D, AKL E A, et al. GRADE guidelines: 1. Introduction-GRADE evidence profiles and summary of findings tables[J]. J Clin Epidemiol, 2011, 64(4): 383-394.

[6] 陈耀龙，李幼平，杜亮，等. 医学研究中证据分级和推荐强度的演进[J]. 中国循证医学杂志，2008，8（2）：127-133.

[7] ATKINS D, ECCLES M, FLOTTORP S, et al. Systems for grading the quality of evidence and the strength of recommendations I: critical appraisal of existing approaches[J]. BMC Health Serv Res, 2004, 4(1): 38.

[8] MORAN K. Acute pain management: operative or medical procedures and trauma[J]. J Neurosci Nurs, 1993, 25(2): 130.

[9] BERKMAN N D, LOHR K N, ANSARI M T, et al. Grading the strength of a body of evidence when assessing health care interventions：an EPC update[J]. J Clin Epidemiol, 2015, 68(11): 1312-1324.

[10] ECCLES M, CLAPP Z, GRIMSHAW J, et al. North of England evidence based guidelines development project: methods of guideline development[J]. BMJ, 1996, 312(7033): 760-762.

[11] USPSTF. U.S. preventive services task force procedure manual. 2018[EB/OL]. https://www.uspreventiveservicestaskforce.org/Page/Name/procedure-manual.

[12] GLASZIOU P P, IRWIG L, BAIN C J, et al. How to use the evidence: assessment and application of scientific evidence[R]. National Health and Medical Research Council, 2000.

[13] SIGN 50: a guideline developer's handbook[EB/OL]. https://www.sign.ac.uk/sign-50.html.

[14] GRADE pro. Version 3. 2 for Windows. 2008[CP/OL]. https://gradepro.org/.

[15] GRADE working group. GRADE home[EB/OL]. http://www.gradeworkinggroup.org.

[16] HARRIS J S, WEISS M S, HAAS N S, et al. Methodology for ACOEM's occupational medicine practice guidelines-2017 revision[J]. J Occup Environ Med, 2017, 59(9): 913-919.

[17] LEWIN S, GLENTON C, MUNTHE-KAAS H, et al. Using qualitative evidence in decision making for health and social interventions: an approach to assess confidence in findings from qualitative evidence syntheses(GRADE-CERQual)[J]. PLoS Med, 2015, 12(10): 1-18.

[18] 陈昊, 曾宪涛, 谷万杰, 等. 更新版 Guideline Development Tool(GRADE pro GDT) 在干预性临床实践指南制定中的应用[J]. 中国循证医学杂志, 2018 (10): 1135-1142.

扫描二维码获取本章课程学习资源

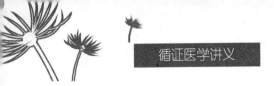

第四章　文献检索

第一节　文献检索的基本原理

文献检索语言是一种人工语言，用于各种检索工具的编制和使用，并为检索系统提供一种统一的、作为基准的、用于信息交流的一种符号化或语词化的专用语言。因其使用的场合不同，检索语言也有不同的叫法。例如在存储文献的过程中用来标引文献，叫标引语言；用来索引文献则叫索引语言；在检索文献过程中则为检索语言。目前文献信息检索的基本原理是通过一定的方法和手段，将检索问题的识别与检索工具中存储的文献的特征识别进行比较，从而有效地提取和利用文献。计算机信息检索系统由文献信息存储和检索两部分组成。外观识别检索语言是描述文档外观特征的一种检索语言，是根据文档的外观特征，如文档名称、作者、文档编号等设计的一种索引语言，作为文档存储识别和检索问题的起点。文献信息检索包括文献信息的存储和检索两个过程，是利用检索工具来实现的。

一、文献存贮过程

文献存储的过程（图 4.1）是为检索工具（或系统）中包含的文献分配检索标记的过程。有两种检索标识，一种是文献的外表特征（如标题、作者、来源、文种等），称为自然标识；另一种是文献的内容特征（主题词、分类号和品类名称等），这是指文献论述的主题，称为人为标识。分配检索标识符的过程称为索引。为了识别，标签必须对文献的内容进行主题分析，找出能够代表文献中心内容的主题概念，然后选择特定的文献检索语言，将主题概念转化为文献内容的特征识别，最后将文献的特征识别按一定的顺序排列，输入文献检索系统。

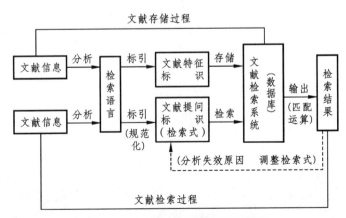

图 4.1　文献检索过程原理示意图

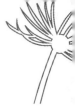

二、文献检索步骤

首先对检索课题进行主题分析，确定检索概念，然后选择一定的检索语言，将检索概念转换成检索语言的语词（或标识），据此标识到检索工具（或系统）中查找文献线索，最后将该语词（或标识）所标引的文献检索出来。文献检索是一项实践性很强的活动，它要求我们善于思考，并通过经常性的实践，逐步掌握文献检索的规律，从而迅速、准确地获得所需文献。一般来说，文献检索可分为以下步骤：

（1）明确查找目的与要求；

（2）选择检索工具；

（3）确定检索途径和方法；

（4）根据文献线索，查阅原始文献。

三、医学文献检索的语言

检索语言是文献检索中用来描述文献特征及表达检索提问的一种专门语言，是检索使用的标识系统，是为文献标引者与检索者之间提供对话的共同语言，便于他们之间的文献信息交流。主要包括规范化语言和非规范化语言，其中规范化语言是对文献检索用语的概念加以人工控制和规范，把同义词、同音词、多义词、近义词、同形异义词等进行规范化处理的语言，使每个检索词只能表达一个概念，以便准确检索，防止误检、漏检。如美国《医学索引》的医学主题词表（Medical Subject Heading，MeSH）和我国的《中医药主题词表》都是规范化的检索语言。而非规范化语言是对检索用语的概念不进行规范化处理，而用反映文献实质性内容的词直接作检索词，如关键词。

四、检索敏感度与精确性

系统评价检索的目标是尽可能宽泛全面，以便确保尽可能多地纳入重要和相关的研究报告。但是，在建立检索策略时必须尽力保持全面和相关的平衡。提高全面性（或敏感度）检索将降低精确性并检出更多非相关性文献。敏感度是指检出的相关报告数量除以存在的相关报告总数。精确性是指检出的相关报告数量除以检出报告的总数。检索策略的制定是在检索基础上反复修改检索术语（词）的一个过程。

五、文献检索基本技术

（一）布尔运算符

建立检索策略时应当包括每一概念的受控词汇、文本词、同义词和相关词，用布尔逻辑运算符 OR 将每一概念的每一术语组合起来。这意味着检出的文章至少包含这些检索词中的一个。建立术语集通常包括健康状况、干预措施和研究设计，这三套术语可以用运算符 AND 连接。最后一步用运算符 AND 连接这三套术语。

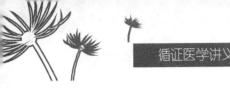

1. 布尔逻辑算符

逻辑"或"：A or B，表示 A 与 B 之间具有并列关系，进行"或"运算时，检索结果可以同时包含 A 和 B，也可以仅包含其中之一，即并集部分。通常在检索词存在同义词、近义词、简称等相关词时使用。"或"可扩大检索范围，提高查全率。Or 连接的词越多，检索出来的结果越多。

逻辑"非"：A not B，表示 A 与 B 之间具有排斥关系，逻辑运算"非"具有顺序性，A not B，检索结果仅包含 A，同时除外含有 B 的文献记录。B not A，检索结果中仅包含 B，同时除外含有 A 的文献记录。"非"可缩小检索范围，提高查准率。

2. 使用布尔逻辑的注意事项

三种运算符可以同时在一个检索式中使用，构成复合逻辑检索式，也可以单独使用。在逻辑组配时，运算符的前后要各留有一个空格。不同的数据库，运算优先次序可能不同，一般来讲，布尔逻辑运算优先顺序为：not >and >or。在有（ ）的检索式中，先运算（ ）内的逻辑运算。即优先顺序：（ ）>not >and >or。

（二）截词检索

所谓截词检索，是指在检索式中用专门的截词符号或称通配符（如"？""*"等）表示检索词的某一部分允许有一定的词形变化，检索词不变部分（即词干）加上由截词符号所代表的变化部分构成，多用于外语检索。例如，"comput*"的检索结果可变化有 comput、computer、computing、computers、computerization 等合法检索词。

按截词的位置分为左截词、中截词、右截词。

右截词：允许检索词尾部有若干变化形式，例如，"edit*"就检出包含 edit、editing、edition、editor、editorial、editorship、editorially 等词汇的结果。

中间截词：允许检索词中间有若干变化形式，如，"wom*n"就可以同时检索到含有 woman 和 women 的结果；例如，"defen*e"就可以同时检索到 defence 和 defense 的结果。

左截词：允许检索词的前端有若干变化形式，例如，"*magnetic"就能检出包含 magnetic、paramagnetic、thermomagnetic 等词汇的结果。

有限截词和无限截词：有限截词指限制被截断的字符数量。常用"？"表示 1 个字符，如以"肝？"进行检索，可以检索出含肝炎、肝癌、肝脏等词语的文献。无限截词指不限制被截断的字符数量。常用"*"来表示 0 至多个字符。如以"*ology"来检索，可以检索出含 physiology、biology 等词的文献。

由上可知，截词检索是隐含的布尔逻辑或的检索，其功能是防止漏检，提高查全率。

（三）语言、日期和文献格式的限制

系统评价作者应尽可能检索和获取任何语言发表的、符合纳入标准的试验报告。检索策略不应当有语言限制。有关时间限制问题，除非知道某一研究仅仅在某个特定时间内才会涉及。例如，如果干预措施只是在某一时间点后才使用。不提倡限制格式，例如不提倡排除来信，因为来信可能包含重要的早期试验报告的相关信息或者尚未在任何地方报道的试验信息。

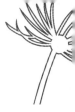

第二节　常用文献数据库及数据库的选择

一、系统评价常用数据库的选择

（一）PubMed 数据库简介

PubMed（图 4.2）是一个免费的数据库，提供生物医学和健康科学方面的文献检索服务。MEDLINE 是世界上最权威的医学文献文摘数据库之一。自 1996 年以来，它一直向公众开放。PubMed 是互联网上使用最广泛的免费 MEDLINE 检索工具，是由美国国家医学图书馆（National Library of Medicine，NLM）的国家生物技术信息中心（National Center for Biotechnology Information，NCBI）于 2000 年 4 月开发的基于网络的生物医学信息检索系统。PubMed 数据库包含数篇生物医学文章和摘要。其中 PubMed 系统的功能栏提供辅助搜索功能，而侧边栏提供其他搜索功能，如期刊库检索、主题词库检索、特色文献检索等。提供获取原文的服务包括提供免费的目录和摘要，并能提供原文网站的链接，提供检索词的自动转换和匹配，操作简单快捷。

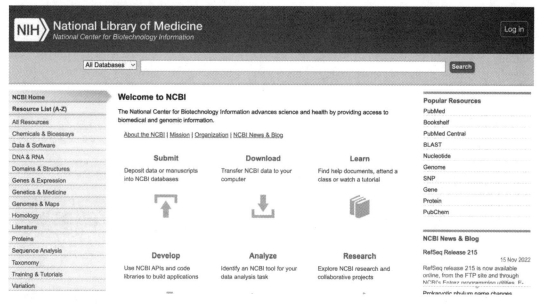

图 4.2　PubMed 数据库

（二）Embase 数据库简介

EMBASE（图 4.3）为荷兰 Elsevier 公司独家版权的生物医学与药理学文摘型数据库，以及全球最大的医疗器械数据库。其将 1974 年以来的 EMBASE 生物医学记录与 1966 年以来的 MEDLINE 记录相结合并去重，覆盖各种疾病和药物信息，尤其涵盖了大量北美洲以外（欧洲和亚洲）的医学刊物，从而真正满足生物医学领域的用户对信息全面性的需求。

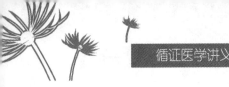

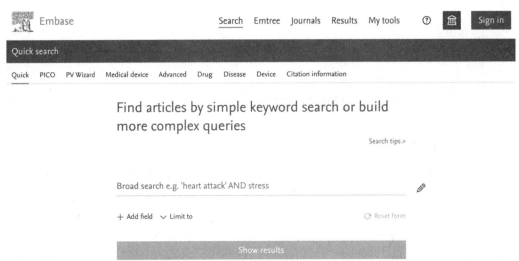

图 4.3　Embase 数据库

（三）Cochrane 数据库简介

Cochrane 图书馆（图 4.4）是国际 Cochrane Collaboration 的主要产品，由英国 Wiley 公司出版发行。Cochrane 图书馆汇集了世界各地不同类型的最佳医学研究的综合结果。它被公认为循证医疗领域的"金标准"。它是提供高质量证据的数据库，是临床研究证据的主要来源。Cochrane 图书馆是一个广泛使用的数据库，供对循证医学和卫生保健感兴趣的人使用，包括消费者、临床医生、政策制定者、研究人员、教育工作者、学生和其他人。

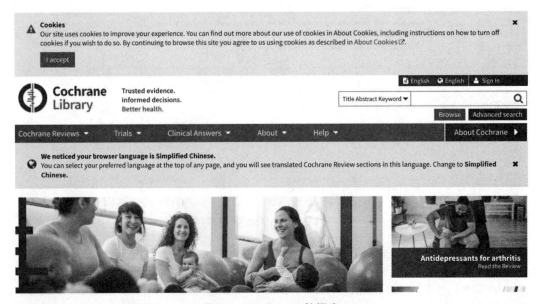

图 4.4　Cochrane 数据库

Cochrane 对照试验中心注册库（CENTRAL）是对照试验报告最全的数据库来源。CENTRAL 是 Cochrane 图书馆的一部分且按季度更新。CENTRAL 中的许多研究报告来自系统检索 MEDLINE 和 EMBASE。但是，CENTRAL 还包括未收录在 MEDLINE 和 EMBASE 或者其他书目数据库的对照试验报告；出版的引文有多种语言；只在会议论文集或其他难以访问的资源中的研究报告引文信息。有关具体国家访问 Cochrane 图书馆的信息可以在 Cochrane 主页顶部的"访问 Cochrane 图书馆"项下找到。

（四）Web of science 数据库简介

Web of Science（图 4.5）是全球规模最大、涵盖学科最齐全的综合性学术信息资源，收录了自然科学、工程技术、生物医学等多个研究领域最具影响力的核心学术期刊。Web of Science 由以下几个重要部分组成：科学引文索引（Science Citation Index-Expanded，SCIE）；社会科学引文索引（Social Sciences Citation Index，SSCI）；会议录引文索引（Conference Proceedings Citation Index，CPCI）；人文艺术索引（Arts & Humanities Citation Index，A&HCI）。科学引文索引、社会科学引文索引及艺术与人文引文索引这三大类期刊引文索引数据库就是大家俗称的"SCI"。其中通用检索、引文检索及化学结构检索是 Web of Science 丰富而强大的检索功能，可以方便快捷地查找到有价值的科研信息，全面了解一个学科、一个主题的研究信息。好的或有启发性的文章肯定会被引用，SCI 数据库包含一个引文数据库，使用这个数据库，你可以找到被引用过的文章。所以引文图书馆具有相当的科学价值。由于图书馆对期刊的评价比较严格，被检索文献具有较高的学术价值。

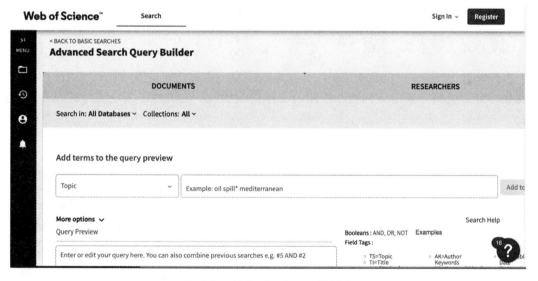

图 4.5　Web of science 数据库

（五）中国知网（CNKI）数据库介绍

中国知网（图 4.6），始建于 1999 年 6 月，是中国核工业集团资本控股有限公司控股的同方股份有限公司旗下的学术平台。中国知网是基于国家知识基础设施（National Knowledge Infrastructure，NKI）的概念，由世界银行于 1998 年提出。CNKI 工程是以实现全社会知识资源传播共享与增值利用为目标的信息化建设项目。中国知网包括海内外读者提供中国学术文献、外文文献、学位论文、报纸、会议、年鉴、工具书等各类资源统一检索、统一导航、在线阅读和下载服务，可以通过校内访问免费下载。通过以下网址即可进入中国知网 https://www.cnki.net/。

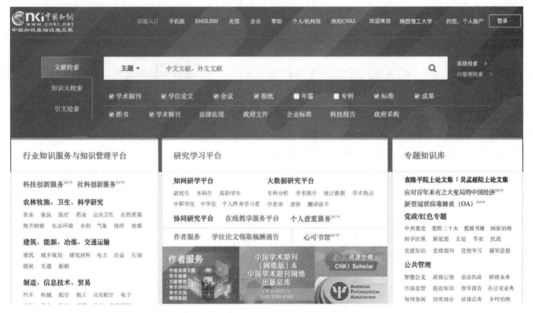

图 4.6　中国知网（CNKI）数据库

（六）万方数据库介绍

万方数据（图 4.7）也是常用的中文文献数据库，通过此网站能够查到国内外标准、专利、地方志等资料，是一个强大、好用的文献检索平台。通过以下网址即可进入万方数据 https://www.wanfangdata.com.cn/。

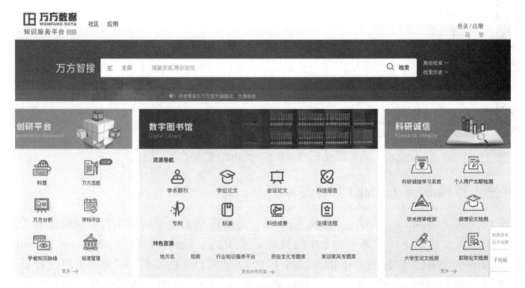

图 4.7　万方数据库

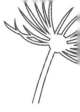

（七）维普网数据库介绍

维普网（图 4.8）是目前中国最大的综合文献数据库，一直致力于对海量的报刊数据进行科学严谨的研究、分析，采集、加工等深层次开发和推广应用。其页面简洁，方便查找文献，也有相应的网络数字图书馆，有海量的数字资源供选择。通过以下网址即可进入维普网 http://www.cqvip.com/。

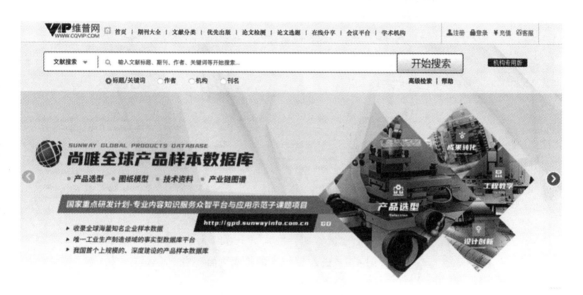

图 4.8　维普网数据库

二、文献检索途径和策略

（一）主题词和自由词的查找

通常文献中描述同一个东西也可能出现好几种甚至几十种词汇，这对阅读不会产生太大的问题，但对检索就是灾难。主题词的目的即是为了消除这种差异。医学主题词是用于描述医学概念的标准词汇，主题词表就是这些标准词汇及其同义词、近义词和相关词的集合，主题词表可用于对医学文献进行索引、分类和检索。最常见的主题词表是美国国立医学图书馆（NLM）编制的 MeSH（主要用于 MEDLINE 标引）和荷兰爱思唯尔集团制作的 EMtree（主要用于 EMBASE 标引）。选用主题词途径检索，以一种简单的方式获得较为全面的检索结果，不失为一种选择。自由词是用户自己根据需求选择的单词或词组。输入自由词检索，必须要求文献的字段内容中有与自由词匹配的词才能得到检索结果。所以使用自由词检索时，常需考虑与自由词相关的近义词、同义词等以避免因不同作者用词习惯不一而导致漏检。

下面我们以"支气管哮喘（Asthma）"为例简单说下主题词检索的流程。

第一步：进入 PubMed（http://www.ncbi.nlm.nih.gov/pubmed/）网站首页，选择 MeSH，进入 MeSH 的检索页面（图 4.9）。

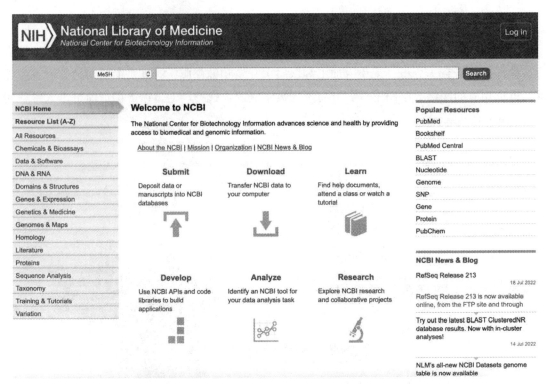

图 4.9　进入 MeSH 的检索页面

第二步：在 MeSH 的检索页面的检索框里输入"Asthma"进行主题词检索（图 4.10）。

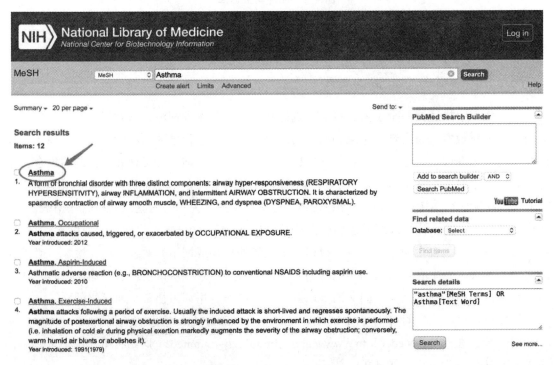

图 4.10　进行主题词检索

第三步：确定主题词和自由词（图 4.11）。

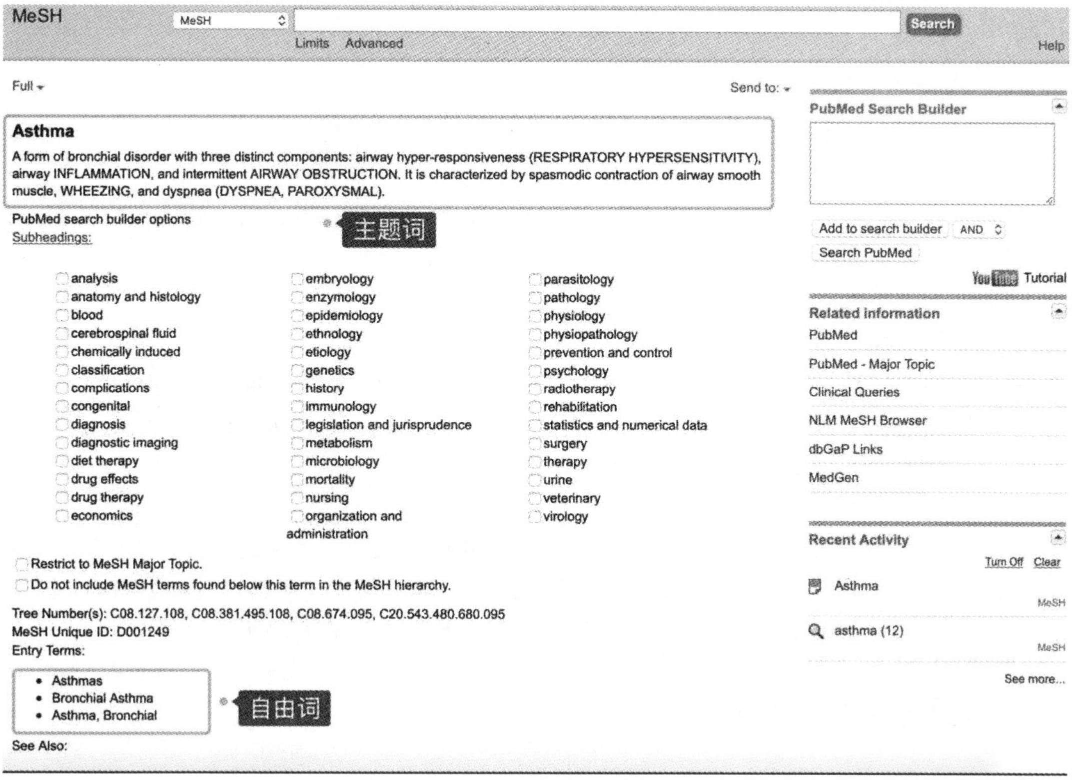

图 4.11　确定主题词和自由词

（二）如何制定检索式

检索策略的架构应当基于系统评价确定的主要概念。对于 Cochrane 系统评价，标题应当提供这些概念和研究的纳入标准，将有助于选择合适的主题词和文本词以制订检索策略。检索系统评价所涵盖的临床问题［通常指的是"PICO"——即患者（或受试者或人群）、干预措施、比较措施和结果］。虽然一个研究问题可能探讨特定人群、背景或结果，但这些概念在一篇文章的标题或摘要中难以很好地描述，往往没有很好的对照词汇术语索引。因此，将给完整检索带来困难。在综合性数据库如 MEDLINE 中，针对一篇系统评价纳入的研究报告的检索策略，有三套典型的术语：① 与研究感兴趣的健康状况相关的检索术语，如人群；② 与待评价的干预评价相关的检索术语；③ 与纳入的研究设计类型（通常是随机试验"过滤器"）相关的检索术语。然而，CENTRAL 的目的是仅仅包含 Cochrane 系统评价要纳入的相关研究设计报告，因此检索 CENTRAL 不应使用试验过滤器。已经专为 MEDLINE 开发了检索随机试验和对照试验的过滤器，同时也提供了检索 EMBASE 的指南。对于复杂干预措施的系统评价，有必要采用一个不同的方法，如仅通过检索人群或干预措施。

以"七氟烷联合不同麻醉佐剂预防小儿麻醉期间出现苏醒期躁动的网状 Meta 分析"为例。

第一步：前期调研，确定问题存在，且有临床意义。可通过检索系统（如 Cochrane Library 或 PubMed 等）确定是否已有相关系统评价发表。

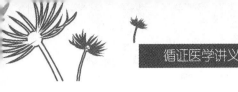

第二步：分析课题，明确检索需求。

（1）根据"PICO"，本课题的核心概念是：

P：儿童或青少年；

I：七氟烷联合不同麻醉佐剂；

C：安慰剂、其他对照；

O：苏醒期躁动。

（2）研究类型（S）：随机对照试验、队列研究、病例对照试验。纳入相应在研试验。

（3）研究地点和时间：不限。

（4）课题为系统评价，尽量查全。

第三步：选择数据库

明确检索途径根据前述原则，英文数据库选择 PubMed、Cochrane、Embase 及 Web of science 等常用数据库；中文数据库常选择中国知网（CNKI）进行文献检索。检索中采用主题词＋自由词的方式，根据数据库特点制定检索方式。

第四步：收集关键词制定检索式

不同数据库有不同检索方式，故关键词的选择和检索式的制定一定要符合相应数据库的规则。因为随着技术升级和用户反馈，多数数据库会不断更新和完善自己的检索系统。同时，某个数据库的检索技术和方式不要轻易套用到其他数据库，否则容易犯错误。

三、具体检索步骤及举例

（一）英文文献检索举例

我们以"七氟烷联合不同麻醉佐剂预防小儿麻醉期间出现苏醒期躁动的网状 Meta 分析"为例，选择 PubMed、Cochrane、Embase 及 Web of science 等常用数据库进行文献检索。

PubMed

#1　"Child"[Mesh] OR "Adolescent "[Mesh]

#2　adolesc*[Title/Abstract] OR child*[Title/Abstract] OR boy*[Title/Abstract] OR girl*[Title/Abstract] OR juvenil*[Title/Abstract] OR minors[Title/Abstract] OR paediatri*[Title/Abstract] OR pediatri*[Title/Abstract] OR pubescen*[Title/Abstract] OR school*[Title/Abstract] OR student*[Title/Abstract] OR teen*[Title/Abstract] OR young[Title/Abstract] OR youth*[Title/Abstract] OR class*[Title/Abstract] OR preschool[Title/Abstract] OR pre-school[Title/Abstract]

#3　#1 OR #2

#4　" Sevoflurane"[Mesh]

#5　sevorane[Title/Abstract] OR ultane [Title/Abstract]

#6　#4 OR #5

#7　ketamine[Title/Abstract] OR alfentanil[Title/Abstract] OR melatonin[Title/Abstract] OR dextomethorphan[Title/Abstract] OR propofol[Title/Abstract] OR dexmedetomidine[Title/Abstract] OR clonidine[Title/Abstract] OR thiopental[Title/Abstract] OR midazolam[Title/Abstract] OR fentanyl [Title/Abstract] OR remifentanil[Title/Abstract] OR sufentanil[Title/Abstract]

　　#8　randomized controlled trial[Publication Type] OR controlled clinical trial[Publication Type] OR randomised [Title/Abstract] OR randomized [Title/Abstract] OR randomization [Title/Abstract] OR randomisation [Title/Abstract] OR palcebo [Title/Abstract] OR randomly [Title/Abstract] OR trial [Title/Abstract] OR groups[Title/Abstract]

　　#9　#3 AND #6 AND #7 AND #8

Embase

#1 'Child'/exp OR 'Adolescent'/exp

　　#2　(adolesc* OR child* OR boy* OR girl* OR juvenil* OR minors OR paediatri* OR pediatri* OR pubescen* OR school* OR student* OR teen* OR young OR youth* OR class* OR preschool OR pre-school):ab,ti

　　#3　#1 OR #2

#4 'Sevoflurane'/exp

　　#5　sevorane:ab,ti OR ultane:ab,ti

　　#6　#4 OR #5

　　#7　(ketamine OR alfentanil OR melatonin OR dextomethorphan OR propofol OR dexmedetomidine OR clonidine OR thiopental OR midazolam OR fentanyl OR remifentanil OR sufentanil):ab,ti

　　#8　'crossover procedure':de OR 'double-blind procedure':de OR 'randomized controlled trial':de OR 'single-blind procedure':de OR (random* OR factorial* OR crossover* OR cross NEXT/1 over* OR placebo* OR doubl* NEAR/1 blind* OR singl* NEAR/1 blind* OR assign* OR allocat* OR volunteer*):de,ab,ti

　　#9　#3 AND #6 AND #7 AND #8

CENTRAL

　　#1　MeSH descriptor: [Child] explode all trees

　　#2　MeSH descriptor: [Adolescent] explode all trees

　　#3　#1 OR #2

　　#4　(adolesc* OR child* OR boy* OR girl* OR juvenil* OR minors OR paediatri*OR pediatri* OR pubescen* OR school* OR student*OR teen* OR young OR youth* OR class* OR preschool OR pre-school):ti,ab,kw (Word variations have been searched)

　　#5　#3 OR #4

　　#6　MeSH descriptor: [Sevoflurane] explode all trees

　　#7　(sevorane OR ultane):ti,ab,kw (Word variations have been searched)

　　#8　#6 OR #7

　　#9　(ketamine OR alfentanil OR melatonin OR dextomethorphan OR propofol OR dexmedetomidine OR clonidine OR thiopental OR midazolam OR fentanyl OR remifentanil OR sufentanil):ti,ab,kw

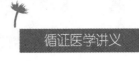

#10 #5 AND #8 AND #9

Web of science

#1　TS=(child OR adolescent OR adolesc* OR child* OR boy* OR girl* OR juvenil* OR minors OR paediatri*OR pediatri* OR pubescen* OR school* OR student*OR teen* OR young OR youth* OR class* OR preschool OR pre-school)Indexes=SCI-EXPANDED, SSCI, CPCI-S, CPCI-SSH Timespan=All years

#2　TS=(sevoflurane OR sevorane OR ultane)Indexes=SCI-EXPANDED, SSCI, CPCI-S, CPCI-SSH Timespan=All years

#3　TS=(ketamine OR alfentanil OR melatonin OR dextomethorphan OR　propofol OR dexmedetomidine OR clonidine OR thiopental OR midazolam OR fentanyl OR remifentanil OR sufentanil)Indexes=SCI-EXPANDED, SSCI, CPCI-S, CPCI-SSH Timespan=All years

#4　TS=(random* OR allocate* OR assign* OR "cross over*" OR crossover* OR controlled)Indexes=SCI-EXPANDED, SSCI, CPCI-S, CPCI-SSH Timespan=All years

#5　#1 AND #2 AND #3 AND #4

1. PubMed 文献检索步骤及举例

PubMed

#1　"Child"[Mesh] OR "Adolescent "[Mesh]（图 4.12）。

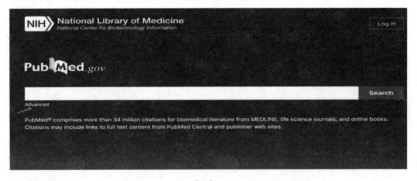

（a）

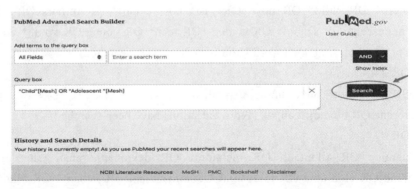

（b）

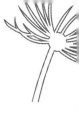

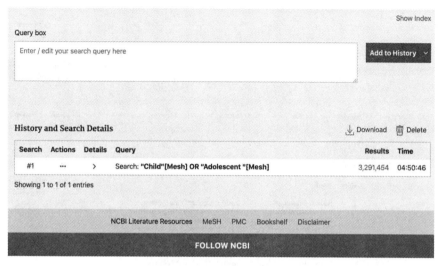

（c）

图 4.12　PubMed 检索步骤（一）

#2　adolesc*[Title/Abstract]　OR　child*[Title/Abstract]　OR　boy*[Title/Abstract]　OR girl*[Title/Abstract]　OR　juvenil*[Title/Abstract]　OR　minors[Title/Abstract]　OR paediatri*[Title/Abstract]　OR　pediatri*[Title/Abstract]　OR　pubescen*[Title/Abstract]　OR school*[Title/Abstract]　OR　student*[Title/Abstract]　OR　teen*[Title/Abstract]　OR young[Title/Abstract]　OR　youth*[Title/Abstract]　OR　class*[Title/Abstract]　OR preschool[Title/Abstract] OR pre-school[Title/Abstract]（图 4.13）。

（a）

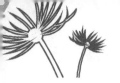
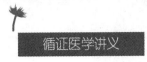

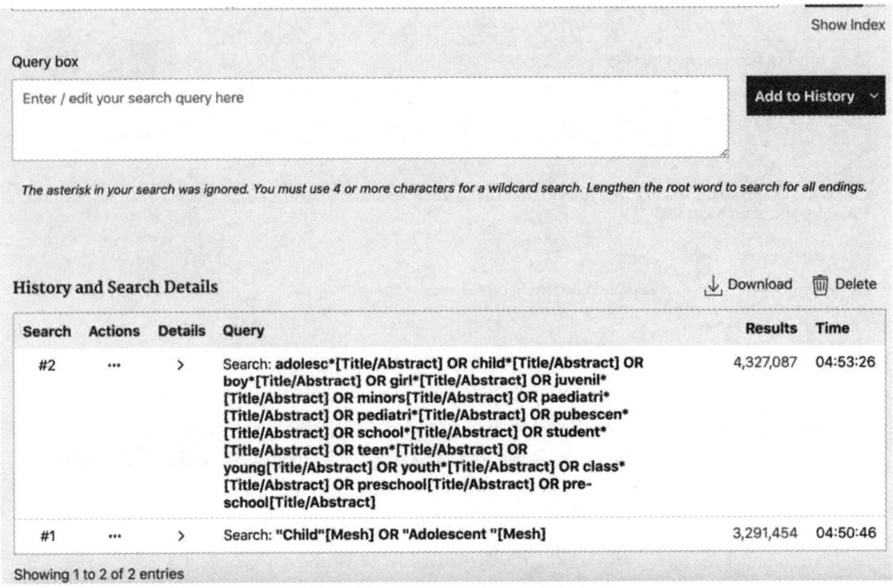

（b）

图 4.13　PubMed 检索步骤（二）

#3　#1 OR #2（图 4.14）。

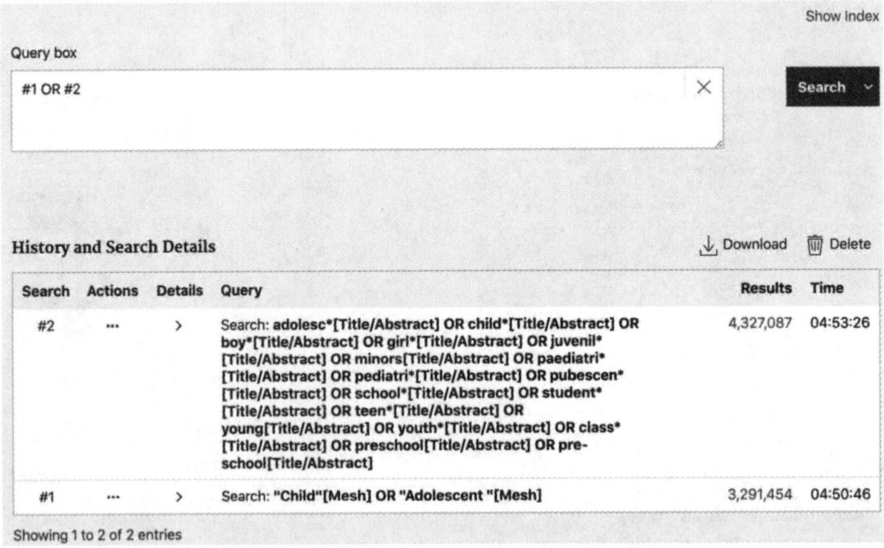

（a）

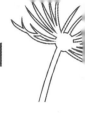

The asterisk in your search was ignored. You must use 4 or more characters for a wildcard search. Lengthen the root word to search for all endings.

History and Search Details　　　　　　　　　　　　⤓ Download　🗑 Delete

Search	Actions	Details	Query	Results	Time
#3	⋯	＞	Search: #1 OR #2	5,921,531	04:57:04
#2	⋯	＞	Search: adolesc*[Title/Abstract] OR child*[Title/Abstract] OR boy*[Title/Abstract] OR girl*[Title/Abstract] OR juvenil* [Title/Abstract] OR minors[Title/Abstract] OR paediatri* [Title/Abstract] OR pediatri*[Title/Abstract] OR pubescen* [Title/Abstract] OR school*[Title/Abstract] OR student* [Title/Abstract] OR teen*[Title/Abstract] OR young[Title/Abstract] OR youth*[Title/Abstract] OR class* [Title/Abstract] OR preschool[Title/Abstract] OR pre-school[Title/Abstract]	4,327,087	04:53:26
#1	⋯	＞	Search: "Child"[Mesh] OR "Adolescent "[Mesh]	3,291,454	04:50:46

Showing 1 to 3 of 3 entries

（b）

图 4.14　　PubMed 检索步骤（三）

#4　" Sevoflurane"[Mesh]（图 4.15）。

NIH》National Library of Medicine
National Center for Biotechnology Information　　　　　　　　Log in

PubMed Advanced Search Builder

Pub**Med**.gov

User Guide

Add terms to the query box

All Fields ⇕	Enter a search term	AND ⌄

Show Index

Query box

" Sevoflurane"[Mesh]　　　　　　　　　　　　　　✕　　Add to History

The asterisk in your search was ignored. You must use 4 or more characters for a wildcard search. Lengthen the root word to search for all endings.

（a）

Enter / edit your search query here　　　　　　　　　　　　Search ⌄

History and Search Details　　　　　　　　　　　　⤓ Download　🗑 Delete

Search	Actions	Details	Query	Results	Time
#4	⋯	＞	Search: " Sevoflurane"[Mesh]	6,888	04:58:44
#3	⋯	＞	Search: #1 OR #2	5,921,531	04:57:04
#2	⋯	＞	Search: adolesc*[Title/Abstract] OR child*[Title/Abstract] OR boy*[Title/Abstract] OR girl*[Title/Abstract] OR juvenil* [Title/Abstract] OR minors[Title/Abstract] OR paediatri* [Title/Abstract] OR pediatri*[Title/Abstract] OR pubescen* [Title/Abstract] OR school*[Title/Abstract] OR student* [Title/Abstract] OR teen*[Title/Abstract] OR young[Title/Abstract] OR youth*[Title/Abstract] OR class* [Title/Abstract] OR preschool[Title/Abstract] OR pre-school[Title/Abstract]	4,327,087	04:53:26
#1	⋯	＞	Search: "Child"[Mesh] OR "Adolescent "[Mesh]	3,291,454	04:50:46

Showing 1 to 4 of 4 entries

（b）

图 4.15　PubMed 检索步骤（四）

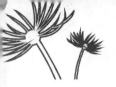 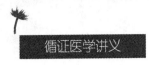

#5   sevorane[Title/Abstract] OR ultane [Title/Abstract]（图 4.16）。

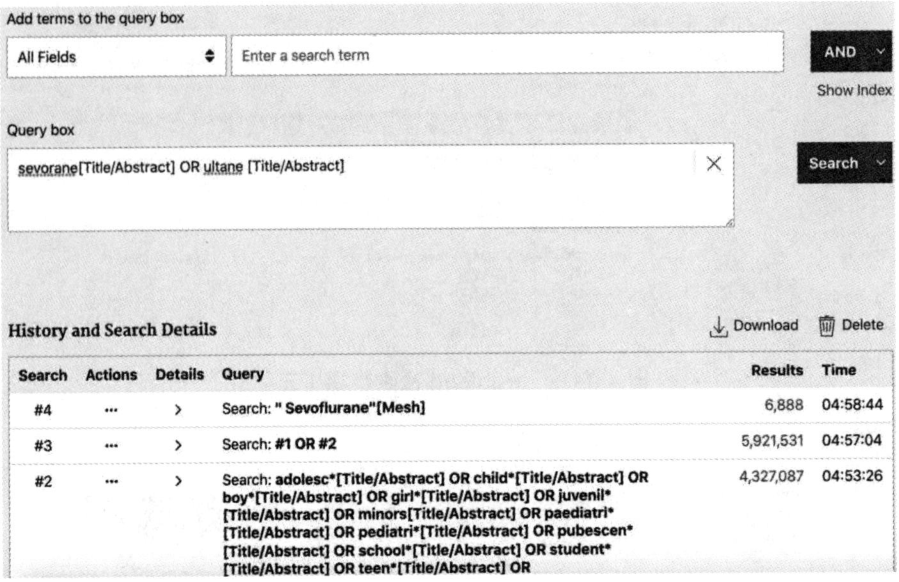

（a）

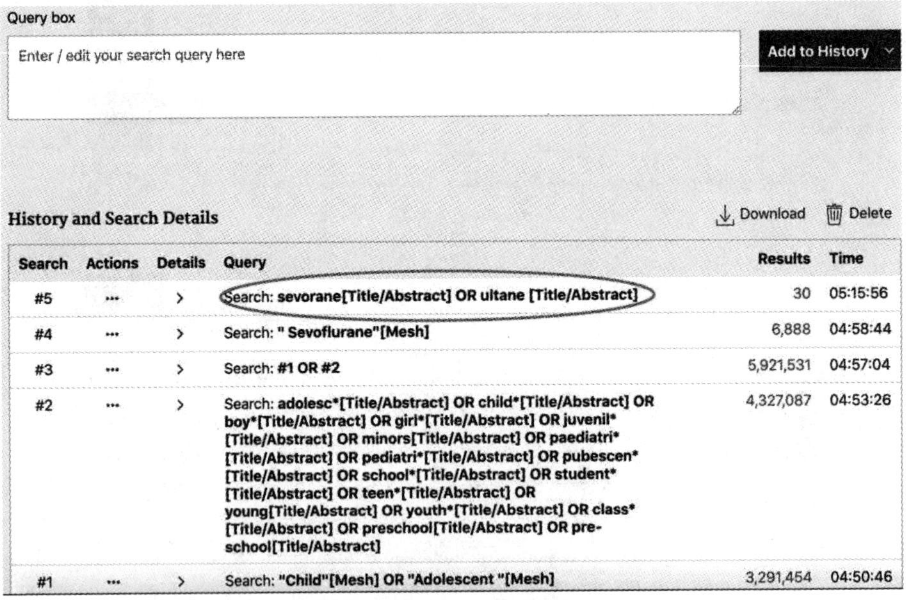

（b）

图 4.16   PubMed 检索步骤（五）

#6   #4 OR #5（图 4.17）。

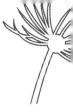

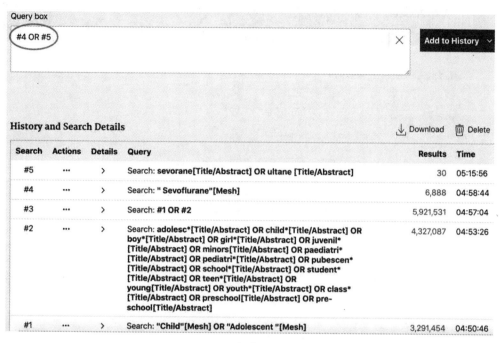

（a）

（b）

图 4.17　PubMed 检索步骤（六）

#7 ketamine[Title/Abstract] OR alfentanil[Title/Abstract] OR melatonin[Title/Abstract] OR dextomethorphan[Title/Abstract] OR　propofol[Title/Abstract] OR dexmedetomidine[Title/Abstract] OR clonidine[Title/Abstract] OR thiopental[Title/Abstract] OR midazolam[Title/Abstract] OR fentanyl [Title/Abstract] OR remifentanil[Title/Abstract] OR sufentanil[Title/Abstract]（图 4.18）。

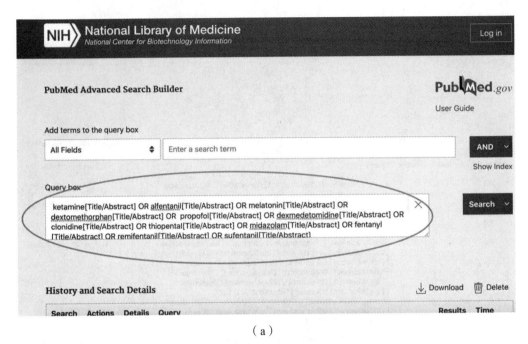

（a）

（b）

图 4.18　PubMed 检索步骤（七）

#8　randomized controlled trial[Publication Type] OR controlled clinical trial[Publication Type] OR randomised [Title/Abstract] OR randomized [Title/Abstract] OR randomization [Title/Abstract] OR randomisation [Title/Abstract] OR palcebo [Title/Abstract] OR randomly [Title/Abstract] OR trial [Title/Abstract] OR groups[Title/Abstract]（图 4.19）。

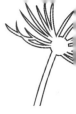

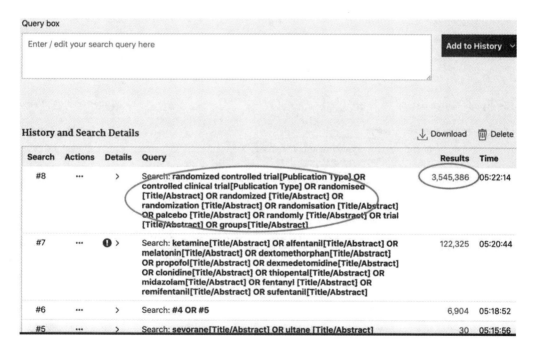

（a）

（b）

图 4.19　PubMed 检索步骤（八）

#9　#3 AND #6 AND #7 AND #8（图 4.20）。

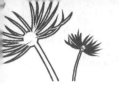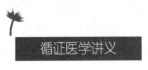
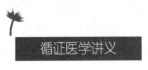

（ a ）

（ b ）

图 4.20　PubMed 检索步骤（九）

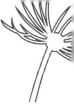

2. Embase 文献检索步骤及举例

#1 'Child'/exp OR 'Adolescent'/exp（图 4.21）。

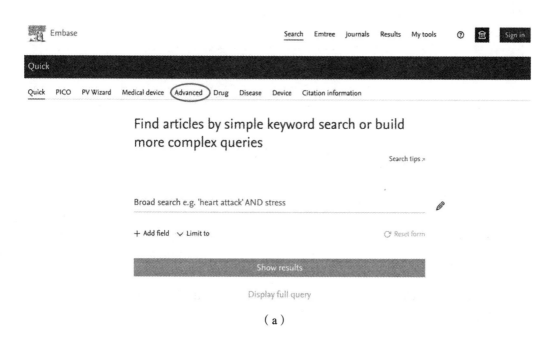

（a）

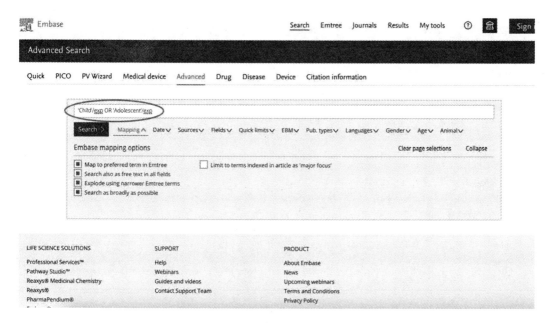

（b）

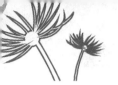 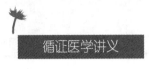

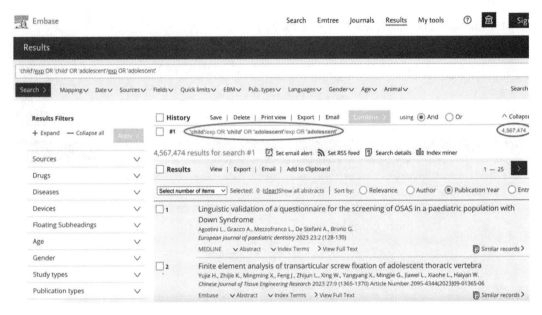

（c）

图 4.21　Embase 检索步骤（一）

#2 (adolesc* OR child* OR boy* OR girl* OR juvenil* OR minors OR paediatri* OR pediatri* OR pubescen* OR school* OR student* OR teen* OR young OR youth* OR class* OR preschool OR pre-school): ab, ti（图 4.22）。

（a）

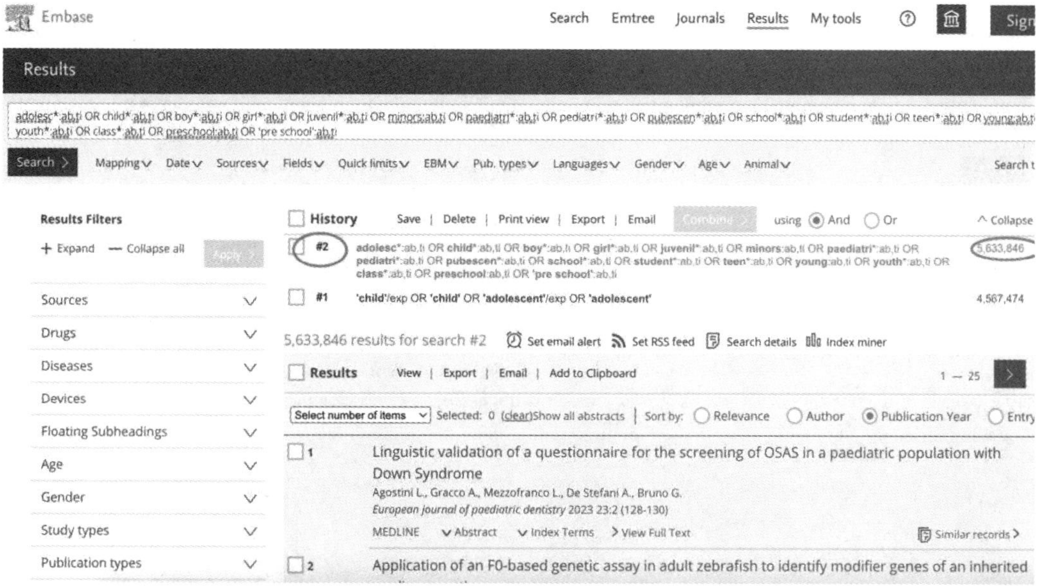

（ b ）

图 4.22　Embase 检索步骤（二）

#3　#1 OR #2（图 4.23）。

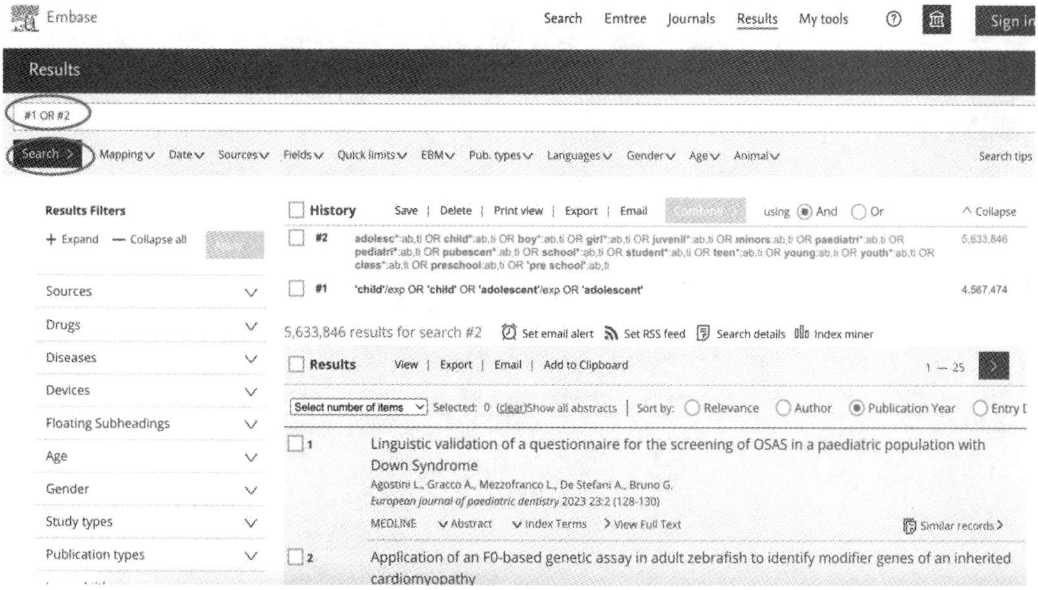

（ a ）

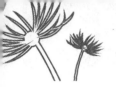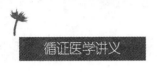
（b）

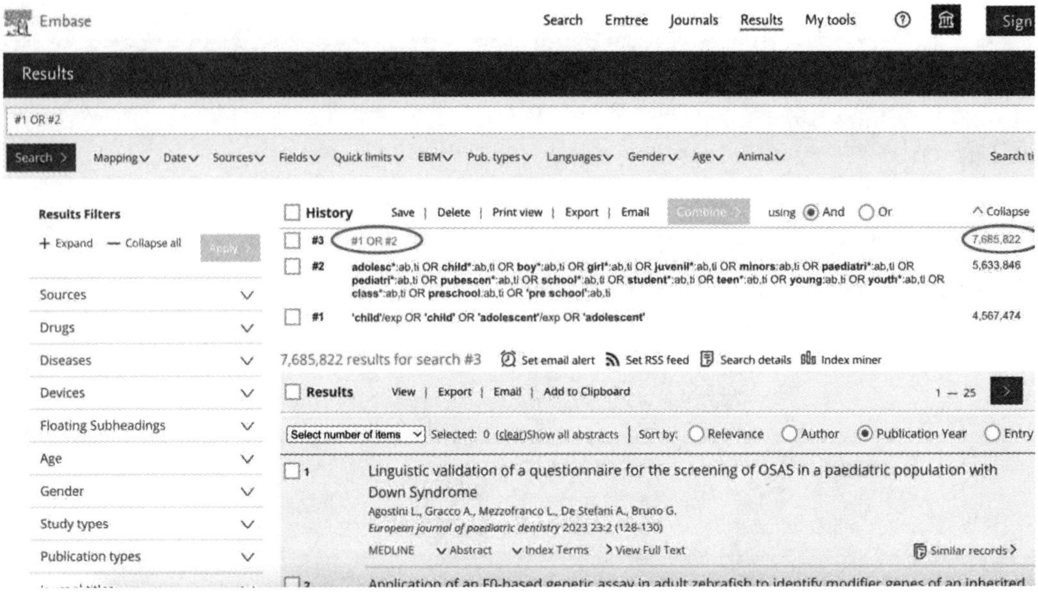

图 4.23　Embase 检索步骤（三）

#4 'Sevoflurane'/exp（图 4.24）。

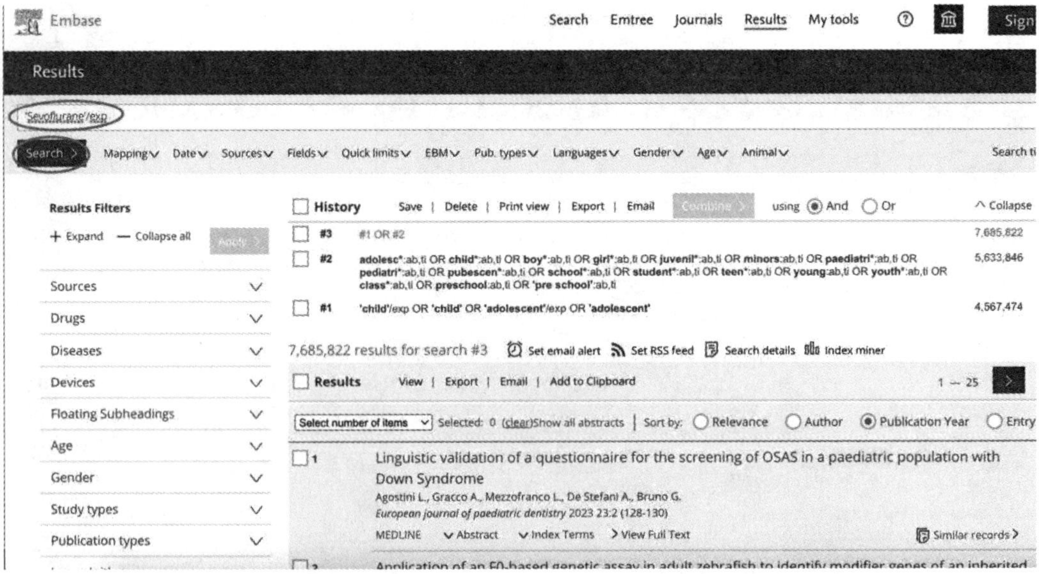

（a）

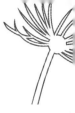

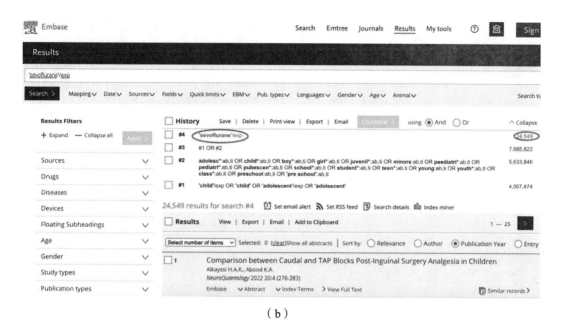

（b）

图 4.24　Embase 检索步骤（四）

#5　sevorane: ab, ti OR ultane: ab, ti（图 4.25）。

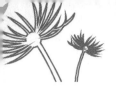 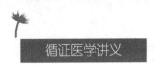
（b）

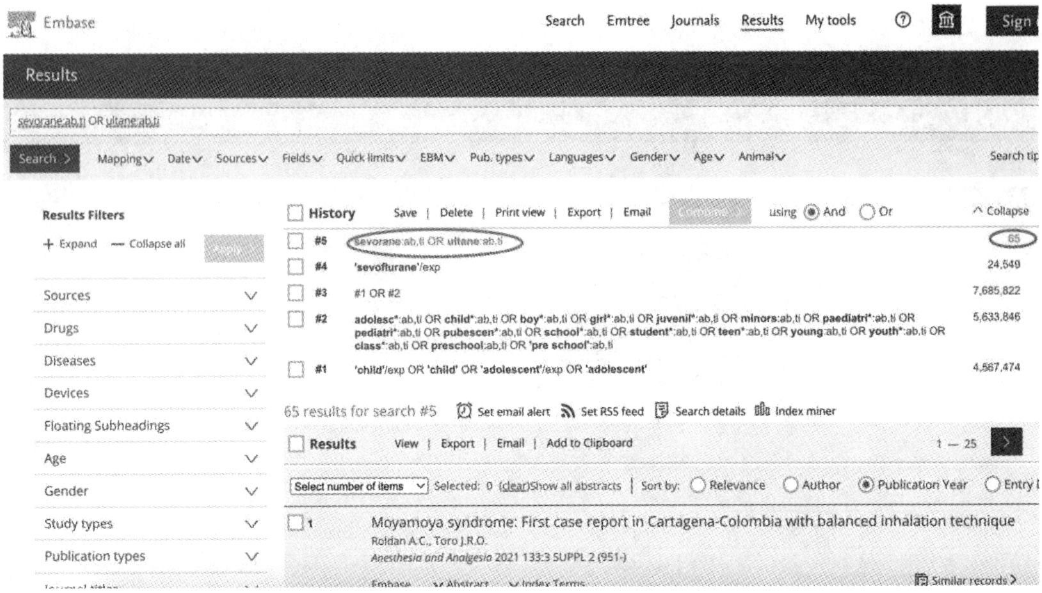

图 4.25　Embase 检索步骤（五）

#6　#4 OR #5（图 4.26）。

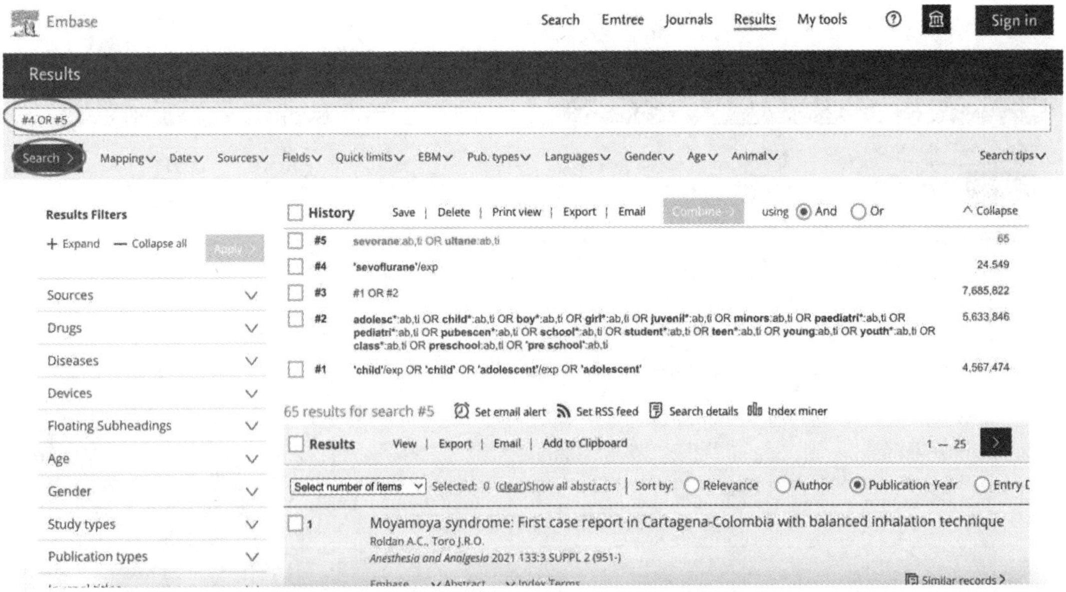

（a）

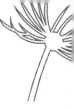

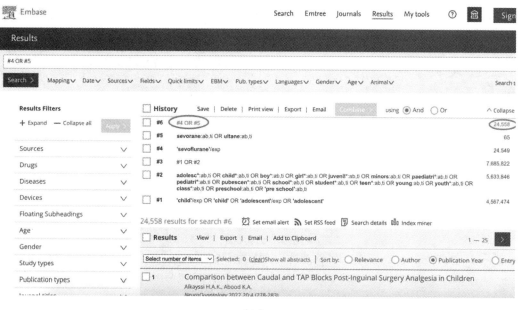

（b）

图 4.26　Embase 检索步骤（六）

\#7 (ketamine OR alfentanil OR melatonin OR dextomethorphan OR propofol OR dexmedetomidine OR clonidine OR thiopental OR midazolam OR fentanyl OR remifentanil OR sufentanil): ab, ti（图 4.27）。

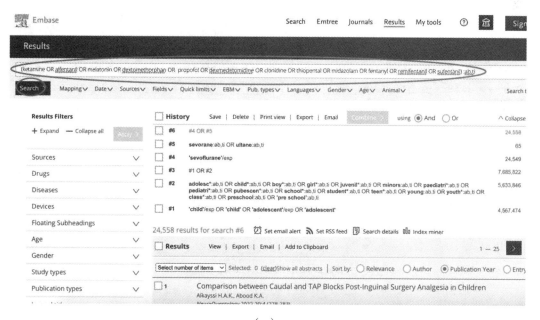

（a）

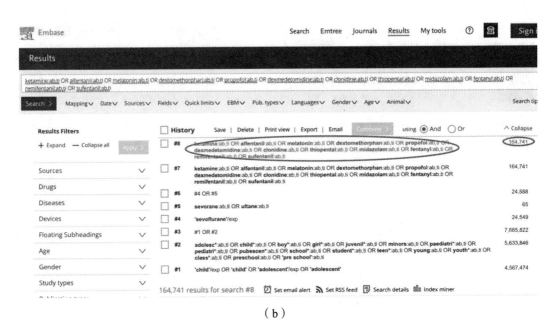

（b）

图 4.27　Embase 检索步骤（七）

#8　'crossover procedure': de OR 'double-blind procedure': de OR 'randomized controlled trial': de OR 'single-blind procedure': de OR(random* OR　factorial* OR crossover* OR cross NEXT/1 over* OR placebo* OR doubl* NEAR/1 blind* OR singl* NEAR/1 blind* OR assign* OR allocat* OR volunteer*): de, ab, ti（图 4.28）。

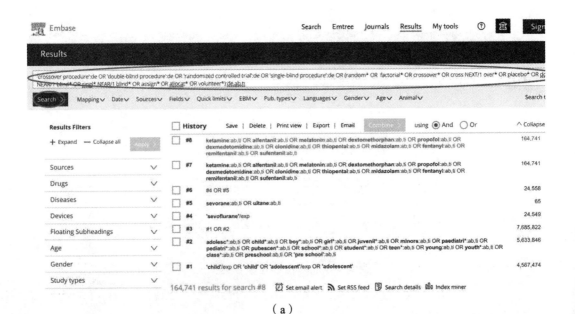

（a）

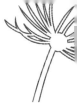

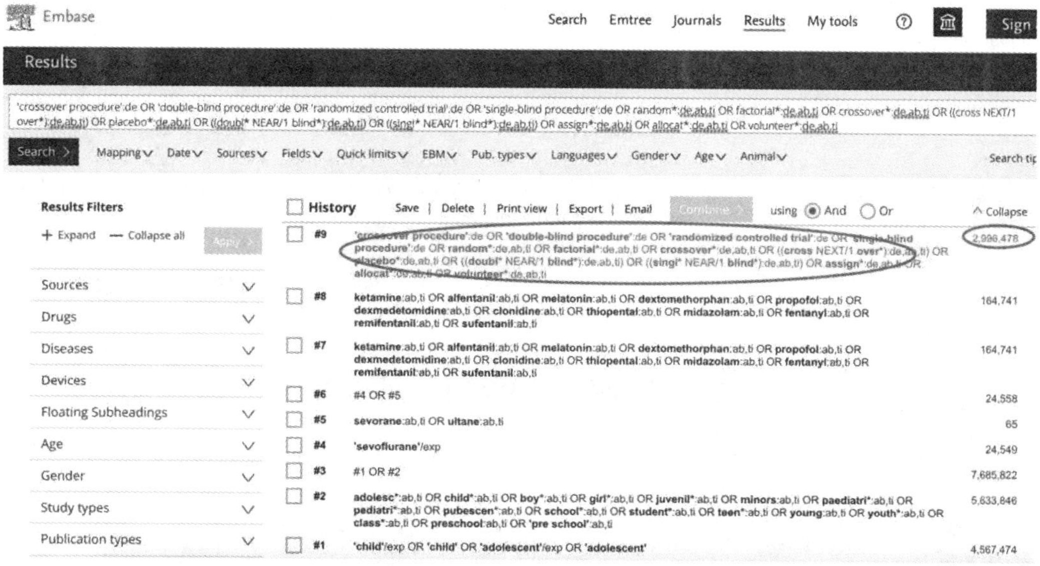

（b）

图 4.28　Embase 检索步骤（八）

#9　#3 AND #6 AND #7 AND #8（图 4.29）。

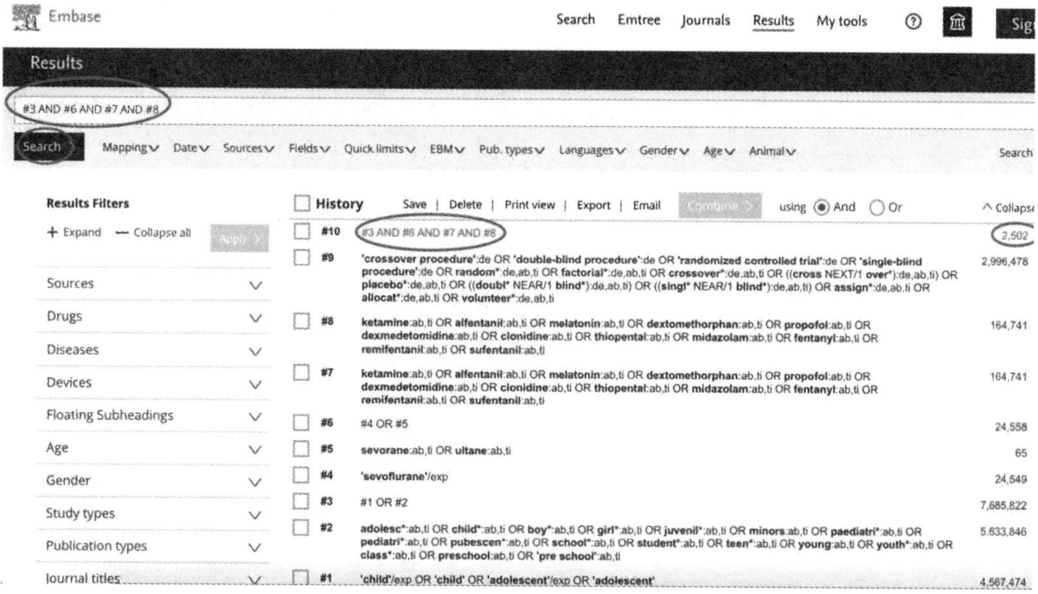

图 4.29　Embase 检索步骤（九）

3. Cochrane 文献检索步骤及举例

#1　MeSH descriptor: [Child] explode all trees（图 4.30）。

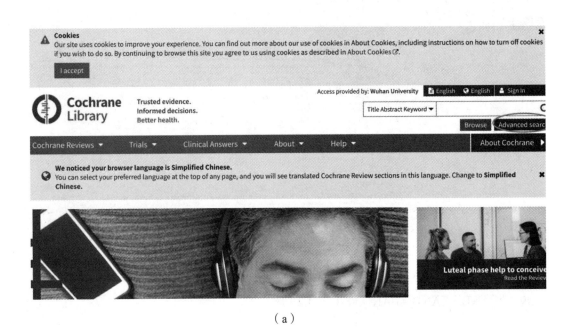

（a）

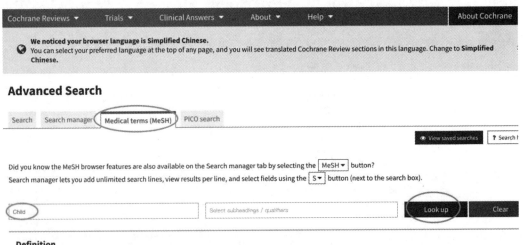

（b）

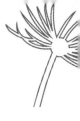

Child

Select subheadings / qualifiers

Look up   Clear

Definition

Child - A person 6 to 12 years of age. An individual 2 to 5 years old is CHILD, PRESCHOOL.

Thesaurus Matches

Exact Term Match

Child
Synonyms: Children

Phrase Matches

Child Mortality
Synonyms: Child Mortalities; Mortality, Child; Mortalities, Child

Child Guidance
Synonyms: Child Guidances; Guidance, Child; Guidances, Child

Child Advocacy
Synonyms: Advocacies, Child; Advocacy, Child; Child

MeSH Trees

MeSH term - **Child**

◉ Explode all trees
○ Single MeSH term (unexploded)

○ Explode selected trees   Select

☑ Tree number 1

Persons [+64]
  Age Groups [+5]
    Adolescent
    Adult [+3]
    Birth Cohort
    Child [+1]
      Child, Preschool
    Infant [+1]

Search Results

There are **61855** results for your search on
  - MeSH descriptor: Child
  - Explode all trees

Add to search manager

| Trials | 60572 |
| Cochrane Reviews | 1283 |

Save search   View results

（ c ）

Advanced Search

Search   Search manager   Medical terms (MeSH)   PICO search

🖫 Save search   👁 View saved searches   ? Search h

Did you know you can now select fields from Search manager using the S▾ button (next to the search box)?

Search manager lets you add unlimited search lines, view results per line and access the MeSH browser using the new MeSH▾ button.

Title Abstract Keyword ▾   MeSH descriptor: [Child] explode all trees

(Word variations have been searched)

+

▼ Search limits   → Send to search manager   Q Run sear

✕ Clear all

（ d ）

Cochrane Reviews ▾   Trials ▾   Clinical Answers ▾   About ▾   Help ▾   About Cochrane

We noticed your browser language is Simplified Chinese.
You can select your preferred language at the top of any page, and you will see translated Cochrane Review sections in this language. Change to **Simplified Chinese.**

Advanced Search

Search   Search manager   Medical terms (MeSH)   PICO search

🖫 Save this search ▾   👁 View/Share saved searches   ? Search

Print search hi

+

− + #1   MeSH descriptor: [Child] explode all trees   MeSH ▾   61

✕ Clear all   ☐ Highlight orphar

🖫 Save this search ▾   👁 View/Share saved searches   ? Search

Print search hi

（ e ）

图 4.30 Cochrane 检索步骤（一）

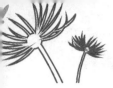
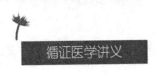

#2　MeSH descriptor: [Adolescent] explode all trees（图 4.31）。

（a）

（b）

（c）

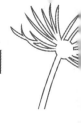

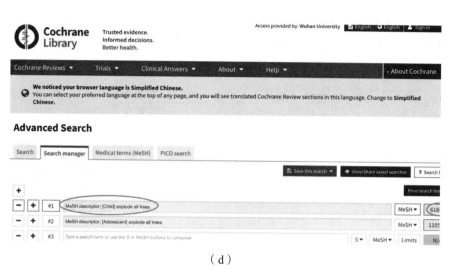

（d）

图 4.31　Cochrane 检索步骤（二）

#3　#1 OR #2（图 4.32）。

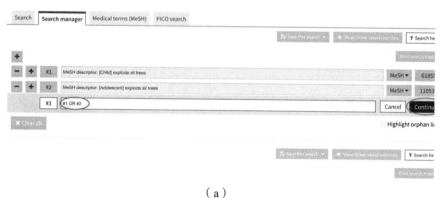

（a）

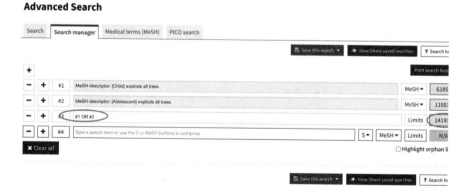

（b）

图 4.32　Cochrane 检索步骤（三）

#4 (adolesc* OR child* OR boy* OR girl* OR juvenil* OR minors OR paediatri*OR pediatri* OR pubescen* OR school* OR student*OR teen* OR young OR youth* OR class* OR preschool OR pre-school): ti, ab, kw（图 4.33）。

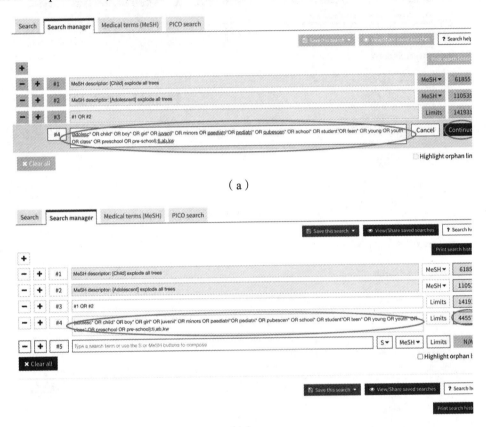

（a）

（b）

图 4.33　Cochrane 检索步骤（四）

#5　#3 OR #4（图 4.34）。

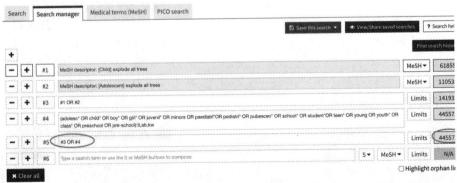

图 4.34　Cochrane 检索步骤（五）

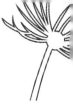

#6　MeSH descriptor: [Sevoflurane] explode all trees（图 4.35）。

Advanced Search

Search　Search manager　Medical terms (MeSH)　PICO search

🖺 Save this search ▾　👁 View/Share saved searches　❓ Search h

➕

➖	➕	#1	MeSH descriptor: [Child] explode all trees		MeSH ▾	618!
➖	➕	#2	MeSH descriptor: [Adolescent] explode all trees		MeSH ▾	1105
➖	➕	#3	#1 OR #2		Limits	1419
➖	➕	#4	(adolesc* OR child* OR boy* OR girl* OR juvenil* OR minors OR paediatri*OR pediatri* OR pubescen* OR school* OR student*OR teen* OR young OR youth* OR class* OR preschool OR pre-school):ti,ab,kw		Limits	4455
➖	➕	#5	#3 OR #4		Limits	4455

✖ Clear all　　　　　　　　　　　　　　　　　　　　　　　　　☐ Highlight orphan l

🖺 Save this search ▾　👁 View/Share saved searches　❓ Search h

（a）

Advanced Search

Search　Search manager　Medical terms (MeSH)　PICO search

👁 View saved searches　❓ Searc

Did you know the MeSH browser features are also available on the Search manager tab by selecting the [MeSH ▾] button?
Search manager lets you add unlimited search lines, view results per line, and select fields using the [S ▾] button (next to the search box).

Sevoflurane　　　　　　　　　　Select subheadings / qualifiers　　　　　Look up　　　Clear

Definition

Adolescent - A person 13 to 18 years of age.

Thesaurus Matches	**MeSH Trees**	**Search Results**
Exact Term Match	MeSH term - **Adolescent**	There are **110535** results for your search on
	⦿ Explode all trees	- MeSH descriptor: Adolescent
Adolescent	○ Single MeSH term (unexploded)	- Explode all trees
Synonyms: Adolescence; Teens; Teen; Teenager; Teenagers; Adolescents, Female; Adolescent, Female;	○ Explode selected trees　　Select	Add to search manager

（b）

Did you know the MeSH browser features are also available on the Search manager tab by selecting the [MeSH ▾] button?
Search manager lets you add unlimited search lines, view results per line, and select fields using the [S ▾] button (next to the search box).

Sevoflurane　　　　　　　　　　Select subheadings / qualifiers　　　　　Look up　　　Clear

Definition

Sevoflurane - A non-explosive inhalation anesthetic used in the induction and maintenance of general anesthesia. It does not cause respiratory irritation and may also prevent PLATELET AGGREGATION.

Thesaurus Matches	**MeSH Trees**	**Search Results**
Exact Term Match	MeSH term - **Sevoflurane**	There are **2303** results for your search on
	⦿ Explode all trees	- MeSH descriptor: Sevoflurane
Sevoflurane	○ Single MeSH term (unexploded)	- Explode all trees
Synonyms: Sevorane; Fluoromethyl Hexafluoroisopropyl Ether; Fluoromethyl-2,2,2-trifluoro-1-(trifluoromethyl)ethyl Ether; Ultane; BAX 3084	○ Explode selected trees　　Select	Add to search manager
	☑ Tree number 1　　　⊟	
Phrase Matches		Trials　　　　　　229?
Sevoflurane	Organic Chemicals [+47]　　Ethers [+7]　　　Methyl Ethers [+8]　　　　Anisoles [+2]　　　　Bis(Chloromethyl) Ether　　　　Desflurane	Cochrane Reviews　　　(
Synonyms:		Save search　　　View result:

（c）

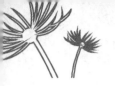 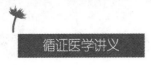

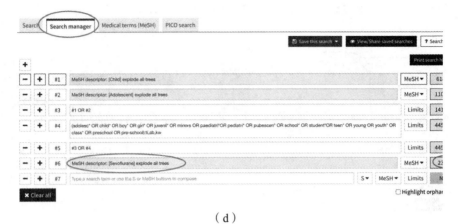

（d）

图 4.35 Cochrane 检索步骤（六）

#7 (sevorane OR ultane): ti, ab, kw (Word variations have been searched)（图 4.36）。

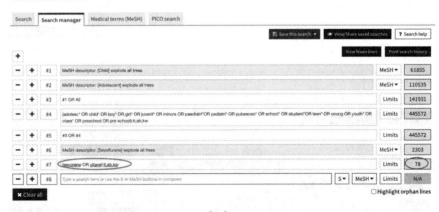

图 4.36 Cochrane 检索步骤（七）

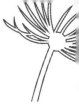

#8　#6 OR #7（图 4.37）。

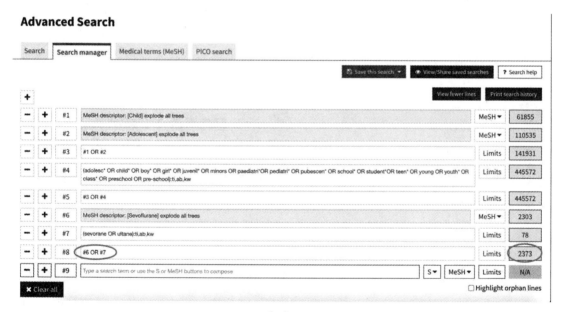

（a）

（b）

图 4.37　Cochrane 检索步骤（八）

#9 (ketamine OR alfentanil OR melatonin OR dextomethorphan OR　propofol OR dexmedetomidine OR clonidine OR thiopental OR midazolam OR fentanyl OR remifentanil OR sufentanil): ti, ab, kw（图 4.37）。

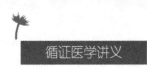
Advanced Search

Search | **Search manager** | Medical terms (MeSH) | PICO search

Save this search ▾ | View/Share saved searches | **?** Search help

View fewer lines | Print search history

− +	#1	MeSH descriptor: [Child] explode all trees	MeSH ▾	61855
− +	#2	MeSH descriptor: [Adolescent] explode all trees	MeSH ▾	110535
− +	#3	#1 OR #2	Limits	141931
− +	#4	(adolesc* OR child* OR boy* OR girl* OR juvenil* OR minors OR paediatri*OR pediatri* OR pubescen* OR school* OR student*OR teen* OR young OR youth* OR class* OR preschool OR pre-school):ti,ab,kw	Limits	445572
− +	#5	#3 OR #4	Limits	445572
− +	#6	MeSH descriptor: [Sevoflurane] explode all trees	MeSH ▾	2303
− +	#7	(sevorane OR ultane):ti,ab,kw	Limits	78
− +	#8	#6 OR #7	Limits	2373
	#9	(ketamine OR alfentanil OR melatonin OR dextomethorphan OR propofol OR dexmedetomidine OR clonidine OR thiopental OR midazolam OR fentanyl OR remifentanil OR sufentanil):ti,ab,kw	Cancel	Continue

（a）

Search | **Search manager** | Medical terms (MeSH) | PICO search

Save this search ▾ | View/Share saved searches | **?** Search help

View fewer lines | Print search history

− +	#1	MeSH descriptor: [Child] explode all trees	MeSH ▾	61855
− +	#2	MeSH descriptor: [Adolescent] explode all trees	MeSH ▾	110535
− +	#3	#1 OR #2	Limits	141931
− +	#4	(adolesc* OR child* OR boy* OR girl* OR juvenil* OR minors OR paediatri*OR pediatri* OR pubescen* OR school* OR student*OR teen* OR young OR youth* OR class* OR preschool OR pre-school):ti,ab,kw	Limits	445572
− +	#5	#3 OR #4	Limits	445572
− +	#6	MeSH descriptor: [Sevoflurane] explode all trees	MeSH ▾	2303
− +	#7	(sevorane OR ultane):ti,ab,kw	Limits	78
− +	#8	#6 OR #7	Limits	2373
− +	#9	(ketamine OR alfentanil OR melatonin OR dextromethorphan OR propofol OR dexmedetomidine OR clonidine OR thiopental OR midazolam OR fentanyl OR remifentanil OR sufentanil):ti,ab,kw	Limits	50714
− +	#10	Type a search term or use the S or MeSH buttons to compose	S ▾ MeSH ▾ Limits	N/A

✕ Clear all

☐ Highlight orphan lines

（b）

图 4.38 Cochrane 检索步骤（九）

#10　#5 AND #8 AND #9（图 4.39）。

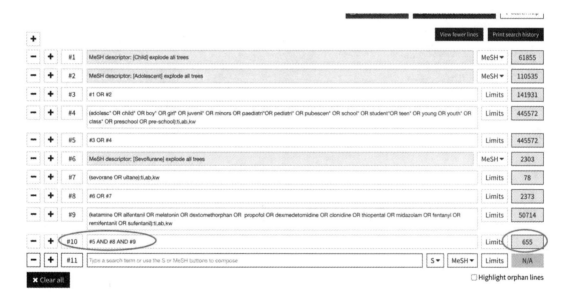

（a）

（b）

图 4.39　Cochrane 检索步骤（十）

4. Web of science 文献检索步骤及举例

#1　TS =（child OR adolescent OR adolesc* OR child* OR boy* OR girl* OR juvenil* OR minors OR paediatri*OR pediatri* OR pubescen* OR school* OR student*OR teen* OR young OR youth* OR class* OR preschool OR pre-school)（图 4.40）。

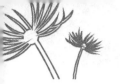
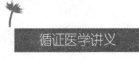

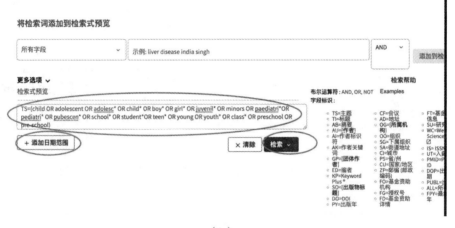

（a）

（b）

（c）

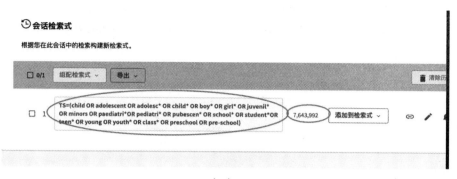

（d）

图 4.40　Web of science 检索步骤（一）

#2　TS = (sevoflurane OR sevorane OR ultane)（图 4.41）。

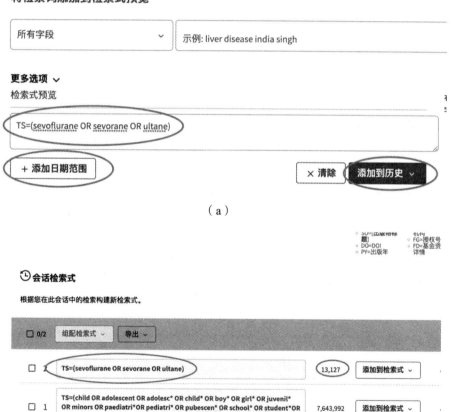

（a）

（b）

图 4.41　Web of science 检索步骤（二）

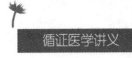
#3　TS = (ketamine OR alfentanil OR melatonin OR dextomethorphan OR　propofol OR dexmedetomidine OR clonidine OR thiopental OR midazolam OR fentanyl OR remifentanil OR sufentanil)（图 4.42）。

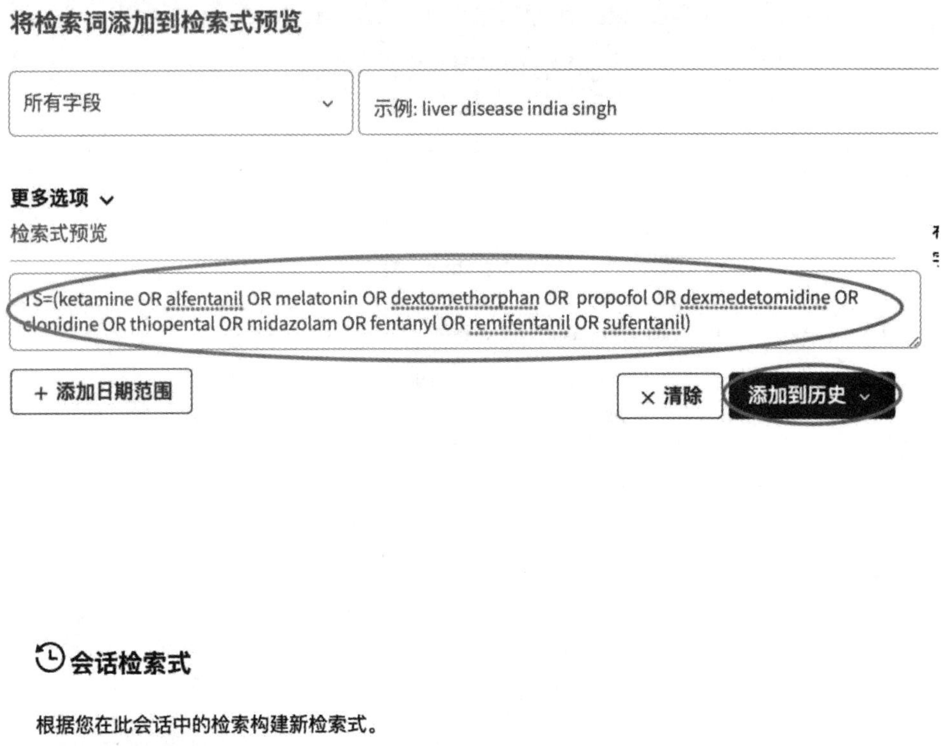

将检索词添加到检索式预览

所有字段 ⌄	示例: liver disease india singh

更多选项 ⌄

检索式预览

TS=(ketamine OR alfentanil OR melatonin OR dextomethorphan OR propofol OR dexmedetomidine OR clonidine OR thiopental OR midazolam OR fentanyl OR remifentanil OR sufentanil)

＋ 添加日期范围　　　　　　　　　　　　× 清除　　添加到历史 ⌄

🕐 **会话检索式**

根据您在此会话中的检索构建新检索式。

（a）

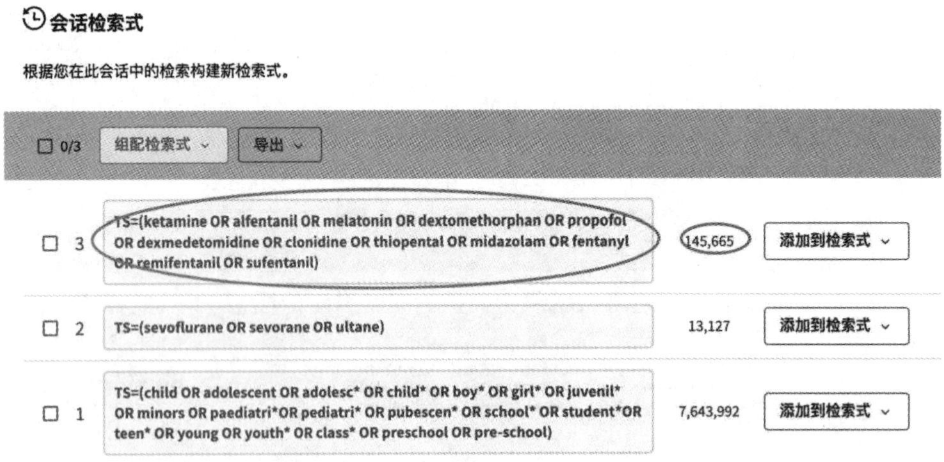

🕐 **会话检索式**

根据您在此会话中的检索构建新检索式。

☐ 0/3　组配检索式 ⌄　导出 ⌄

☐ 3	TS=(ketamine OR alfentanil OR melatonin OR dextomethorphan OR propofol OR dexmedetomidine OR clonidine OR thiopental OR midazolam OR fentanyl OR remifentanil OR sufentanil)	145,665	添加到检索式 ⌄
☐ 2	TS=(sevoflurane OR sevorane OR ultane)	13,127	添加到检索式 ⌄
☐ 1	TS=(child OR adolescent OR adolesc* OR child* OR boy* OR girl* OR juvenil* OR minors OR paediatri*OR pediatri* OR pubescen* OR school* OR student*OR teen* OR young OR youth* OR class* OR preschool OR pre-school)	7,643,992	添加到检索式 ⌄

（b）

图 4.42　Web of science 检索步骤（三）

#4　TS = (random* OR allocate* OR assign* OR "cross over*" OR crossover* OR controlled)（图 4.43）。

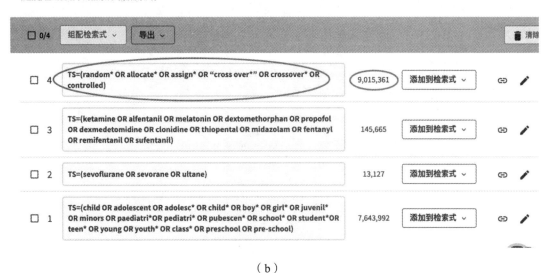

（a）

（b）

图 4.43　Web of science 检索步骤（四）

#5　#1 AND #2 AND #3 AND #4（图 4.44）。

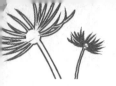 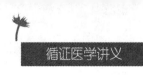

将检索词添加到检索式预览

所有字段	⌄

示例: liver disease india singh

更多选项 ⌄

检索式预览

#1 AND #2 AND #3 AND #4

＋ 添加日期范围   ✕ 清除   添加到历史 ⌄

检索式 #1

（a）

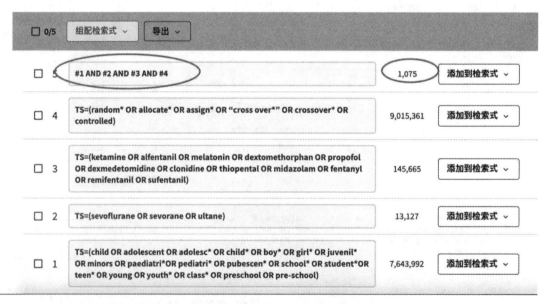

🕒 **会话检索式**

根据您在此会话中的检索构建新检索式。

☐ 0/5	组配检索式 ⌄	导出 ⌄		
☐ 5	#1 AND #2 AND #3 AND #4		1,075	添加到检索式 ⌄
☐ 4	TS=(random* OR allocate* OR assign* OR "cross over*" OR crossover* OR controlled)		9,015,361	添加到检索式 ⌄
☐ 3	TS=(ketamine OR alfentanil OR melatonin OR dextomethorphan OR propofol OR dexmedetomidine OR clonidine OR thiopental OR midazolam OR fentanyl OR remifentanil OR sufentanil)		145,665	添加到检索式 ⌄
☐ 2	TS=(sevoflurane OR sevorane OR ultane)		13,127	添加到检索式 ⌄
☐ 1	TS=(child OR adolescent OR adolesc* OR child* OR boy* OR girl* OR juvenil* OR minors OR paediatri*OR pediatri* OR pubescen* OR school* OR student*OR teen* OR young OR youth* OR class* OR preschool OR pre-school)		7,643,992	添加到检索式 ⌄

（b）

图 4.44　Web of science 检索步骤（五）

（二）中文文献检索举例

我们以"中西医结合治疗糖尿病足疗效的 Meta 分析"为例进行文献的检索如下：

① 疾病类型：糖尿病足（主题词：糖尿病足；自由词或近义词：糖尿病下肢血管病变、糖尿病下肢神经病变、糖尿病足病）。

② 干预措施：中西医结合治疗。

③ 研究方法：随机对照（主题词：随机对照；自由词或近义词：随机、RCT）。

按照以上步骤及其词汇在新版知网中的检索步骤：

（1）进入 CNKI 界面，点击"高级检索"（图 4.45）。

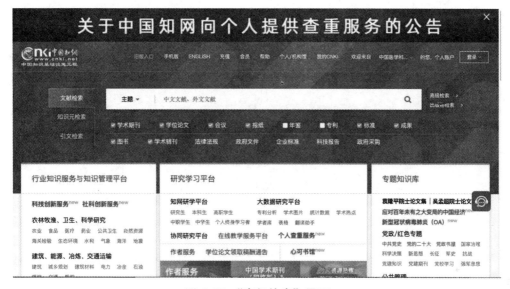

图 4.45　"高级检索"界面

（2）输入疾病类型的主题词和自由词，用 OR 连接（图 4.46）。

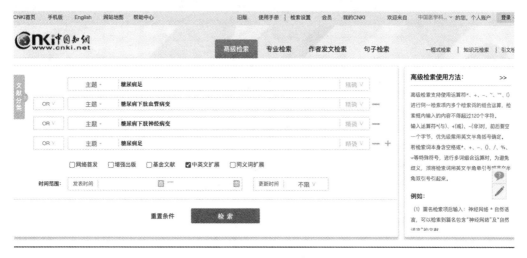

图 4.46　输入检索词

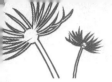 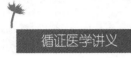
（3）点击"检索"，得出 23534 篇（图 4.47）。

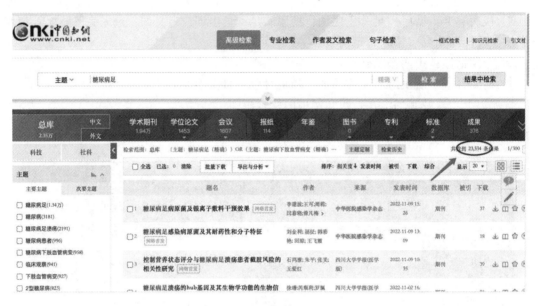

图 4.47　得出检索文献

（4）点击下拉菜单，删除上一步的检索策略（图 4.48）。

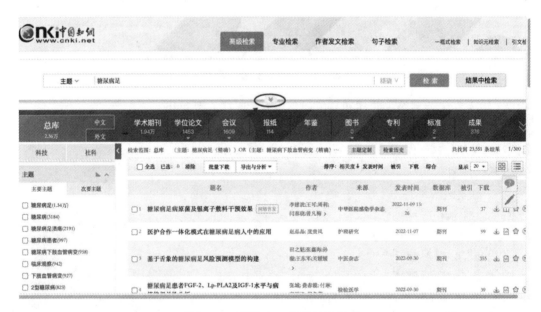

图 4.48　删除上一步的检索策略

（5）输入干预方法"中西医结合治疗"（图 4.49）。

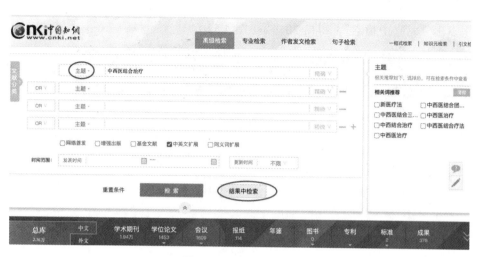

图 4.49　输入检索词

（6）点击"结果中检索"，得出 892 篇（图 4.50）。

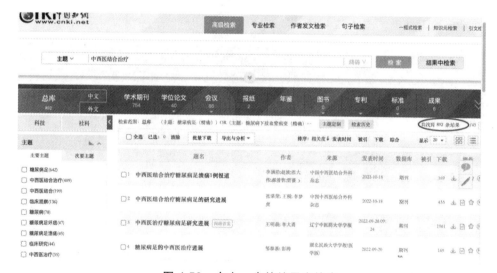

图 4.50　在上一步的结果中检索

（7）输入研究方法，主题词和自由词，用 OR 连接（图 4.51）。

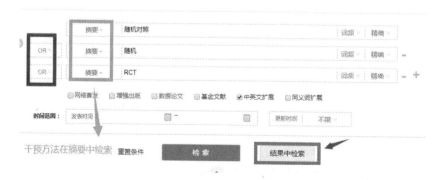

图 4.51　输入检索词

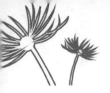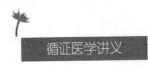

（8）点击"结果中检索"，得出 207 篇（图 4.52）。

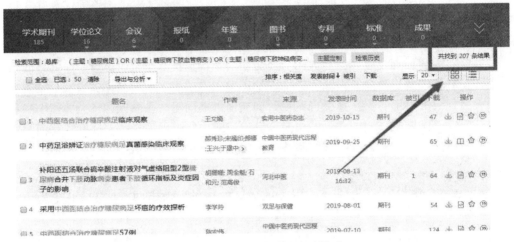

图 4.52　在上一步的结果中检索

（9）导出检索结果（图 4.53）。

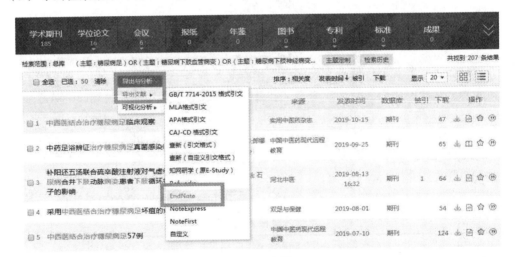

图 4.53　导出检索结果

参考文献

[1]　AHMADI F, FAGHANKHANI M, JAVANBAKHT A, et al. A comparison of answer retrieval through four evidencebased textbooks(ACP PIER, Essential Evidence Plus, First Consult, and UpToDate): a randomized controlled trial[J]. Med Teach, 2011, 33(9): 724-730.

[2]　ALPER S, WHITE S, GE B. Physicians answer more clinical questions and change clinical decisions more often with synthesized evidence: a randomized trial in primary care[J]. Ann Fam Med, 2005, 3(6): 507-513.

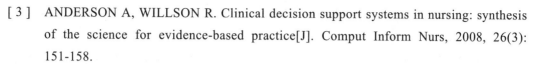

[3]   ANDERSON A, WILLSON R. Clinical decision support systems in nursing: synthesis of the science for evidence-based practice[J]. Comput Inform Nurs, 2008, 26(3): 151-158.

[4]   BANZI R, LIBERATI A, MOSCHETTI L, et al. A review of online evidence-based practice point-of-care information summary providers[J]. J Med Internet Res, 2010, 12(3): e26.

[5]   BARGHOUTI F, HALASEH L, SAID T, et al. Evidence-based medicine among Jordanian family physicians: Awareness, attitude, and knowledge[J]. Can Fam Physician, 2009, 55(7): e6-13.

[6]   CAMPBELL R, ASH J. An evaluation of five bedside information products using a user-centered task-oriented approach[J]. J Med Libr Assoc, 2006, 94(4): 435-441.

[7]   DAVIES K, HARRISON J. The information-seeking behaviour of doctors: a review of the evidence[J]. Health Info Libr J, 2007, 24(2): 78-94.

[8]   DICENSO A, BAYLEY L, HAYNES B. Editorial: accessing preappraised evidence: fine-tuning the 5S model into a 6S model[J]. Ann Intern Med, 2009, 151(6): JC3-2, JC3-3.

[9]   GOLDER S, LOKE K. Sources of information on adverse effects: a systematic review[J]. Health Info Libr J, 2010, 27(3): 176-190.

[10]   GOLDER S, LOKE K. The contribution of different information sources for adverse effects data[J]. Int J Technol Assess Health Care, 2012, 28(2): 133-137.

[11]   GREENHALGH T, PEACOCK R. Effectiveness and efficiency of search methods in systematic reviews of complex evidence: audit of primary sources[J]. BMJ, 2005, 331(7524): 1064-4065.

[12]   GUYATT G, RENNIE D, MEADE O, et al. Users' guides to the medical literature: a manual for evidence- based clinical practice[M]. New York: The McGraw-Hill Companies. Inc, 2008.

[13]   HAYNES B. Of studies, syntheses, synopses, and systems: the "4S" evolution of services for finding current best evidence[J]. ACP J Club, 2001, 134(2): A11-13.

[14]   HAYNES B. Of studies, syntheses, synopses, summaries, and systems: the "5S" evolution of information services for evidence-based health care decisions[J]. ACP J Club, 2006, 11(6): 162-164.

[15]   HOOGENDAM A, STALENHOEF F, ROBBE F, et al. Answers to questions posed during daily patient care are more likely to be answered by UpToDate than PubMed[J]. J Med Internet Res, 2008, 10(4): e29.

[16]   KEAHEY D, GOLDGAR C. Evidence-based medicine databases：changing needs along the path from physician assistant student to clinician[J]. J Physician Assist Educ, 2011, 22(1): 48-52.

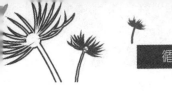
[17]   KETCHUM M, SALEH A, JEONG K. Type of evidence behind point-of-care clinical information products: a bibliometric analysis[J]. J Med Internet Res, 2011, 13(l): e21.

[18]   MCGOWAN J, HOGG W, CAMPBELL C, et al. Just-in-time information improved decision-making in primary care: a randomized controlled trial[J]. PLoS One, 2008, 3(11): e3785.

[19]   葛龙，安妮，曾巧铃，等. 我国干预类系统评价/Meta 分析文献检索新挑战[J]. 中华医学图书情报杂志，2013，22（5）：2-8.

[20]   梁莉，葛龙，周为文，等. 我国诊断性试验系统评价/Meta 分析的检索情况调查分析[J]. 中华医学图书情报杂志，2013，22（5）：9-16.

扫描二维码获取本章课程学习资源

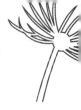

第五章　系统评价和 Meta 分析

在循证医学领域，高质量的科学证据是卫生行政部门制定政策、临床医生进行医疗方案决策以及患者获取"知情同意"的重要基础，其中，系统评价（systematic review，SR）被公认为高质量证据，而 Meta 分析（Meta-analysis，MA）则作为系统评价中的关键技术，是将系统评价中所纳入的多个同类研究合并为一个量化指标的统计学方法，通过汇总合并，可以实现增大样本量、提高检验效能的目的。

在循证临床实践中，针对临床问题，首先应查找有无现成的临床实践指南，若无，则应继续检索有无系统评价或 Meta 分析证据，若再无，就要考虑是否制作一个系统评价/Meta 分析。

第一节　概　述

众所周知，脑卒中是国民第一位死因，其中缺血性脑卒中占所有脑卒中的 80% 左右。在急性缺血性脑卒中发病过程中，血小板激活是重要的病理生理学机制，抗血小板治疗被认为可以减少患者死亡和改善神经功能。自 2003 年以来，阿司匹林被欧洲、北美推荐为治疗急性缺血性脑卒中的有效药物。然而，抗血小板药物也会导致致死性或者致残性颅内出血的增加从而抵消获益，那么，不同机制，不同剂型的抗血小板药物哪一种更有效？出血副作用是否更低？关于这些问题，有大量设计良好的高质量 RCT 研究，结论也不一致。为了使研究者更好地评估抗血小板治疗对急性缺血性脑卒中患者的有效性和安全性，需要制作一个或者更新已有的急性缺血性脑卒中抗血小板治疗的系统评价，并确定新药的试验。因此，这种情况下，就需要对这些研究进行系统评价，以获得可靠结论，帮助临床决策。

系统评价和 Meta 分析是一种科学合成医学信息的方法，本章将重点阐述系统评价及 Meta 分析的方法及其相关的质量评价原则，以供读者参考和应用。

一、基本概念

系统评价是一种全新的文献综合方法，针对某一具体医学及相关问题（如临床、卫生决策、基础医学、医学教育等问题），系统、全面地收集现有已发表或未发表的临床研究，采用临床流行病学严格评价文献的原则和方法，筛选出符合质量标准的文献，进行定性或定量合成（Meta 分析），得出可靠的综合结论。正如 Gene Glass 所说，"系统评价是对分析的分析"。系统评价可以是定性的（定性系统评价，qualitative systematic review），也可以是定量的（定量系统评价，quantitative systematic review），即包含 Meta 分析过程。系统评价是否包含统计分析（Meta 分析），这主要看是否可能，甚至是否有必要将同一主题的不同研究的数据合并起来。系统评价是一种科学、客观、系统地总结和合并原始研究结果的研究方法，具有规范、透明和可重复性的特点，可为医疗卫生决策提供较为完整、可靠、权威的证据。

Cochrane 系统评价是 Cochrane 协作网的评价员按照统一工作手册（如 Cochrane Handbook for Systematic Reviews of Interventions），在相应 Cochrane 评价小组编辑部的指导和帮助下所

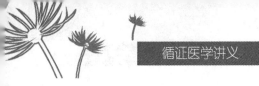

完成的系统评价。由于 Cochrane 协作网有严密的组织管理和质量控制系统，严格遵循 Cochrane 系统评价者手册，采用固定的格式和内容要求，统一的系统评价软件（Review Manager，RevMan）录入和分析数据、撰写系统评价计划书和报告，发表后根据新的研究定期更新，有健全的反馈和完善机制，因此 Cochrane 系统评价的质量通常比非 Cochrane 系统评价质量更高，被认为是单一的、评价干预措施疗效的最好证据资源（best single source）。

我们为什么要做系统评价呢？时间有限是一方面，导致我们不能及时跟上文献更新和严格评估相关大量文献，更为重要的是，如果不做系统评价，人们很难做到对现有的最佳证据（循证医学的一个关键部分）进行全面的搜寻和无偏倚的解释。在原始研究结果相互矛盾的时候，特别是原始研究很少的情况下，系统评价能够合并分析这些原始研究的结果，并且能判断这些结果的外部适用性。鉴于系统评价方法的透明度和清晰度，其另一个优点就是结果的可重复性。系统评价能帮助我们了解感兴趣领域的现有研究情况（及其质量），让我们知晓已经完成的工作以避免重复研究，并通过对不同研究的比较和/或合并分析提供更深入的了解。

系统评价的原则是什么呢？做系统评价首先需要构建一个重点突出、定义明确、有意义并且能够回答的问题。要确定一个清晰的标题和目标，并制定明确、合理的纳入和排除标准。围绕系统评价的研究问题可以概括为"PICOS"五要素：P（participants/patients）指患有某种疾病的特定人群；I（intervention）指干预措施；C（control/comparison）指对照组或另一种可用于比较的干预措施；O（outcome）为结局。也有研究者把研究时限 T（time）加到所表述的研究问题上，称为研究问题"PICOT"模式。

二、分　类

系统评价本身只不过是一种研究方法，并不仅限于对随机对照试验或仅对治疗性研究进行系统评价。

根据研究的临床问题不同，可对病因、诊断、治疗、预后、临床经济学评价和定性研究等方面进行系统评价。根据系统评价纳入的原始研究类型不同，可分为基于临床对照试验（controlled trial）的系统评价和基于观察性研究（observational study）的系统评价。目前，基于随机对照试验的系统评价数量较多，在理论方法上较为完善且论证强度较高；若按照制作系统评价时纳入原始研究的方式，又可分为前瞻性、回顾性和累积性系统评价；根据资料分析时是否采用 Meta 分析还可分为定性系统评价和定量系统评价。

系统评价分类如表 5.1：

表 5.1　系统评价和 Meta 分析分类

分类方法	类型
研究领域	基础研究、临床研究、医学教育、方法学研究、政策研究……
临床问题	病因、诊断、治疗、预后、卫生经济学……
原始研究类型	临床试验：随机和非随机对照试验
	观察性研究：队列研究和病例-对照研究
	定性/量研究
纳入研究的方式和数据类型	前瞻性 Meta 分析/回顾性 Meta 分析、累积性 Meta 分析、网状 Meta 分析、个体病例资料 Meta 分析、系统评价再评价……
是否采用统计学方法	定性系统评价、定量系统评价

三、系统评价与叙述性文献综述的区别与联系

系统评价和传统文献综述均是对临床研究文献的分析和总结，目前多为回顾性。确定一篇综述为叙述性文献综述，还是系统评价及其质量、价值，主要看其是否采用科学方法减少偏倚或混杂因素的影响。

叙述性文献综述（narrative review）又称为传统文献综述（traditional review），由作者根据特定的目的和需要或兴趣，针对某一领域、专业或研究专题，搜集大量相关资料，在广泛阅读和理解基础上，采用定性的方法，综合分析、归纳整理和提炼该领域的研究现状、最新进展、学术见解或建议，做出综合性介绍和阐述的学术论文，可为某一领域或专业提供大量的新知识和新进展，以便读者在较短时间内了解某一专题的研究概况和发展方向，解决临床实践中遇到的问题。但这种传统文献综述，往往受限于专家个人的知识和信念，缺乏客观方法，故存在一定局限性。虽然叙述性文献综述也可能是基于证据的，但仍旧不能真正作为科学证据使用。在没有明确的"方法"学描述的情况下，很难理解叙述性文献综述中的"证据"是如何得出和解释的。由于缺乏清晰度和透明度，以及主观因素的影响，在评估叙述性文献综述时，要得出可靠的、无偏倚的解释和关于特定主题的结论是很具有挑战性的。例如，一篇研究比较了七篇叙述性文献综述，这些综述包含了相同的研究，结果发现，不同的作者得出的结论不同。由于它们的局限性，叙述性文献综述在循证医学时代变得日渐式微。在接受或应用这类证据时，宜持谨慎态度。

系统评价或 Meta 分析则为集中研究某一具体临床问题的某一方面，如中成药治疗脑梗死的疗效和安全性评价，具有相当深度，有助于深入了解某一具体临床问题，二者的区别和联系如表 5.2。

表 5.2　叙述性文献综述与系统评价的区别

特征	叙述性文献综述	系统评价
研究的问题	涉及的范畴比较广泛	常集中于某一具体临床问题
原始文献来源	常未说明，不全面	明确，常为多渠道
检索方法	常未说明	有明确的检索策略
原始文献的选择	常未说明，有潜在偏倚	有明确的选择标准
原始文献的评价	评价方法不统一	有严格的评价方法
结果的合成	多采用定性方法	多采用定量方法
结论的推断	有时遵循研究依据	多遵循研究依据
结果的更新	未定期更新	根据新证据定期更新

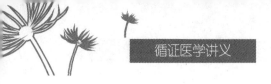

第二节　系统评价的步骤与方法

系统评价必须全面、详尽并且具有可重复性。为确保这些关键特性，实施系统评价一般分为五个步骤：

（1）确定系统评价的题目和研究问题；

（2）获得相关的已发表和未发表的研究文献；

（3）评价研究质量；

（4）提取数据和总结证据；

（5）解释结果。

任何系统评价首先要有一个良好的实施计划，根据计划制定的实施策略，并认真贯彻实施，才能解决预先设定的研究问题。研究团队需要商定任务清单和处理任何可预见问题的策略。明确要做什么？如何分配/管理任务？谁来做？以及什么时间做什么（工作的时间规划）？要注意任务需落实到人头，意外情况下的备选安排计划等等。计划的成功实施需要定期监测、评估和审查进展情况，并及时对系统评价内容进行调整。

实施系统评价的第一步是组建一个涵盖研究课题的所有相关领域的专家团队。

1. 研究必要性

研究团队必须明确并认同研究原因，这是实施系统评价的原动力。团队必须充分了解并确信将要进行的系统评价的理由以及研究重要性。如果进行系统评价的理由不令人信服和充分，并且预期的结果不重要，那么这个系统评价可能不值得花费时间和资源去进行。系统评价的理由越充分，团队成员的承诺就越坚定，获得的结果质量就越好。必须牢记系统评价对现有研究文献的预期贡献，尽可能地减少（如果不能消除的话）偏倚使其具有可重复性。

2. 确定研究问题

研究团队必须解决的首要和关键问题之一是提出研究问题。这需要进行初步的文献回顾，以确定要研究的问题是否已经被其他人解决，以及是否有足够的可获得的资料来回答研究问题。一旦确定，所有的规划和行动都将围绕研究问题展开。团队必须严格讨论研究问题的适当性、重要性和有效性，以及如何利用与问题相关的现有文献来解决该问题。

3. 制定纳入和排除标准

在收集研究数据之前，制定严格的纳入和排除标准至关重要，它可以确定哪些研究将被纳入系统评价，以避免在筛选检索所得文献时出现人为的或者选择性偏倚。在数据库检索之前，应明确说明在系统评价中筛选文献的具体条件和方案。有许多因素可能会对纳入/排除标准产生潜在影响，但最相关的因素（例如：研究时期、研究类型/设计、随机对照试验、语言、结局指标等）必须清楚地陈述，并在系统评价的整个检索过程中贯彻实施。针对不同研究问题的系统评价其基本方法和步骤相似，但在文献检索策略、数据库选择、文献质量评价方法、原始文献中数据提取及统计分析等具体内容上有差异。以 Cochrane 数据库为例，生产系统评价的基本过程一般分 4 个阶段、9 个基本步骤（表 5.3、图 5.1）：

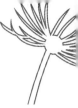

表 5.3   系统评价流程

4 个阶段	9 个步骤
第一阶段：确定系统评价题目	1. 确定题目
第二阶段：制定系统评价方案	2. 撰写系统评价方案和注册
第三阶段：完成系统评价全文	3. 检索文献
	4. 筛选文献
	5. 评价文献质量
	6. 提取数据
	7. 分析和报告结果
	8. 解释结果，撰写报告
第四阶段：更新系统评价	9. 更新系统评价

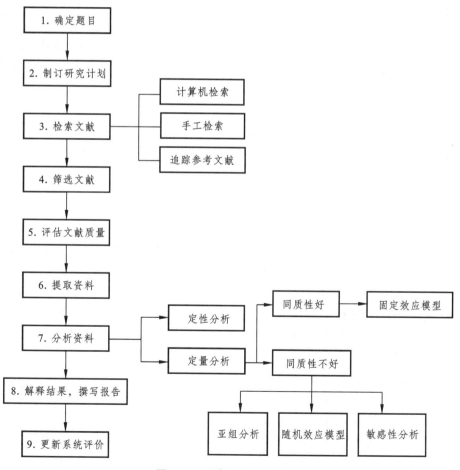

图 5.1   系统评价过程图示

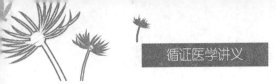

本节以 Cochrane 系统评价为例，简述其基本方法和步骤。

一、确定题目

制作系统评价的主要目的是为医疗和卫生决策提供依据，因此，系统评价的选题应遵循"三有一无"的原则。

1. 有意义

所选题目应解决或回答医疗和卫生领域关注的重要问题，能改变我们对某些问题的认识，改变或更新当前临床实践指南，或者规范临床实践行为。

2. 有争议

系统评价特别适合回答某些有争议或有疑虑的医疗和卫生问题，如针对同一临床问题的研究较多，但结论不一致，靠单个临床研究结果难以确定，或在临床应用过程中存在较大争议等问题的探讨。如：高危人群服用小剂量的阿司匹林能否预防心脑血管病的发生？抗凝治疗能否预防心房纤颤患者继发缺血性脑卒中事件？针刺治疗能否有效治疗三叉神经痛？

3. 有研究

系统评价多数是对现有研究的再次分析、评价和总结，若没有针对某个问题的原始研究，如何开展评估？因此，所选题目应有一定数量、较高质量的原始研究。

4. 无重复

这是一个相对的概念，是指要避免不必要的重复。若针对某一有争议的问题目前尚无相关系统评价，这样的选题当然最好。但某些热点、有争议的问题虽已有发表的系统评价，但因纳入研究数量有限、质量较差，当前证据尚不能明确回答，随着新研究的发表进行更新也非常必要。

同样，某些系统评价并未全面回答某些有争议的问题，再重复也是有意义的。如非心源性缺血性卒中的二级预防策略推荐抗血小板治疗，目前循证医学证据充分的抗血小板药物包括：阿司匹林、氯吡格雷、阿司匹林和双嘧达莫复方制剂等。我国临床较多将阿司匹林和氯吡格雷作为非心源性卒中的二级预防长期用药。非心源性卒中的抗栓治疗使用原则是根据卒中发病机制，基于循证医学证据，选择抗血小板药物单药或者联合治疗。然而，目前对于短暂性脑缺血发作（Transient Ischemic Attack，TIA）或非心源性缺血性脑卒中患者，哪种抗血小板方案的临床净获益最大尚不确定，需要根据临床情况选择最佳方案。由此，采用网状Meta 分析来比较不同药物的疗效非常重要，一个研究检索了截至 2020 年 11 月发表的文献，共纳入 69 项试验，最后分析发现，与中低剂量阿司匹林相比，西洛他唑组整体卒中复发风险、缺血性卒中复发风险、综合结局事件发生风险、严重出血事件和所有出血事件风险较低。三维秩图显示西洛他唑具有最高的临床净获益；也发现在缺血卒中发病后 72 小时内以及大动脉粥样硬化亚型中，阿司匹林联合氯吡格雷的疗效更好，而且当联合使用时间被限制在 1 个月内时，严重出血风险并不比单用阿司匹林高，以及阿司匹林联合双嘧达莫在小血管闭塞型卒中的疗效和安全性优于单用阿司匹林。

因此，为避免重复，首先应进行全面、系统的检索，了解针对同一临床问题的系统评价/Meta 分析是否已经存在或正在进行。若有，质量如何？是否已过时（如发表后有较多新的研究出现等）？若现有的系统评价/Meta 分析已过时或质量差，则可考虑进行更新或做一个新的系统评价。

二、制订系统评价计划书

一旦确立了系统评价的题目，应着手制订计划书（protocol），内容包括系统评价的题目、背景资料和目的、检索文献的方法及策略选择合格文献的标准、评价文献质量的方法、收集和分析数据的方案等。

三、检索文献

系统、全面地收集所有相关的文献资料是系统评价与叙述性文献综述的重要区别之一。为了避免发表偏倚（publication bias）和语言偏倚（language bias），应围绕要解决的问题，按照计划书中制订的检索策略（包括检索工具及每一检索工具的检索方法），采用多种渠道和系统的检索方法。需检索的重要数据库有 MEDLINE（美国医学索引）、Embase（荷兰医学文摘）、CINAHL（护理及相关卫生专业文献累积索引）、EmCare（爱思唯尔护理及相关卫生专业数据库）、Cochrane 图书馆、临床试验注册中心等。除发表的论著之外，还应收集其他尚未发表的内部资料以及多语种的相关资料，如 Open Grey、NTIS 等灰色文献数据库也是系统评价的一个重要来源，同时可以通过与专家和药企等联系以获得未发表的文献资料，如学术报告、会议论文集或毕业论文等；由 Cochrane 协作网建立的 Cochrane 对照试验中心注册库（Cochrane central register of controlled trials，CENTRAL）和各专业评价小组对照试验注册库。

最低要求是至少在两个主要数据库进行检索，当然，最好检索尽可能多的数据库。至少应有两名研究员独立进行文献检索。

四、筛选文献

选择文献是指根据事先拟定的纳入和排除标准，从收集到的所有文献中检出能够回答研究问题的文献资料。因此，选择标准应根据确立的研究问题及构成研究问题的四要素：即研究对象、干预措施、主要研究结果和研究的设计方案而制定。例如：拟探索针刺治疗三叉神经痛是否有效？围绕这一临床问题，确定研究对象为三叉神经痛患者；干预措施为针刺，它的定义是用针（针灸针）来刺激身体的特定部位（穴位），可以通过手法在针刺处提插或捻转针（手针）或通过电流刺激的方式（电针）；主要研究结果为：三叉神经痛缓解程度为疗效判定标准，包括：治愈、显著有效、有效/改善和无效；研究设计为纳入标准：研究针灸治疗三叉神经痛疗效的随机对照临床试验（RCT），对照组为安慰治疗或另一种标准化治疗，设计方

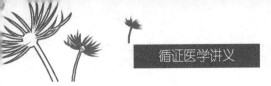

案为 RCT，则所选临床研究必须符合上述条件，排除经皮神经电刺激和手动指压穴位试验、比较两种不同形式的针刺试验，以及针刺联合其他治疗方式（如中药、按摩或穴位注射）的试验。

文献资料的选择应分三步进行（图 5.2）：① 初筛：根据检索出的引文信息如题目、摘要筛除明显不合格的文献，对肯定或不能肯定的文献应查出全文再进行筛选；② 阅读全文：对可能合格的文献资料，应逐一阅读和分析全文后，再确认是否合格；③ 与作者联系：一旦被排除的文献将不再纳入，因此，如果文中提供的信息不全而不能确定者，或者有疑问和有分歧的文献应先纳入，通过与作者联系获得有关信息后再决定取舍。

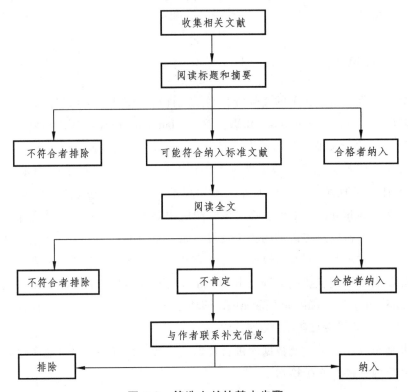

图 5.2　筛选文献的基本步骤

五、评估纳入研究的质量和偏倚风险

多数系统评价是针对已完成的研究进行二次评估，原始研究的质量直接影响系统评价结果和结论的真实性和可靠性。研究质量评价（assessment of quality）是评估单个研究在设计、实施和分析过程中，防止或减少偏倚或系统误差的情况，也称为"方法学质量评价（assessment of methodological quality）"，将分析和解释纳入研究质量对结果的影响至关重要。

研究质量评价应包括：① 内部真实性（internal validity）：指单个研究结果接近真值的程度，即受各种偏倚因素如选择偏倚、实施偏倚、失访偏倚和测量偏倚的影响情况；② 外部真实性（external validity/generalizability）：指研究结果是否可用于研究对象以外的其他人群，即结果的实用价值与推广应用的条件，主要与研究对象的特征、研究措施的实施方法及条件和结果的选择标准密切相关。

一直以来，研究质量评价和偏倚风险评价被认为是等同的，但 Cochrane 系统评价手册认为偏倚和质量有区别。例如，某研究不可能对研究对象、干预措施的实施者或结果评价者采用盲法，若由此认定该研究的"低质量"并不恰当。又如研究质量已达到了可能的最高水平，但并不是说该研究没有偏倚。另外，某些与研究质量相关的指标并不直接导致偏倚风险，如样本量估算、伦理审查和报告质量等。

针对不同临床问题的系统评价，因其纳入研究的设计类型和实施方法并不相同。因此，纳入研究的质量评价工具和方法也有明显差别。比如干预措施疗效和安全性研究，根据研究阶段将偏倚分为以下五种（图 5.3）：① 选择偏倚（selection bias）：发生在选择研究对象时，因随机方法不完善造成组间基线不可比，可夸大或缩小干预措施的疗效。采用真正的随机方法并对随机分配方案进行完善的隐藏可避免这类偏倚的影响；② 实施偏倚（performance bias）：发生在干预措施的实施过程中，指除比较的措施不同外，试验组和对照组研究对象所接受的其他措施也不一样。采用标化治疗方案和盲法干预可避免实施偏倚；③ 测量偏倚（detection bias）：测量试验组和对照组结果的方法不一致所造成的系统误差，特别是主观判断研究结果时常会出现。采用统一、标化测量方法和对研究对象及结果测量者实施盲法可避免影响；④ 随访偏倚（attrition bias）：指在试验随访过程中，试验组或对照组因退出、失访、违背治疗方案等造成人数或情况不一样而产生的系统差异。对此，应尽量获得失访者的信息和对失访人员采用恰当的统计学方法处理如意向性治疗分析（intention to treat analysis，ITT）可减少其影响；⑤ 报告偏倚（reporting bias）：指文章中报告的结果与实际分析结果间存在的系统差异。

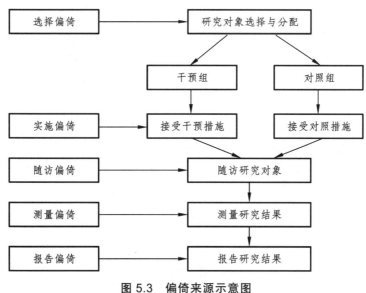

图 5.3　偏倚来源示意图

评估文献质量或者偏倚风险的方法和工具较多，治疗、预防、康复等干预措施疗效和安

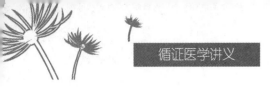
全性的系统评价多数纳入 RCT 为主，评价 RCT 质量的工具也很多。Cochrane 协作网的方法学家、编辑和系统评价制作者共同制订的"偏倚风险评估工具"（表 5.4），内容主要包括 5个模块：① 随机化过程中产生的偏倚（随机分配偏倚）；② 偏离既定干预措施的偏倚（干预措施偏倚）；③ 结局数据缺失的偏倚（数据缺失偏倚）；④ 结局测量过程产生的偏倚（结局测量偏倚）；⑤ 选择性报告结果的偏倚（结果报告偏倚）。每个待评价的模块下设置有多个信号问题，信号问题的备选答案包括：是（Yes，Y），可能是（Probably yes，PY），可能否（Probably no，PN），否（No，N），不可知（No information，NI）。如果信号问题需要根据前一个信号问题的提示作答，则备选答案中新增"不适用"（Not applicable，NA）选项。

同一个偏倚评价模块中，RoB 2.0 指南根据每个信号问题的不同答案给出偏倚综合评价的路径图，每个模块的路径图不尽相同。根据路径图，研究者可将每个模块的偏倚风险分为"低风险""有一定风险"或"高风险"。在对五个模块分别进行评价后，研究人员还可对纳入的 RCT 研究进行整体偏倚的评价。根据研究人员对信号问题的回答，每个模块的偏倚风险可分为三个等级："低风险""有一定风险"和"高风险"。如果所有模块的偏倚风险评价均为"低风险"，则整体偏倚风险评价为"低风险"；如果五个模块均未被评估为"高风险"，但任一模块的评价结果为"有一定风险"，则整体偏倚风险评价为"有一定风险"；如果五个模块中任一个模块被评估为"高风险"，则整体偏倚风险评价为"高风险"。

表 5.4　Cochrane 随机对照试验偏倚风险评估工具 2.0（2019 修订版）
（包含各模块评价的信号问题及供选答案）

模块	信号问题	供选答案*
随机化过程中产生的偏倚	1.1 分配序列（顺序？）是否随机？	Y/PY/PN/N/NI
（随机分配偏倚）	1.2 直至受试者参加并分配到干预措施，分配序列（顺序？）是否隐藏？	Y/PY/PN/N/NI
	1.3 组间基线差异是否提示随机化过程中存在问题？	Y/PY/PN/N/NI
偏离既定干预措施的偏倚（干预措施分配的效果）	2.1 在试验中受试者是否知道他们分配到哪种干预措施？	Y/PY/PN/N/NI
（干预措施偏倚，干预措施分配偏倚）	2.2 在试验中护理人员和干预措施提供者是否知道受试者分配到哪种干预措施？	Y/PY/PN/N/NI
	2.3 若 2.1 或 2.2 回答 Y/PY/NI：是否存在由于研究环境造成的偏离既定干预措施的情况？	NA/Y/PY/PN/N/NI
	2.4 若 2.3 回答 Y/PY：偏离既定干预措施的情况是否很可能影响结局？	NA/Y/PY/PN/N/NI
	2.5 若 2.4 回答 Y/PY/NI：偏离既定干预措施的情况是否在组间均衡？	NA/Y/PY/PN/N/NI
	2.6 是否采用了恰当的分析方法估计干预措施分配的效果？	Y/PY/PN/N/NI
	2.7 若 2.6 回答 N/PN/NI：分析受试者时分组错误是否有（对结果）造成实质影响的潜在可能？	NA/Y/PY/PN/N/NI

模块	信号问题	供选答案*
偏离既定干预措施的偏倚（干预措施依从的效果）	2.1 在试验中受试者是否知道他们分配到哪种干预措施？	Y/PY/PN/N/NI
（干预措施偏倚，干预措施依从偏倚）	2.2 在试验中护理人员和干预措施提供者是否知道受试者分配到哪种干预措施？	Y/PY/PN/N/NI
	2.3 若 2.1 或 2.2 回答 Y/PY/NI：重要的计划外的干预措施是否在组间均衡？	NA/Y/PY/PN/N/NI
	2.4 未完成干预措施的情况是否有可能影响结局？	NA/Y/PY/PN/N/NI
'	2.5 不依从干预措施的情况是否有可能影响受试者结局？	NA/Y/PY/PN/N/NI
	2.6 若 2.3 回答 N/PN/NI，或 2.4 或 2.5 回答 Y/PY/NI：是否采用了恰当的分析方法估计干预措施依从的效果？	NA/Y/PY/PN/N/NI
结局数据缺失的偏倚	3.1 是否可以获取全部或者几乎全部受试者的结局数据？	Y/PY/PN/N/NI
（数据缺失偏倚）	3.2 若 3.1 回答 N/PN/NI：是否有证据证明结局数据的缺失没有对结果造成偏倚？	NA/Y/PY/PN/N
	3.3 若 3.2 回答 N/PN：结局数据的缺失是否有可能依赖于其真值？	NA/Y/PY/PN/N/NI
	3.4 若 3.3 回答 Y/PY/NI：结局数据的缺失是否很可能依赖于其真值	NA/Y/PY/PN/N/NI
结局测量的偏倚	4.1 结局测量方法是否不恰当？	Y/PY/PN/N/NI
（结局测量偏倚）	4.2 结局测量或认定是否有可能有组间差异？	Y/PY/PN/N/NI
	4.3 若 4.1 回答 N/PN/NI：结局测量者是否知道受试者接受到哪种干预措施？	NA/Y/PY/PN/N/NI
	4.4 若 4.3 回答 Y/PY/NI：如果知道接受哪种干预措施，是否有可能影响结局测量？	NA/Y/PY/PN/N/NI
	4.5 若 4.4 回答 Y/PY/NI：如果知道接受哪种干预措施，是否很可能影响结局测量？	NA/Y/PY/PN/N/NI
选择性报告结果的偏倚	5.1 结果的数据分析是否与在获取揭盲的结局数据之前就已预先确定的分析计划相一致？	Y/PY/PN/N/NI
（结果报告偏倚）	5.2 正在评价的数值结果是否很可能是从多个合格的结局测量（例如：多个分值、多个定义标准、多个时间点）的结果中选择性报告的？	Y/PY/PN/N/NI
	5.3 正在评价的数值结果是否很可能是从多个合格的数据分析的结果中选择性报告的？	Y/PY/PN/N/NI

*Y：是；PY：很可能是；PN：很可能否；N：否；NI：没有信息；NA：不适用。

**有关信号问题的准确措辞和回答每个问题的指南，请参阅 www.riskofbias.info 上的完整偏倚风险工具。

　　总之，偏倚被定义为影响结果的一种系统误差或与真实结果的偏离。偏倚会导致低估或高估真正的干预效果。因此，系统评价者应仔细评估和报告纳入评价的 RCT 中的偏倚风险（ROB），并探讨其对 Meta 分析结果的影响。

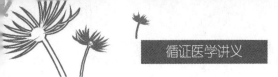

其他类型研究的质量评估工具也有很多，如诊断准确性研究（diagnostic accuracy studies）质量评价工具。2005 年 Whiting 等进行了系统评价，分析诊断准确性研究的质量评价工具，鉴定出 90 种清单或量表，但均不是通用工具，涉及的条目数和内容各不相同。Cochrane 协作网的诊断准确性研究系统评价方法学组推荐采用改良的 QUADAS 清单评价诊断准确性研究的方法学质量，2006 年和 2011 年进行了修订（QUADAS-2）。

非随机研究（non-randomized studies，NRS）的设计方案有多种，如非随机对照试验、队列研究和病例 - 对照研究等，受偏倚影响情况也有差别，因此尚无一种通用的非随机研究偏倚评价工具。目前尚没有一种对每种非随机研究方案均适合的评价工具。现在已针对不同研究问题的非随机研究研发出相应的偏倚风险评估工具：

（1）干预性非随机研究的偏倚风险评估工具（Risk Of Bias In Non-randomised Studies of Interventions，ROBINS-I）；

（2）病因学研究的偏倚风险评估工具，2 种工具最常用，分别是"Downs and Black instrument"和"Newcastle-Ottawa Scale（NOS）"；

（3）预后因素研究的偏倚风险评估工具（Quality In Prognosis Studies，QUIPS）；

（4）预测模型研究的偏倚风险评估工具（Prediction model studies Risk Of Bias Assessment Tool，PROBAST）。

针对以上的研究质量评估工具，为避免选择文献和评价文献质量人员的偏倚，可考虑一篇文章由多人或盲法选评，也可采用专业与非专业人员相互配合、共同选评的办法，对选评文献过程中存在的分歧可通过共同讨论或请第三方协助解决。若多人选择文献，应计算不同评价者间的一致性（Kappa 值）。此外，最好先进行预试验，以摸索经验，标化和统一选择、评价方法。

六、提取数据

提取数据是指采用手写或计算机录入方式将需要提取的信息填入数据提取表，即从原始研究的全文或者研究者提供的资料中收集相关数据的过程。对数据进行准确的提取和综合评价是系统评价得出恰当结论的基础。系统评价者应提取与研究问题相关的所有数据，而不仅仅是结果数据。

此过程不仅是从原始文献中摘抄信息，还涉及数据的处理或换算（如有的研究中血压用 kPa 为单位，而有的用 mmHg 为单位；当数据为连续变量时，需要提取均数和标准差，但有的研究中为标准误等），研究数据提取的完整性和质量直接影响数据分析，是系统评价结果分析的基础。如果发表的文章使用图而不是实际数字给出结果，则可以使用能将图像转换为像素值的专用软件如 Plot Digitizer、WebPlotDigitizer、Engauge、Dexter、Ycasd 和 GetData Graph Digitizer 等来获取实际数据值。

不同题目的系统评价因涉及的研究问题不同，提取的数据信息不尽相同，要充分反映研究问题的独特性。虽然没有统一的标准，但需要提取的某些基本信息是一致的，包括：① 研究基本信息：如纳入研究的题目和编号、引文信息、提取者姓名、提取日期等；② 研究基本特征：如作者、背景、资金来源、研究的合格性、研究的设计方案和质量、样本量、研究对象的特征和研究地点、研究措施或暴露因素的具体内容、结局指标测量方法，以及纳入或排除标准等信息；③ 研究结果：应针对每个结局分别收集结局数据，详细信息应包括原始数字（分子和分母）、统计指标如相对危险度、优势比、加权平均值、标准差和置信区间等。还包括随访时间、失访和退出情况等。而诊断准确度研究中要收集敏感度、特异度或能计算相关指标的原始数据信息；④ 评估偏倚风险的数据：收集信息对评估纳入研究的偏倚风险至关重要。例如，在对 RCT 进行系统评价时，必须收集随机方法、分配隐藏、盲法、随访完整性和任何其他偏倚来源的信息。

在数据提取过程中，我们要怎样最大限度减少提取数据错误呢？数据提取中的错误可能会改变系统评价的结果和结论，因此在此阶段需要尽最大努力避免数据提取错误。Jones 等人回顾性地分析了 Cochrane 图书馆囊性纤维化和遗传疾病组收录的所有系统评价，他们重复进行了这些系统评价纳入文章的数据提取，这些文章与原有 Cochrane 评价者纳入的文章完全相同。分析发现，在 34 篇系统评价中，有 20 篇存在数据提取错误，包括将原始文章中的数据转换为系统评价所需的数据时发生的计算错误，以及对原始文章中报告的数据的误释。在 2013 年的另一项研究中，Carroll 等人评估了三个比较骨关节炎的全髋关节置换术与半关节置换术疗效的不同的系统评价在数据提取中的差异。研究发现，各系统评价存在明显的数据提取差异，这种差异 8%~42% 是由于数据转换错误造成的，而 8%~17% 的差异是由于单纯的数据错误造成的。由此建议，数据收集至少应由 2 人独立完成，有争议者应由研究主题方面专家、方法学专家或团队讨论解决。当无法从现有报告中提取数据或数据不明晰时，研究者可以联系原文作者以获取资料。在数据提取阶段，需要高度谨慎以尽量减少错误。

所有的数据资料均要输入系统评价管理软件（如 RevMan），或 Covidence 和 EPPI-Reviewer 软件，Covidence 是 Cochrane 推荐的主要用于筛选和数据提取的工具（https://www.covidence.org/home）。它允许作者上传检索结果、筛选摘要和全文、完成数据收集、进行偏倚风险评估，并可将数据导出到 Revman 或 Excel。EPPI-Reviewer 可用于复杂系统评价的数据收集或其他方面。Cochrane 注册的系统评价作者可免费访问 Covidence 和 EPPI-Reviewer。

自动化数据提取。手动提取数据速度慢、成本高且容易出现人为错误。数据提取自动化或半自动化有可能减少完成系统评价所需的时间，从而减少将研究证据转化为临床实践所需的时间。自然语言处理（Natural language processing，NLP）包括文本挖掘，涉及信息提取。NLP 技术已被用于从生物医学文献中自动提取基因组和临床信息。同样，使用 NLP 自动化提取数据可能会减少完成系统评价所需的时间。在最近的一项研究中，Bui 等人开发了一种使用机器学习和 NLP 方法自动生成全文科学出版物摘要的计算机系统。他们认为，机器学习和 NLP 是一种开发这种摘要提取系统非常有希望、有前景的方法。从长远来看，这些新的使用人工和机器自动化相辅相成地进行证据整合的方法，可以提高"实时系统评价（living systematic reviews）"的可行性和可持续性。

七、资料分析和结果报告

对收集的资料，可采用定性或定量的方法进行分析，以获得相应的结果。

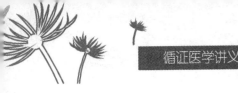

（一）定性分析（non-quantitative synthesis）

定性分析是采用描述的方法，将每个临床研究的特征按研究对象、干预措施、研究结果、偏倚风险和设计方法等进行总结并列成表格形式，以便纵览所有纳入研究的结果、方法及研究间的差异，同时帮助制订定性合成计划及其结果解释，因此，定性分析是定量分析前必不可少的步骤。

（二）定量分析（quantitative synthesis）

定量分析包括同质性检验（或异质性检验）、Meta 分析和敏感性分析。

1. 异质性检验（heterogeneity）

定量系统评价或 Meta 分析是将多个研究结果合并成一个效应值，但不同研究结果间不可避免存在差异，即异质性。前已述及，异质性分三类：临床异质性（clinical heterogeneity）指不同研究中研究对象、干预措施和结果测量等存在的差异；方法学异质性（methodological heterogeneity），指试验设计和质量在不同研究中存在的差异；统计学异质性（statistical heterogeneity），指不同研究中干预措施的效应值存在的差异，是临床异质性和方法学异质性共同作用的结果。异质性检验是指对不同原始研究结果之间的变异程度进行检验。如果检验结果有统计学意义，应解释其可能的原因并考虑是否进行结果合成。确定各研究结果是否同质有两种方法：一是目测法，即通过绘制森林图观察各研究效应值的可信区间是否有重叠及其程度，如果可信区间差异太大，则放弃合成分析或采用随机效应模型；另一种方法是直接进行同质性检验（Q test，Chi-square test），在此基础上借助 I^2 定量估计异质性大小。

2. Meta 分析

根据资料类型及评价目的选择效应量并对其进行定量合成分析。例如对分类变量，可选择比值比（odds ratio，OR）、相对危险度（relative risk，RR）、危险差（risk difference，RD）和预防 1 例不良事件发生或得到 1 例有利结果需要治疗的病例数（number needed to treat，NNT）等作为效应量表达。对连续性变量，当结果测量采用相同度量衡单位时应选择均数差（mean difference，MD），而当结果测量采用不同度量衡单位，如在不同研究中采用不同量表测试疼痛评分时，则应选择标化的均数差（standardized mean difference，SMD）。用 Meta 分析合成结果时，可选择固定效应模型（fixed effect model）或随机效应模型（random effect model），结果采用森林图（forest plot）表示。

3. 敏感性分析（sensitivity analysis）

指改变某些影响结果的重要因素如纳入标准、偏倚风险、失访情况统计方法（固定效应或随机效应模型）和选择不同的效应量（比值比或相对危险度）等，以观察同质性和合成结果是否发生变化，从而判断合并结果的稳定性及其程度。

八、解释系统评价的结果，撰写报告

系统评价的目的是帮助患者、公众、医生、管理者和决策者进行卫生决策，旨在提供信息和辅助解释结果，而不是做出推荐意见。因此，清晰陈述研究结果、深入的讨论和明确的结论是系统评价的重要组成部分。解释系统评价和做结论必须基于研究的结果，内容应包括：

（1）系统评价的论证强度和证据总体质量取决于纳入研究的设计方案及其研究质量、是否存在重要的方法学缺陷、合成结果的效应值大小和方向、是否存在剂量—效应关系等。Cochrane 协作网采用证据质量和推荐强度分级系统（Grading of Recommendations，Assessment，Development and Evaluation，GRADE）分级和评估系统评价的总体质量；

（2）证据的适用性。在确定系统评价结果的应用价值时，如治疗性问题，首先应考虑干预措施对患者的利弊，其次应考虑系统评价纳入研究中的研究对象是否与当前患者情况相似？是否存在生物学、社会文化背景、依从性、基础危险度、病情和价值观等方面的差异；

（3）系统评价的局限性。针对系统评价在文献检索的全面性、纳入研究质量、系统评价方法的可重复性统计分析方法和是否存在发表偏倚等方面问题，阐述系统评价存在的潜在局限性；

（4）对干预措施的利弊和费用进行卫生经济学分析；

（5）结论评估。系统评价的结论包括对临床实践和未来研究的意义两部分。在确定这两方面意义时要考虑证据的质量、干预措施的利弊、患者的价值和喜好及卫生资源的利用，旨在帮助医务工作者和决策者正确选择和应用，为进一步的研究指明方向。

九、更新系统评价

系统评价的更新是指系统评价发表后，定期收集新的原始研究，按前述步骤重新分析、评价，以及时更新和补充新的信息，完善系统评价。Cochrane 系统评价要求定期更新，应定期评估 Cochrane 评价以确定是否需要更新。应根据所评价问题对决策者的持续重要性，是否有新的数据或会对评价结果产生有意义影响的新方法来决定是否更新。杂志发表的系统评价并不要求原作者定期更新。但若发表的系统评价无确切结论，或针对该题目的新研究不断出现时，也可考虑是否有必要更新系统评价。

第三节　Meta 分析

一、Meta 分析概述

Meta 分析是一种定量合并方法。Meta 分析通过对多个同类独立研究结果的汇总和合并分析，可以达到增大样本含量、提高检验效能之目的；同时也可提高效应量的估计精度；特别是当多个研究结果不一致或都无统计学意义时，用 Meta 分析可得到更加接近真实情况的统计结果。

系统评价代表了一种结构化的科学方法，用于对既往研究进行文献综述，这些研究主要致力于期望关注点且具有恰当的框架性问题设计（PICOS/T）。系统评价与 Meta 分析关系十分密切。Meta 分析是一种合并既往研究数据的统计方法。系统评价可能包含也可能不包含 Meta 分析，这主要看纳入的研究数据是否可以合并。如果可以进行 Meta 分析，我们称之为

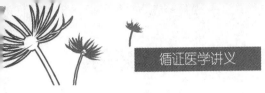

包含 Meta 分析的系统评价（即定量系统评价），否则它就仅仅是一个系统评价。当由于各种原因不能进行 Meta 分析时，研究者可以采用结构性描述/叙述的方法来讨论纳入研究的各个方面，这一类不包含 Meta 分析的系统评价被称为定性系统评价。对于研究既定问题的那些"或多或少相似"的研究，其数据均可以使用 Meta 分析方法进行合并分析，但如果这些研究不符合一个系统评价严格的纳入标准，基于这种 Meta 分析的证据就不可靠。因此，认识到系统评价在甄别纳入 Meta 分析的研究的重要性至关重要。同时我们还应注意到，Meta 分析既可以用于合并分析随机对照试验的数据，也可以用于非随机对照试验（"观察性研究"）和其他流行病学研究结果的分析。在一个系统评价中可以选用某个结局指标进行一次 Meta 分析，也可选用多个结局指标实施多个 Meta 分析。

17 世纪的法国数学家布莱斯·帕斯卡（Blaise Pascal）发明了一种方法来确定赌博输赢的概率，并创立了一种方法来比较和合并分析不同天文学家的观测结果（https://www.biography.com/people/blaise-pascal-9434176）。此后，18 世纪和 19 世纪的天文学家和数学家，如高斯和拉普拉斯讨论了这种对来自不同研究结果进行汇总分析的方法学（https://en.wikipedia.org/wiki/Carl_Friedrich_Gauss；https://en.wikipedia.org/wiki/Pierre-Simon_Laplace）。英国统计学家卡尔·皮尔森（Karl Pearson，1904）则被认为是第一个使用特定方法将不同研究的结果进行合并分析的人（http://adsabs.harvard.edu/full/）。皮尔森比较了自愿接种伤寒疫苗的士兵和未接种伤寒疫苗士兵的感染率和死亡率。他不仅评论了结果的"显著性"、疫苗接种与死亡率之间相关性的不规律性（即异质性），以及现有疫苗的价值"低"（低效），需要一种更好的疫苗，而且还需要一种更好的方法（进一步研究的方向）来获得无偏倚（公正）的结果。

英国著名的统计学家和生物学家 Ronald Aylmer Fisher（1890—1962），用数学方法把孟德尔遗传学和自然选择结合起来，1920 年提出了"合并 P 值"的思想，被认为是 Meta 分析的前身。1955 年 Meta 分析方法开始应用于医学研究领域。"Meta 分析"一词是由美国统计学家、教育心理学和社会科学家吉恩·格拉斯（Gene Glass）首次命名，1976 年 4 月，他在旧金山美国教育研究协会的演讲中首次使用了这个词，他最先将这种对多个独立研究中的统计量进行合并统计分析的方法称为"Meta 分析"。而最早关于 Meta 分析的书籍出版始于 1981 年。随后，统计学家们进一步发展了 Meta 分析的方法学。Cochrane 协作网的发展是循证医学的最新里程碑，该协作网致力于临床研究的系统评价和 Meta 分析，用以指导临床实践和研究。

二、Meta 分析的基本类型

Meta 分析按照研究目的可分为病因、筛检、诊断、治疗、不良反应和预后研究的 Meta 分析。若按照原始研究的设计类型进行分类，Meta 分析包括随机对照试验 Meta 分析、非随机对照试验 Meta 分析、交叉试验 Meta 分析、病例对照研究 Meta 分析、队列研究 Meta 分析及基于横断面研究的单组率 Meta 分析等。目前选取 RCT 设计的原始研究进行 Meta 分析，其方法学发展得比较完善，特别是 Cochrane 协作网对该类型的系统评价制定出了规范和详细的步骤和要求，并有专业的临床流行病学、统计学和临床专家进行指导，得到的研究证据是目前评价临床疗效的金标准。根据数据来源不同，Meta 分析可分为发表数据 Meta 分析和新近出现的基于个体数据（individual patient data，IPD）Meta 分析。基于 IPD 的 Meta 分析是收集每个原始研究中每一个研究个体信息进行 Meta 分析。建立在 IPD 基础上的 Meta 分析被称为系统评价的金标准方法。根据研究证据进行比较的方式不同，可以分为直接比较、间接比较及合并了直接与间接证据比较的网状 Meta 分析（network meta-analysis，NMA）。在临床实践中，如果没有直接比较的研究证据，研究者可以获得间接证据指导临床实践。如果需要从众多的治疗措施中选择最佳的干预方法指导临床实践，这时可以使用网状 Meta 分析。网状 Meta 分析又称为混合治疗比较 Meta 分析（mixed treatment comparison meta-analysis），或多处理比较 Meta 分析（multipletreatment comparison meta-analysis，MTC/MTM）。

Meta 分析还有累积 Meta 分析（cumulative meta-analysis），前瞻性 Meta 分析（prospective meta-analysis，PMA），患者报告结局的 Meta 分析，遗传关联研究的 Meta 分析，对 Meta 分析的汇总分析（overview of systematic review）等类型。

三、Meta 分析的基本流程

Meta 分析的基本流程，包括数据提取及汇总、异质性检验、合并效应量估计与假设检验，以及效应量估计模型的选择等内容。

（一）数据提取

数据是否准确可靠最为关键，它是 Meta 分析的基础，否则即使再先进的统计学方法，也不能弥补数据本身的缺陷。所以在收集与提取数据时，应广开渠道，通过多途径收集，确保数据全面完整；同时，采取有效的质控措施，如多人同步提取数据，防止选择性偏倚；最后对数据资料自身的真实性也要进行严格评价，在此基础上，方可实施 Meta 分析。数据提取要按照统一的表格，将所纳入研究的重要信息进行汇总。Cochrane 手册中提供了一个常用的数据提取清单可供参考。

（二）数据类型及其效应量的表达

目前可用于 Meta 分析的数据类型主要包括以下 5 类：① 二分类变量资料，按照某种属性分为互不相容的两类，如描述临床结局时，选用存活、死亡，复发或不复发等；② 数值变量/连续性变量资料，如血压值、血糖、CD4/CD8 等，往往有度量衡单位，且能够做到精确测量；③ 等级资料/有序多分类变量资料，即将某种属性分为多个类别，类与类间有程度或等级上差异。如疗效判定用痊愈、显效、有效、无效等表示。以上三类数据类型比较常见，此外还有：④ 计数数据或密度资料，即同一个体在一定观察时间内可发生多次不良事件，如心肌梗死、骨折、入院次数等；⑤ 生存资料，同时观察两类数据，即是否发生不良事件以及发生不良事件的时间等。

不同数据类型决定了效应量的表达方式有所不同。效应量（effect size）常被定义为临床上有意义的值或改变量。当结局观察指标为二分类变量资料时，常用的效应量表达有相对危

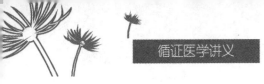

险度（relative risk，RR ）、比值比（odds ratio，OR）、绝对危险度（absolute lisk，AR）或
NNT 等；当结局观察指标为连续性变量资料、非罕发的计数数据、较多分类的等级资料时，
效应量采用均数差（mean difference，MD）或标准化均数差（standardized mean difference，
SMD）等表达方式。对于较少分类的等级资料或罕发的计数数据，可转化为二分类变量资料
进行处理，并选用相应的效应量；对于类似发病密度的数据，可以使用危险比（risk ratio，
RR）。对于生存资料，效应量表达可用风险比（hazard ratio，HR）。

（三）异质性检验

在系统评价过程中，尽管纳入的多个研究都具有相同的研究假设，但这些研究在研究设
计、研究对象、干预措施、测量结果上可能存在变异，这些在不同研究间存在的各种变异称
为异质性（heterogeneity）。Meta 分析的核心思想是合并（相加）多个研究的统计量，而只有
同质的资料才能进行合并或统计分析。因此在进行 Meta 分析之前必须进行异质性检验（test
for heterogeneity），以判断其是否具有同质性，用假设检验的方法检验多个独立研究的异质性
是否具有统计学意义。

Meta 分析是一种将纳入系统评价的研究结果合并起来分析的统计方法，只有当可能符合
条件的研究足够同质时，它才是合理的。然而，由于没有任何两项研究被期望在真正意义上
完全相同，因此，这些研究在临床特征或方法学上不可避免会存在一些差异。

1. 异质性主要来源

（1）临床异质性（clinical heterogeneity）（表 5.5），如纳入研究在研究对象、干预措施、
结局观察指标等存在差异。它是由这些主要研究特征的临床多样性造成的（比如"苹果和橘
子比较"）。当然，得看研究者主要比较什么结局，比如我们只想评估"水果的影响"的话，
即使苹果和橘子比较也并非错误。

表 5.5　临床异质性举例

临床特征	多样性举例
P：研究对象	年龄，性别，疾病类型，疾病的严重程度，疾病的阶段
I：干预	治疗剂量、持续时间、时间、频率；不同的干预实施者
C：对照	安慰剂，标准治疗，无对照治疗
O：结局	结局事件的类型和定义，随访时间，测量结局的不同工具
T：时间	研究背景，例如一年中的时间，地理环境，当地环境（收集数据的地方）

（2）方法学异质性（methodological heterogeneity），如纳入了不同设计方案、不同方法
学质量的原始研究等。除了临床异质性外，系统评价中纳入的研究在研究设计（如随机与
半随机）和研究的方法学质量（盲法与非盲法）也存在差异，这造成了不同研究之间异质
性的另一个重要的原因。因此，需要进行大量的临床评估来决定纳入研究是否足够同质而
合并进行 Meta 分析。这种由于研究设计和方法学质量上的差异性通常被称为方法学异质性
（表 5.6）。

表 5.6   方法学异质性实例

方法学特点	多样性举例
设计	随机/非随机，平行/交叉
分配方法	隐藏/非隐藏
盲法	盲法/非盲法干预，盲法/非盲法结果测量
分析与报告	意向性治疗 VS. 符合方案集

另外一个值得我们关注的概念是概念异质性（Conceptual Heterogeneity），

临床异质性和方法异质性可以概括为概念异质性。那么，统计学异质性（Statistical Heterogeneity）的概念是什么呢？Meta 分析中的"统计异质性"是指不同研究间被估计的干预效应的变异，这种变异超出了偶然误差导致的预期值，它是研究间临床和方法学上多样性的直接结果（图 5.4）。

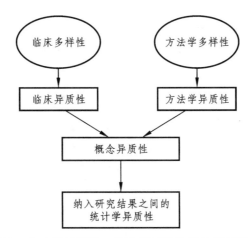

图 5.4   临床异质性，方法学异质性，概念异质性和统计异质性之间的关系示意图

2. 异质性检验方法

主要有图形目测法与 Q 检验法等。

（1）"目测法"主要通过观察森林图的置信区间来评估异质性（图 5.5）。当纳入的单个研究森林图的置信区间与合并效应量的置信区间不重叠时，就可能存在异质性［图 5.5（a）］。查找森林图中这种不重叠置信区间的原因，可能会揭示纳入研究的临床或方法学特征的重要差异。例如，图 5.5（a）中，有三个研究显示治疗组更有效，但评估提示这三个研究比其他研究纳入患者更为年轻（或者疾病更轻），从而出现更有效的估计和导致了异质性出现。目测法提示存在同质性，即当一个森林图中所有纳入研究的置信区间与合并效应量的置信区间重叠时，可以认为不存在异质性［图 5.5（b）］。

森林图显示 Meta 分析中纳入的研究中治疗组与对照组比较的相对风险（RR）。以一条垂直的无效线（横坐标刻度为 1 或 0）为中心，用平行于横轴的多条线段描述了每个被纳入研究的效应量和可信区间。方块（■）表示单个研究的效应值，穿过方格的水平线表示 95%置信区间。方块大小代表 Meta 分析中每个研究的样本量和权重，样本量越大，方块越大，效

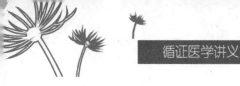

应量估算越精确，置信区间越窄。菱形（◆）代表 Meta 分析中所有研究的合并结果，菱形的宽度代表相对风险（RR）的95%置信区间。在图5.5（a）中，目测法表明各研究之间存在异质性，纳入的六个研究中有一些的置信区间与合并效应量的置信区间不重叠。在这个例子中，异质性确实会影响合并结果的相对风险估计（RR），导致合并效应量显示治疗更有效，然而，本结论真实性和可行性收到质疑。在图5.5（b）中，所有纳入研究的置信区间都是重叠的，表明纳入的 5 项研究之间不存在异质性，换言之，研究结果是同质的。

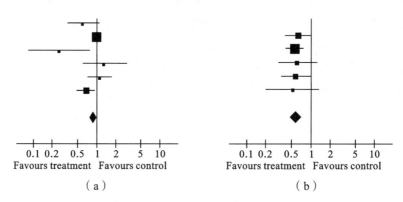

图 5.5　森林图置信区间

（2）Q 检验如 Cochran 卡方检验（Cochran Q）或 I^2 统计量，若 Q 检验有统计学意义，则表明存在统计学异质性（statistical heterogeneity），需要探讨异质性的来源并进行相应处理。

Q 检验的无效假设为：所有纳入研究的效应量均相同，即

$$H_0: \quad \theta_1 = \theta_2 = \cdots = \theta_k$$

Q 统计量定义为

$$Q = \sum w_i(\theta_i - \bar{\theta})^2$$

进一步可表达为

$$Q = \sum_{i=1}^{k} w_i\theta_i^2 - \frac{(\sum w_i\theta_i)^2}{\sum w_i}$$

式中　w_i——第 i 个研究的权重值；

$\quad\quad$ θ_i——第 i 个研究的效应量；

$\quad\quad$ $\bar{\theta}$——合并效应量，$\bar{\theta} = \dfrac{\sum w_i\theta_i}{\sum w_i}$；

$\quad\quad$ k——纳入的研究个数。

Q 服从于自由度为 $k-1$ 的 x^2 分布。若 $Q > x^2(1-\alpha)$，则 $P < a$，表明纳入研究间的效应量存在统计学异质性，可进一步计算异质指数 $I^2 = \dfrac{Q-(k-1)}{Q} \times 100\%$，用以定量描述异质程度。

如果 I^2 大于 50%，认为存在显著异质性，需探讨异质性来源，考虑进行亚组分析、敏感性分析、Meta 回归等，甚至放弃 Meta 分析。除了使用公式法手动计算 Q 值和 I^2 值外，利用 RevMan 软件和 Stata 等统计学软件可以更快捷方便地进行异质性检验。使用 RevMan 软件制作森林图时，在图的左下方会直接给出异质性检验的统计量和 P 值。例如一个森林图（图 5.6）结果显示为：

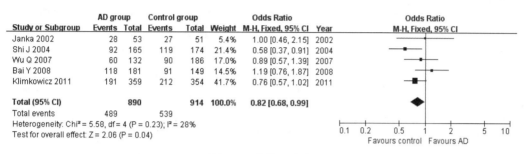

图 5.6　森林图举例

引自：NIE Y, LUO D, YANG M, et al. A Meta-analysis on the Relationship of the PON genes and Alzheimer disease[J]. J Geriatr Psychiatry Neurol, 2017, 30（6）：303-310.

本森林图显示的是 PON 基因 S311C 多态性 SS 基因型在 AD 和对照人群中的分布情况。图的左下角异质性检验结果为：$Chi^2 = 5.58$，$df = 4$（$P = 0.23$），$I^2 = 28%$；表示 Q 检验的统计量为 5.58，自由度为 4，$P > 0.10$，异质性检验没有统计学意义，$I^2 = 28%$，小于 50%，结果显示纳入的各独立研究间效应量是同质的。因此，本例使用了固定效应模型进行效应量合并分析，结果显示 SS 基因型 AD 发病风险更低（OR：0.82，95% CI：0.68 ~ 0.99，$P = 0.04$）。

Q 检验的方法应用比较广泛，但其检验效能较低，特别是当纳入研究数目较少或者做分层分析的情况下，有时不能检测出异质性，出现假阴性结果。因此，有学者提出可以考虑提高检验水准，如 $a = 0.10$，以增大检验效能。当异质性检验结果 $P > 0.10$，认为多个研究间的异质性无统计学意义，可认为多个研究结果具有同质性；当检验结果 $P \leqslant 0.10$ 时，多个研究间的异质性有统计学意义，可认为研究结果有统计学异质性。然而，当纳入研究个数较多时，即使研究结果之间是同质的，也可能出现 $P < a$ 的情况，即异质性检验有统计学意义。因此，对 Q 检验结果的解释要慎重。

I^2 统计量是衡量纳入研究之间异质性差异程度的指标，可归因于异质性而非抽样误差所造成的研究之间效应量的变异在总变异中所占的百分比。与 Cochrane 卡方检验只简单提供"是或者否"结果不同，I^2 统计量以百分比表示研究结果之间差异的程度。I^2 在 0 ~ 99% 取值，低分值表示没有或很少异质性，高分值表示高异质性的可能性很大。

I^2 统计量是利用自由度校正了研究数目对 Q 值的影响，其结果不会随研究数目的变化而改变，结果更稳定。略示其意，通常 I^2 值在 30% ~ 40% 甚至以下为低异质性，30% ~ 60% 为中等异质性，50% ~ 90% 意味着相当大的异质性，75% ~ 100% 一般被认为存在高异质性。在 Cochrane 系统评价中，只要 I^2 不大于 50%，其异质性就可接受。

（四）合并效应量估计及其假设检验

在异质性检验的基础上，选用适当的方法进行分析。若异质性不明显，同时假定理论效

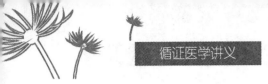

应量为某一固定值，纳入研究效应量间的差异是由机遇造成的，可采用固定效应模型（fixed effect model）估计合并效应量；若存在一定程度异质性，且假定理论效应量不固定、服从于某种分布类型，如正态分布时，可用随机效应模型估计效应量；若异质性明显，可考虑亚组分析、敏感性分析、Meta 回归分析直至放弃汇总分析，只对结果进行简单描述。

Meta 分析常用的合并效应量估计方法有 Mantel-Haenszel（M-H）法、Peto 法、方差倒置法（inverse variance，IV）法等。近年还出现了最大似然估计法（maximum likelihood，ML）及非参数策略等较新的一些统计分析方法。当异质性检验无统计学意义时，选择固定效应模型。如果是分类资料，可选择 M-H 法或 Peto 法，主要用于小概率事件的合并效应量计算。M-H 法适用于纳入研究数量较少或事件发生率较低的研究。Peto 法是 M-H 法的改良，仅适用于 OR 值的分析。如果是数值变量资料，采用 IV 法计算其合并效应量。IV 法同样适用于分类资料，但当数据较小时没有 M-H 法得到的结果稳定。当异质性检验有统计学意义或 $I^2>50\%$，可选择随机效应模型，它既可用于分类资料，又可用于数值变量资料合并效应量的校正。

不同方法计算获得的合并效应量，需要通过假设检验（hypothesis test）来判定是否具有统计学上的显著性差异，常用 Z 检验，$Z = \dfrac{\ln OR_{MH}}{\sqrt{Var(\ln OR_{MH})}}$，统计量 Z 服从标准正态分布，用于检验合并效应量是否有统计学意义。根据 Z 值得到该合并效应值的 P 值，如果 $P \leqslant 0.05$，合并效应量具有统计学意义；如果 $P>0.05$，合并效应量没有统计学意义。

估计合并效应量以及进行显著性检验，可以借助一些现成分析软件来完成，方便快捷。其中首推 RevMan 软件，图 5.7 是利用该软件进行 Meta 分析时自动生成的森林图。

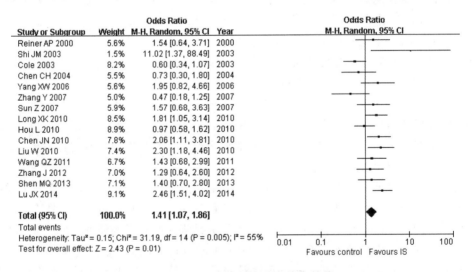

图 5.7　Meta 分析自动生成的森林图

引自：LIU H, WANG Y, ZHENG J, et al. Platelet glycoprotein gene Ia C807T, HPA-3, and Ib α VNTR polymorphisms are associated with increased ischemic stroke risk: evidence from a comprehensive meta-analysis[J]. Int J Stroke, 2017, 12(1): 46-70.

本森林图表示 GP Ia C807T TT 基因型在缺血性脑卒中和健康对照组中分布情况的比较，该数据异质性检验具有统计学意义（$I^2 = 55\%$，$P = 0.005 < 0.10$），故合并分析采用随机效应模型。图中"◆"为合并效应量图示，"1.41（1.07，1.86）"表示合并效应量 OR 值及其 95%

可信区间；"$Z = 2.43$，$P = 0.01$"表示假设检验中的统计量及其 P 值。合并分析结果显示 TT 基因型是缺血性脑卒中的风险基因，携带 TT 基因型的人群更容易发生缺血性脑卒中。

四、发表偏倚的识别与分析

Meta 分析为一种二次研究方法，即基于原始研究结果进行二次分析。纳入的原始研究是否全面无偏，将直接影响 Meta 分析结果是否真实可靠。在可能影响 Meta 分析结果真实性的偏倚中，发表性偏倚的影响程度较大且较难控制，因而备受关注。发表性偏倚可使 Meta 分析夸大或者低估治疗效应量或危险因素的关联强度，导致临床个体治疗与卫生决策的失误。

发表性偏倚通常是指有统计学意义的研究结果比无统计学意义的研究更容易投稿和被发表，由此而产生的偏倚。理想情况下，所有方法学上正确的临床研究都应该发表，如果它们都充分明确地论述了所关注的问题，那么就应该纳入 Meta 分析。然而事实上，在所有发起的研究中，只有一部分完成，也仅仅只有一部分研究在合理期限内发表。对于结果无统计学意义的研究，研究者可能认为意义不大，不发表或推迟发表，作为杂志编辑则更有可能对这类论文退稿。一些已完成的研究从未发表过，它们的结果往往与已发表的结果存在系统性差异。即使具备周密的检索策略和手段（如与研究者个人联系），也不可能完全地纳入所有相关研究。有研究发现，发表在世界四大主流综合性杂志（BMJ《英国医学杂志》，JAMA《美国医学会杂志》，Lancet《柳叶刀》和 PLOS Medicine《科学公共图书馆·医学》）上的针对临床研究的 Meta 分析，有 36%（10/28）存在明显的发表偏倚。此外，针对流行病学研究的 Meta 分析显示，发表在前十大高影响因子综合期刊上的系统评价中，有 31%（36/116）未评估发表偏倚。目前数据表明，收录在 Cochrane 系统评价数据库的 Meta 分析，阳性结果（有利于治疗）研究比阴性结果（不利于治疗）的研究多 27%，没有证据表明干预措施有不良影响的结果比报告了干预措施有不良影响的结果多 78%。诸如此类情况被称为"文件抽屉问题"，形象地描述了阴性结果的研究一直留在"文件抽屉"中，或者说至少比那些能迅速发表的阳性结果研究放置的时间更长。这种情况其主要原因是研究人员倾向于避免向学术期刊投递阴性结果研究。少数情况下，一些期刊编辑可能不太愿意发表阴性结果研究，主要担心读者对这些研究不感兴趣。发表偏倚的另一个原因与临床试验的资金资助来源有关。与没有企业资助的研究相比，发表的有企业资助的研究往往更多地报道治疗有效。也就是说他们更有可能报道干预措施的有效性而缺乏不良影响的报道，因为干预措施通常是资助者的产品。

目前有三类比较简单的分析出版偏倚的方法：漏斗图法、剪补法以及公式法。其中以漏斗图法最为常用，它是基于样本含量（或效应量标准误的倒数）与效应量（或效应量对数）所绘制的散点图。效应量可用 RR、OR、RD 或者 RR、OR 的对数值等。漏斗图的前提假设是效应量估计值的精度随着样本量的增大而提高，其变化范围也随精度的增加而逐渐变窄，最后趋近于点状，其形状类似一个对称倒置的漏斗，故称为漏斗图。即样本量小的研究，数量多、精度低，分布在漏斗图的底部呈左右对称排列；样本量大的研究，精度高，分布在漏斗图的顶部，且向中间（合并效应量）集中。利用漏斗图可以直接观察原始研究的效应量估计值是否与其样本含量有关。当存在发表性偏倚时，漏斗图往往呈现不对称的偏态分布（图5.8）。但绘制漏斗图，需要纳入较多的研究个数，原则上要求 5 个以上才能进行。但是，除了发表偏倚外，其他类型报道偏倚也会导致漏斗图不对称。此外，在一个 Meta 分析中，小

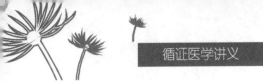

样本研究和大样本研究之间显著性的异质性也可能导致漏斗图的不对称性，因为这些研究测量的效应可能不同，因此可能分散在漏斗图的不同区域。

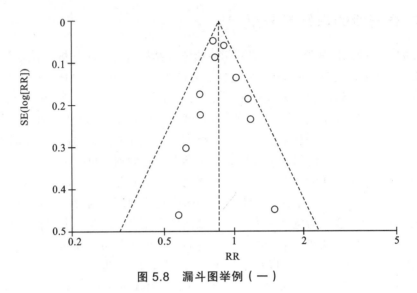

图 5.8　漏斗图举例（一）

　　x（横）轴表示治疗组与对照组效应量估计的风险比（RR）。倒置的 y 轴表示效应量估计的标准误（SE）。由图 5.9 可见，该 Meta 分析中包含的 11 项研究对称分布在代表总体效应量估计的垂直虚线周围。因此，从漏斗图上看，发表偏倚或其他类型的报道偏倚并不明显。

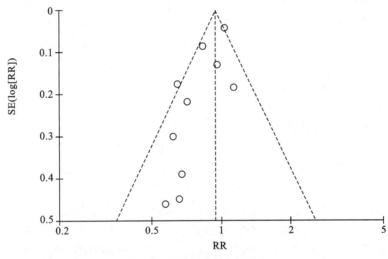

图 5.9　漏斗图举例（二）

　　x（横）轴表示治疗组与对照组效应量估计的风险比（RR）。倒置的 y 轴显示效应量估计的标准误（SE）。纳入本 Meta 分析的 10 项研究不对称地分布在代表总体效应量估计的垂直虚线周围。因此，漏斗图显示可能存在发表偏倚。

　　在实例中，这篇基于血管性痴呆（VaD）发病的遗传风险的 Meta 分析，使用漏斗图评估了发表偏倚，利用 RevMan 5 绘制漏斗图如图 5.10 所示：

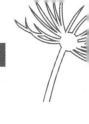

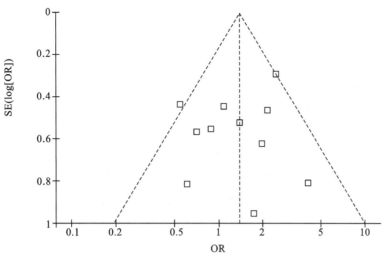

图 5.10　MTHFR C677T 与 VaD 发病关系研究的漏斗图：
基于 T 等位基因纯合子（TT）与 C 等位基因携带者（CT + CC）比较

引自：LIU H, YANG M, LI G M, et al. The MTHFR C677T polymorphism contributes to an increased risk for vascular dementia: a meta-analysis[J]. J Neurol Sci, 2010, 15, 294(1-2): 74-80.

　　该漏斗图显示所有纳入研究围绕中心线对称排列，表明发表性偏倚不明显，对 Meta 分析结果的影响可以忽略。关于漏斗图值的 Egger's 检验也无统计学意义（$p = 0.42 > 0.10$）.

　　除漏斗图法外，也可以进行 Egger 回归、Begg 分析以及计算失安全系数（fail-safe number）等用以评估发表性偏倚。这些分析需要借助一些特定的软件，如 Stata 等。

　　减补法是一种旨在识别和调整 Meta 分析发表偏倚的一种方法。首先，它逐步省略掉小样本研究（剪切），直到漏斗图变得对称。由此，基于剩下的研究得出一个调整后的总体效应量估计。然后，重新绘制漏斗图，替换省略的研究，并将"缺失"的等值研究添加到图的另一侧（填充）。这样漏斗图现在是对称分布于调整后的总体估计效应量两侧。需要注意的是，剪补法提供了一种调整了发表偏倚的总体效应量估计方法，并能估计未发表研究的数量，但是它基于一个可能不正确的假设，即漏斗图的不对称纯粹是由发表偏倚造成的，如果在存在显著异质性的情况下，剪补法效果差强人意。此外，导致发表偏倚的具体机制是并不为人所知，我们不知道这些"填充"研究是否真的存在。

　　采用剪补法评价发表偏倚对于结果的影响，如果影响不大说明结果的真实性较好，如果影响比较大（变成无统计学意义），就需要在结果里面充分讨论发表偏倚对结果的影响。该法由 Taylor 和 Tweedie 提出，基本思想是首先剪掉初估后漏斗图中不对称的部分，用剩余对称部分估计漏斗图的中心值，然后沿中心两侧粘补上被剪切部分以及相应的遗漏部分，最后基于贴补后的漏斗图估计合并效应量的真实值。该方法的优点是结果相对稳定，对 Meta 分析包含的研究个数要求不高，但毕竟其理论基础依赖于漏斗图的形状，所以在漏斗图中存在的问题在此法中依然存在，剪补法可以用 Stata、R、SAS 等软件实现。

　　剪补法基于发表性偏倚造成漏斗图不对称这一假设，采用迭代方法估计缺失研究的数量。但其意义并不在于估计出缺失研究的具体数目，在添补一部分研究后，重新进行 Meta 分析，

如果合并效应量估计值变化不明显，说明发表性偏倚影响不大，结果比较稳健，因此它实际上是一种敏感性分析方法。

剪补法是当漏斗图不对称性仅由发表偏倚引起时，丢弃那些低权重、极端的研究是合理的。但如果存在其他偏倚影响数据（如存在相对高权重而极端阳性的研究），则剪补法对此无能为力。同样重要的是，剪补法未能考虑除发表偏倚以外引起漏斗图不对称的原因。因此在解释由该方法校正得到的合并效应量时应该小心。一项研究模拟分析表明，尽管剪补法不尽如人意，但在存在发表偏倚的情况下，确实有助于减少合并效应量的偏倚；如果研究间存在高度异质性，且无发表偏倚时剪补法低估合并效应真阳性。因此作者建议将该法作为一种敏感性分析方法。另一特殊现象是经"剪补"数据的异质性较原始数据可能有增加趋势，值得进一步研究。

五、敏感性分析与亚组分析

若异质性检验发现各研究之间存在统计学异质性，就需要进一步分析异质性产生的原因。

系统评价是个系统工程，涉及一系列的决策和假设，从特定变量的定义和统计方法的运用到 Meta 分析模型类型的选择均包含其中。如果不正确，这些决策和假说可能会影响系统评价的结论。敏感性和亚组分析在 Meta 分析中处理此类问题时发挥着重要的作用。在临床试验中，干预措施的效应可能对所有参与研究者都不尽相同（不同质），它们可能会因为参与者的特征（如年龄、性别和疾病严重程度）不同而有所变化。

如果产生异质性是设计方案、干预措施、测量方法、对照选择、性别、年龄等因素所致，则可使用亚组分析（subgroup analysis）或 Meta 回归。亚组分析有助于识别在干预中获益最多（或副作用最大）的参与者。亚组分析，即分层分析，是将所有数据按照可能影响结果的因素分成更小的单元，进而在各个亚组内进行比较，从而判定研究结果是否是因这些因素存在而导致的不同。进行亚组分析后每个组内样本量变小，可能得出否认干预措施有效的假阴性结论或者有害的假阳性结论。只有当亚组的样本量足够大时，得到的结论才比较可靠，因此必须谨慎使用亚组分析。

排除可能导致异质性的某研究后重做 Meta 分析，再与未排除前的 Meta 分析结果比较，探讨去除的研究对合并效应的影响，通过比较了解其异质性的来源，称为敏感性分析（sensitivity analysis）。

敏感性分析是在初次分析后，改变其中的数据集或是统计方法，然后再次进行分析，以检验这些改变是否会影响合并效应量估计，从而改变最终结论。初次分析与敏感性分析结果之间的一致性增强了研究结论的稳健性和结果的可信度。简而言之，敏感性分析有助于检查总体结果对不同数据、假设和分析方法的敏感性。

敏感性分析的主要方式还有：改变纳入标准（特别是尚有争议的研究）、采用不同统计模型分析同一资料、排除低质量的研究等。

敏感性分析可在系统评价的不同阶段进行：

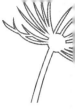

1. 文献检索

敏感性分析可以在文献检索层面进行，可以先纳入只以摘要形式发表的研究。初次分析可以使用摘要中的数据进行。然后排除仅以摘要形式发表的研究进行敏感性分析，来检查结果的稳健性。

2. 研究设计

在这一阶段可以采用多种方法进行敏感性分析。如在随机对照试验（RCTs）中，可以根据纳入研究的偏倚风险（ROB）进行敏感性分析。在非随机对照试验中，可以通过排除没有使用回归分析来调整混杂因素的研究来进行敏感性分析。在整群随机对照试验中，当分析没有针对群组进行调整时，可使用群内相关系数值。

3. 纳入标准

敏感性分析可以基于研究对象的特征（如年龄、性别）、干预措施（如剂量、持续时间和途径）、对照（如标准治疗、安慰剂）、结局（如主要或次要）和时间（如旧研究与新研究）进行。

4. 数据类型

在时间-事件（生存曲线）研究中，可以基于删失数据分布的情况假设进行敏感性分析。对于连续型数据，可以基于标准差是否缺失进行敏感性分析，何时以及怎样评估标准差缺失的影响。

基于基线或最终数据变化进行敏感性分析也同样重要。在有序变量中，可以通过设定合适的界值将有序变量转变为二分类变量来进行敏感性分析。

5. 分析类型和方法

一种常用敏感性分析是依据纳入研究采取的分析方法来进行［例如，意向性分析（ITT）vs.按方案分析（PP）］。敏感性分析也可以依据 Meta 分析采用的模型（例如，固定效应 vs. 随机效应模型）来进行。分析也可以基于报告估计效应量的参数来进行，如针对二分类变量数据的优势比（OR）、风险比（RR）或危险差（RD），对于连续型数据，可以根据标准化均数差（SMD）或均数差（MD）来进行。

6. 其　他

敏感性分析可以依据纳入标准的改变进行，这些变动主要涉及数值指标（例如：入选年龄的改变），数值的选择可以是任意的（如定义老年为>60 岁、>70 岁或者>75 岁），即便纳入的研究没有提供或没有获得所需的数据，这些分析也可以进行的（例如：失访）。

如果在排除某个低质量研究后，重新估计合并效应量，与未排除前的 Meta 分析结果进行比较，探讨该研究对合并效应量影响程度及结果稳定性。若排除后结果未发生大的变化，说明敏感性低，结果较为稳定；相反，若排除后得到差别较大甚至截然相反结论，说明敏感性较高，结果的稳定性较低，在解释结果和下结论的时候要非常慎重，提示存在与干预措施效果相关的、潜在的、重要的偏倚因素，还需要进一步明确争议的真实来源。

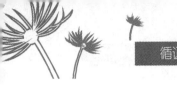

六、Meta 回归及其他方法学进展

在临床研究中，即使研究目的完全相同，总会或多或少地存在一些差别。如在药物生产厂家、剂量、研究对象特征、病情轻重、测量时间、随访时间等方面有所不同，这些都是异质性的潜在来源。若这些因素能够被准确测量，可以选用 Meta 回归模型，估计合并效应量。Meta 回归模型可适用于 RCT 及病例-对照研究等研究类型，也可用于敏感性分析。但 Meta 回归容易产生聚集性偏倚，特别是当资料不齐或纳入分析的研究数目较少时，如小于 10 个时，不宜进行 Meta 回归分析。

尽管上述回归模型中考虑了一些混杂因素，仍不能完全解释研究间的变异，可进一步在模型中加入随机效应项，那么该模型就成为混合效应模型。参数估计可采用加权最小二乘法或极大似然估计法，可以用来解释已知的异质性来源。但存在两大缺点：一是如果的研究个数目较少，如小于 10 个，则不能建立混合效应模型；二是不能进行剂量效应-回归分析等。

七、Meta 分析的优点与不足

循证医学的"证据"具有"等级"要求，对来自临床研究的金标准——随机对照试验（RCT）数据的系统评价和 Meta 分析，期望能提供真实可靠的（robust）的结果来指导临床实践和进一步研究。然而，由于系统评价和 Meta 分析严格的方法学要求（体现在设计、实施、分析、解释和报告各个阶段），在判断系统评价和 Meta 分析结果的真实可信性时，需要对这 2 类分析和它们纳入的 RCT 研究同样关注。当然，对其他设计研究的系统评价/Meta 分析结果的解释情况类似。

尽管 Meta 分析得到广泛应用，但是就其采用的任何其他工作方法和技术而言，Meta 分析也有其自身的优点和缺点，总结如表 5.7：

表 5.7　Meta 分析在医学应用中的优缺点

Meta 分析的优点	Meta 分析的缺点
1. 原理简单易懂； 2. 程序化过程：具有成熟完备的系统的、结构化的和可重复性的分析程序； 3. 可以对不同类型、结构和质量（有条件限定）的研究进行分组、分层、评估和整合； 4. 多项研究的整合增加了分析的统计效力和结果的可信度； 5. 可用于分析和整合来自多中心试验的结果； 6. 能够获取单一研究不能得到的额外的信息； 7. 借助信息学的发展可以对原始（单个）研究数据进行更好的挖掘利用； 8. 提供借助"异常值"来构建一个新的研究假设的可能性，以及提供识别和纠正错误的可能性	1. 诱导不顾研究质量，而强行合并分析所有相关研究； 2. Meta 分析是以各个相关研究的结果作为基础的，不会改变任何单个研究结论，无论好坏结果都得全部接受； 3. 往往只关注主要感兴趣点的效应，而其他效应可能会被遗漏、忽略，或根本不分析。另外，也可能会遗漏一些具有潜在交互效应的因素； 4. 很难整合包含多种结局指标，多种影响因素（因变量）的研究； 5. 如果研究之间由于具有不同设计类型，不同患者群体，不同治疗措施和结局指标，从而导致的异质性太大，怎么有效整合分析仍旧悬而未决； 6. 难以对纳入 Meta 分析的原始研究制定一个恰当的标准，这些标准要么过于严格，要么过于宽松。 7. 并非所有作者都充分讨论了 Meta 分析结果的实用性、局限性、有无遗漏和错误

我们在进行循证医学研究时，Meta 分析最令人印象深刻，其方法学被众多专业人士掌握，然而，同时也面临着一个主要的挑战，即 Meta 分析缺乏精确的操作标准和指南，存在着随意性，诱导性使用风险。Meta 分析受到批评的一个重要原因就是一些研究人员试图将多个原始研究（主要是临床试验）整合成一个大型研究，期望能够代替统计效力更令人满意的大样本试验。然而，这些不同研究结果的整合并不是对各研究原始资料或多中心临床试验的各研究结果的合并分析。由于患者、治疗、护理和评估方法方面的差异，原始研究之间存在异质性。各组成研究同质化高，多中心研究之间异质性少见。

Meta 分析的目的不是把各个原始研究结果不加评估和区别进行合并分析。对于临床医生来说，一般不会把这样的 Meta 分析结果应用于自己的患者，其最重要的原因可能是在这种综合性分析研究中，就其人口统计学或是临床特征而言，纳入的患者群体特征过于宽泛。

八、Meta 分析的发展与未来

一些综合性医学期刊，例如加拿大医学会杂志（*the Canadian Medical Association Journal*，CMAJ）、内科学年鉴（*Annals of Internal Medicine*）或新英格兰医学杂志（*the New England Journal of Medicine*，NEJM）等，鼓励对重要主题进行高质量 Meta 分析，否则无法更好地理解这些热点问题。Dickersin 和 Berlin 等研究发现，发表的 Meta 分析文章数量逐年增加，从 1986 年的 21 篇增加到 1991 年的 431 篇，到 1996 年已超过 500 篇，并且近年来增长迅速，仅仅 2021 年被 PubMed 数据库收录的标题有 Meta 分析的文章就有 27540 篇，即使是对 Meta 分析持批评态度的人也不得不注意到这一点。因此，系统评价/Meta 分析已成为寻求最佳证据链中的一个关键环节也就不足为奇。它们已成为医学培训最重要的课程之一。

系统评价和 Meta 分析的用途远远超出新药或新医疗技术的范畴。但是，它们尤其适用以下四个特定领域：

（1）新药、新医疗技术领域；

（2）已经在使用的治疗和其他医疗干预措施；

（3）草药和其他主流治疗的天然替代品；

（4）生物学上仍未经证实的治疗，目前仍无可靠证据。

在公共卫生领域和卫生管理中对 Meta 分析的使用仅次于其在实验和临床领域的应用。它正在成为卫生规划、资源配置以及在各种卫生项目和政策或临床策略之间确定优先事项的重要工具。发展中国家的卫生政策决策者可能会越来越多地使用 Meta 分析，因为这些国家无法实施所有制定政策所必需的原创研究，但必须在资源有限的情况下做出最佳决策。因此，即使他们不参与原创医学和社区卫生研究，决策者也应接受最客观的方法培训，以便在特定情况下做出最佳决策。

凡事总要做出决定，循证医学研究更是如此，常常需要决定是否要再做一次，更好地学习同一主题，是否要重温儿时的"停下来，看看和听听"过马路等诸如此类问题，即有必要不时地重新评估当前在用的医学知识。也就是说，无论在哪里决定、提议和评估卫生政策，这种 Meta 分析方法对政府和机构的决策者都更为重要。机构很少能产生第一手信息，但是他们负责对当前信息进行尽可能最佳的评估，并尽可能以最佳方式实施恰当的卫生政策和计划。基于最佳证据的决策不是即兴创作的产物，或者仅仅是一个偶然和灵感迸发的创作。即

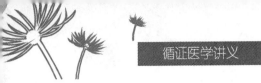

便最终政治决定优先，也需要组织良好的高质量研究，这样才会有更好的政治决定，例如同行评审、共识、临床试验和证据的系统评价只是在单病例随机对照试验（n-of-1）专家评估之后才出现的。也如在预后研究领域，我们得考虑 Meta 分析和系统评价应该如何实施。对整个特定健康问题（如肺癌、冠心病等等）的 Meta 分析和系统评价可提供有关的高水平证据。但如果我们希望获得某个亚类更为具体的证据，例如癌症的某个阶段等等，并且我们正打算实施某一特定的干预措施（预防或治疗），那么 Meta 分析就应该以此为目标。

另一个需要注意的问题是，不同原始研究间，涉及的变量定义可能存在异质性。就同一研究主题而言，我们从一组原始研究中能得出什么结论和多少结论？其中，任何研究主题的定义（取决于进一步的使用和决定）在一定程度上有所不同，就像在某个主题中可以将"苹果"与"橙子"进行比较一样。

九、实例分析

以吴波等 2007 年发表在国际著名期刊 *stroke* 杂志上的一篇文章为例阐述 Meta 分析的过程。该研究主要探讨中成药（Traditional Chinese Patent Medicine，TCPM）治疗缺血性脑卒中（脑梗死）的疗效，作者基于国家基本药物目录 2004 版〔Chinese National Essential Drug（CNED）（http://www.sda.gov.cn）〕选取了临床上最常用的中成药，共选取了 59 种药物，在 4 个数据库中〔the Cochrane Library，MEDLINE，EMBASE 和中国生物医学文献数据库（the China Biological Medicine Database，CBM-disc）〕检索了截至 2005 年发表的这 59 种药物治疗脑梗死的文献，作者也联系了生产企业获取未发表的研究数据。作者检索了 22 个 TCPM 关于缺血性卒中的随机对照试验和对照临床试验的文献，主要分析神经功能研究改善情况，评价研究质量。对神经功能改善的疗效进行了等级划分，将"治愈""显著改善"和"改善"分类为"有效"和"无改善"，将"恶化"和"死亡"分类为"无效"。采用 Cochrane 系统评价方法来评估研究质量。每个 TCPM 研究之间没有发现显著异质性（$p = 0.18 \sim 0.97$）。

最后，该文一共纳入 22 种中成药，191 个研究（19 338 个患者），根据文献中的数据整理成表 5.8，合并分析的森林图见图 5.11。

表 5.8　纳入研究的特点

研究	中成药治疗组			对照组			OR	95% CI	
	神经功能改善人数	治疗总数		神经功能改善人数	治疗总数			下限	上限
Acanthopanax Injection（刺五加注射液）	501	532		402	495		3.39	2.33	4.93
Da Huo Luo tablet（大活络丸）	27	30		26	30		1.37	0.29	6.56
Dan Shen agents（丹参制剂）	674	739		434	616		4.02	3.05	5.30
Deng Zhan Hua Su injection（灯盏花素注射剂）	221	234		172	220		4.04	2.35	6.92
Deng Zhan Xi Xin Injection（灯盏细辛注射液）	121	138		86	138		3.85	2.23	6.63

续表

研究	中成药治疗组			对照组			OR	95% CI	
	神经功能改善人数	治疗总数		神经功能改善人数	治疗总数			下限	上限
Ginkgo biloba agents（银杏叶制剂）	1026	1118		744	961		3.11	2.44	3.96
Ligustrazine injection（川芎嗪注射液）	731	894		496	758		2.35	1.88	2.93
Mai Luo Ning injection（脉络宁注射液）	1141	1252		750	1132		4.55	3.73	5.55
Milk vetch injection（黄芪注射液）	2128	2316		1477	1905		3.16	2.66	3.75
Nao Xin Tong tablet（脑心通片）	181	190		107	131		4.34	2.09	9.02
Nao Xue Kang tablet（脑血康片）	70	80		55	79		2.88	1.35	6.13
Puerarin injection（葛根素注射液）	460	514		345	473		3.00	2.18	4.14
Qing Kai Ling Injection（清开灵注射液）	268	292		206	278		3.53	2.27	5.47
Shen Mai injection（参麦注射液）	194	205		141	184		4.49	2.53	7.98
Sheng Mai injection（生脉注射液）	106	119		85	118		2.96	1.56	5.63
Shu Xue Tong Injection（疏血通注射液）	21	24		14	24		4.25	1.20	14.97
Wei Nao Lu Tong Injection（维脑路通注射液）	205	260		93	160		2.73	1.77	4.21
Xiao Shuan Tong Luo Tablet（消栓通络片）	160	168		57	74		7.08	2.89	17.36
Xing Nao Jing Injection（醒脑静注射液）	35	42		16	36		5.45	2.15	13.82
Xue Se Tong injection（血塞通注射液）	592	643		424	564		3.55	2.60	4.84
Xue Shuan Tong Injection（血栓通注射液）	141	152		88	106		2.65	1.21	5.79
Xue Shuan Xin Mai Ling tablet（血栓心脉宁片剂）	399	412		309	354		3.91	2.29	6.69
Total（合计）	9402	10354		6527	8836				

引自：WU B, LIU M, LIU H, et al. Meta-analysis of traditional Chinese patent medicine for ischemic stroke[J]. Stroke, 2007, 38(6): 1973-9.

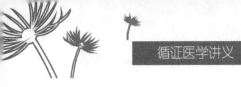

该研究的数据类型是二分类变量资料，评价其效应的指标为 OR 值。从表中可见，共分析了 22 种中成药的研究，除了研究 2 的 OR 值的 95% CI 包含 1（结果没有统计学意义）外，其余 21 个药物研究 OR 值具有统计学意义。

Study or Subgroup	TCPM group Events	Total	Control (no TCPM) group Events	Total	Weight	Peto Odds Ratio Peto, Fixed, 95% CI
Acanthopanax	501	532	402	495	4.1%	3.39 [2.33, 4.93]
Da Huo Luo	27	30	26	30	0.2%	1.37 [0.29, 6.56]
Dan Shen	674	739	434	616	7.6%	4.02 [3.05, 5.30]
Deng Zhan Hua Su	221	234	172	220	2.0%	4.04 [2.35, 6.92]
Deng Zhan Xi Xin	121	138	86	138	2.0%	3.85 [2.23, 6.63]
Ginkgo biloba	1026	1118	744	961	9.9%	3.11 [2.44, 3.96]
Ligustrazine	731	894	496	758	11.9%	2.35 [1.88, 2.93]
Mai Luo Ning	1141	1252	750	1132	14.8%	4.55 [3.73, 5.55]
Milk vetch	2128	2316	1477	1905	19.7%	3.16 [2.66, 3.75]
Nao Xin Tong	181	190	107	131	1.1%	4.34 [2.09, 9.02]
Nao Xue Kang	70	80	55	79	1.0%	2.88 [1.35, 6.13]
Puerarin	460	514	345	473	5.6%	3.00 [2.18, 4.14]
Qing Kai Ling	268	292	206	278	3.0%	3.53 [2.27, 5.47]
Shen Mai	194	205	141	184	1.8%	4.49 [2.53, 7.98]
Sheng Mai	106	119	85	118	1.4%	2.96 [1.56, 5.63]
Shu Xue Tong	21	24	14	24	0.4%	4.25 [1.20, 14.97]
Wei Nao Lu Tong	205	260	93	160	3.1%	2.73 [1.77, 4.21]
Xiao Shuan Tong Luo	160	168	57	74	0.7%	7.08 [2.89, 17.36]
Xing Nao Jing	35	42	16	36	0.7%	5.45 [2.15, 13.82]
Xue Se Tong	592	643	424	564	6.1%	3.55 [2.60, 4.84]
Xue Shuan Tong	141	152	88	106	0.9%	2.65 [1.21, 5.79]
Xue Shuan Xin Mai Ling	399	412	309	354	2.0%	3.91 [2.29, 6.69]
Total (95% CI)		10354		8836	100.0%	3.39 [3.14, 3.65]
Total events	9402		6527			

Heterogeneity: Chi² = 31.25, df = 21 (P = 0.07); I² = 33%
Test for overall effect: Z = 31.34 (P < 0.00001)

图 5.11 治疗组和对照组神经功能改善合并效应分析的森林图

引自：WU B, LIU M, LIU H, et al. Meta-analysis of traditional Chinese patent medicine for ischemic stroke[J]. Stroke, 2007, 38(6), 1973-9.

该资料使用 RevMan5.3 软件进行合并统计分析，得到结果如图 5.11 所示。结果解读如下：

（1）图 5.11 左侧所示为纳入的 22 个独立原始研究的名称和两组比较的数据。

（2）中间平行于横轴的多条横线描述了每个纳入研究的 OR 值及其 95% CI，线段中间的小方块为 OR 值的大小，其线段长短直观描述了可信区间的范围，中间的竖线为无效线，即 OR = 1。如果线段横跨无效线说明差异没有统计学意义，否则有统计学意义。

（3）中间数据为每个纳入研究所占的权重和每个纳入研究的效应量 OR 值和 95% CI。

（4）左下角第一行给出了所有纳入研究的两组比较的数据（total event）和合并效应量 OR 合并和 95% CI。使用菱形描述了 22 个独立研究的合并 OR 值和 95% CI。本研究合并效应量 OR 值为 3.39，其 95% CI 为 3.14～3.65。

（5）左下角异质性检验（test for heterogeneity）的结果显示，x_2 = 31.25，df = 21，P = 0.07，I^2 = 33%。异质性检验无统计学意义，$I^2 < 50\%$，本研究为使用固定效应模型进行合并分析的结果。

（6）左下角最下面一行为合并效应量检验（test for overall effect）的结果：Z = 31.34，$P < 0.000\ 01$。

总结上述分析结果，本研究纳入 22 个原始研究，除大活络丸外（Peto OR, 1.37; 95% CI, 0.29～6.56），其余药物在治疗结束时神经功能缺损均显著改善。黄芪、脉络宁、川芎嗪、银杏叶、血塞通、丹参制剂、葛根素、刺五加这 8 种药物研究较多，都在 1000 例以上患者。

各资料之间具有同质性（异质性检验：$P = 0.07$，$I^2 = 33\%$），因此，合并效应量统计分析采用固定效应模型，其结果 OR 值为 3.39，其 95% CI 为 3.14~3.65，说明使用中成药治疗脑卒中与对照组比较在改善神经功能缺损方面有统计学意义。

（7）该研究发表偏倚的结果通过漏斗图进行判定，如图 5.12 所示，其图形较对称，可认为该研究的发表偏倚较小。

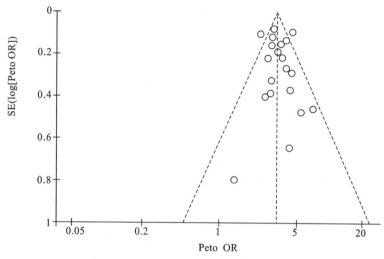

图 5.12   纳入文献发表偏倚的漏斗图

引自：WU B, LIU M, LIU H, et al. Meta-analysis of traditional chinese patent medicine for ischemic stroke[J]. Stroke, 2007, 38(6): 1973-9.

第四节   系统评价的评价

由于系统评价是对原始文献的二次综合分析和评价，受原始文献的质量、系统评价的方法及评价者本人的专业知识、认识水平和观点的制约，因此，在阅读和应用系统综述的观点和结论时，一定要持谨慎的态度，不能盲目被动地接受。近年来，系统评价或 Meta 分析的数量明显增多，方法日趋复杂，对临床医务工作者和卫生决策者也产生了重要影响。但一篇系统评价或 Meta 分析，并不表示其结论的绝对真实、可靠。有研究者从与 Meta 分析质量有关的 6 个方面（研究设计、不同研究的可合成性、偏倚的控制、统计分析方法、敏感性分析、应用性），对 86 篇基于随机对照试验的 Meta 分析进行了评价，结果发现仅 28% 的 Meta 分析合格。国内外有关 SR/MA 的质量评价研究已有很多，大多采用评估系统评价的测量工具（A Measurement Tool to Assess Systematic Reviews，AMSTAR）对随机对照试验（RCT）系统评价/Meta 分析进行方法学质量评价，结论显示其方法学质量整体偏低，特别是在检索策略、亚组人群、资金资助、潜在偏倚以及统计分析等方面尤为显著，而针对非随机对照试验（Non-randomized controlled trial，NRCT）系统评价/Meta 分析的质量评价相当缺乏。2017 年，英国医学会期刊（British Medical Journal，BMJ）发表了用于评价纳入随机和（或）非随机对照试验系统评价/Meta 分析的方法学质量评价方法 AMSTAR-2。张旭等分析了国内外于 2015

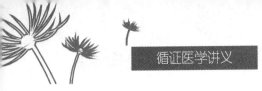

—2017 年发表的同时纳入随机对照试验（RCT）与非随机对照试验（NRCT）或仅纳入 NRCT 的系统评价/Meta 分析文献，根据纳入标准，阅读全文后最终纳入 599 篇系统评价/Meta 分析，将同时纳入 RCT 与 NRCT 的系统评价/Meta 分析按杂志影响因子排序进行分层抽样，最终纳入 108 篇系统评价/Meta 分析文献进入分析，采用质量评价方法 AMSTAR-2 进行文献质量评估，发现 108 篇文献研究中，其中高等质量文献为 0，80 篇为中等质量，2 篇为低等质量。

因此，读者在阅读或应用系统评价或 Meta 分析的结论指导临床实践前，必须对其方法和每一个步骤进行严格评价，以确定系统评价的结论是否真实、可信，否则有可能被误导。

系统评价具有 4 个代表性特征，我们称之为"TRUE"，指具有透明性（T）、可重复性（R）：采用稳健可靠的方法学保证研究的可重复性、无偏倚性（U）：具有最佳预防措施以最大限度地降低偏倚风险、明确性（E）：每一个步骤都有明确的客观标准。在科学研究中，可重复性是最为关键。如果对所做的工作内容以及如何做的不具有透明性，就很难重现结果，研究的真实性就会受到质疑。

一、系统评价的科学性评价

系统评价是否提出了一个重点突出、定义明确、临床有用，且更重要的是可回答的问题？按照传统的"PICO"格式，一个系统评价的标题应清晰地阐明所提出问题的四个关键方面（P：患者/研究参与者；I：干预；C：对照/比较；O：结局）。如果考虑到研究设计类型（例如 RCT，非 RCT），"PICO"可以加上 S：研究设计，称之为五要素。当然，一些系统评价的标题还可包含研究期限（T）或是系统评价适用的环境，即反映出所研究干预措施的外部真实性。以上可总结为："PICOST"。

二、系统评价的必要性评价

作者是否证明了进行一个系统评价的必要性？每年发表的系统评价的数量都在增加。因此，很有必要检查系统评价是否真的需要。每一个系统评价都应清晰地表明该问题之前是否得到解决，或者是否有充分的理由对既往研究进行更新。

三、系统评价的真实性评价

1. 是否根据随机对照试验进行系统评价

作为评价干预措施疗效"标准设计方案"的随机对照试验，如能很好地控制各种偏倚的影响，由此产生同质性好的系统评价被认为是论证强度最高的研究证据。而根据非同质 RCT 及非随机对照试验进行的系统评价易受偏倚的影响，其系统评价的论证强度必然降低。

2. 是否采用广泛、全面和详细的检索策略检索相关文献

从作者报告的文献检索方法中可明确收集的文献是否全面。由于标识不完整，一般的文献检索数据库如 MEDLINE 仅能检出库中收录随机对照试验的 50%，而发表偏倚可能导致系

统评价出现假阳性结果。因此，全面的文献检索极其重要。需要检索至少四个主要数据库（MEDLINE、Embase、Web of Science、Google Scholar），才有可能获得最佳的文献收集。然而，值得注意的是，有些文献并没有被传统数据库收录。因此，也应包括手检相关杂志、检索会议论文集、学位论文、厂家数据库，或者与已发表文献作者联系。此外，如果文献检索时限制语种，也可能影响系统评价结论。收集的文献越系统、全面，则结论受发表偏倚的影响就越小，可靠性就越大。

3. 是否评估了纳入的单个研究的真实性

由于系统评价是对原始文献资料的再分析和总结，因此，除了进行系统评价的方法要严格外，原始文献的质量非常重要。所以文中应详细描述评价文献质量的方法，以尽量减少偏倚。

这将用到 Cochrane 协作网推荐的 RCT 系统评价的偏倚风险（ROB）评估工具，以及用于评估非 RCT 中 ROB 的纽卡斯尔-渥太华量表（New Castle Ottawa Scale，NOS）或 ROBINS-I 评估工具。清楚地描述判断 ROB 的理由非常重要。例如，在对随机对照试验的系统评价中，需要评估随机对照试验的四个关键部分，即随机化、分配隐藏、盲法和随访的完整性，这些需要极为谨慎，一丝不苟来完成。

4. 是否采用单个病例资料（或每个研究的合成结果）进行 Meta 分析

采用单个病例资料（IPD）进行的 Meta 分析被认为是 Meta 分析的标尺（yardstick），具有根据各研究合成结果进行 Meta 分析不具备的优势，如对来自不同研究的结果采用一致的定义和分界点，能从患者水平分析异质性并进行生存分析，用通常确定的亚组进行分析以检验和提出假设、通过与试验者联系可详细核查和反复校正资料，以明确随机化和随访资料的质量，通过现有病例记录系统（诸如死亡登记）更新随访信息等，将偏倚和机遇的影响减至最小。

四、系统评价重要性评价

1. 不同研究的结果是否一致

如果纳入系统评价的每个临床研究，其治疗效果相似或至少疗效的方向一致，则由此合成的结果的可靠性较高。因此，作者应对各个研究结果之间的相似性，即进行异质性检验。如果异质性检验有统计学差异，则应解释差异的原因并考虑将结果进行合成是否恰当。

确定一个 Meta 分析是否合理，可能是系统评价中最为关键的一步。判断研究临床异质性的标志特征，如 PICO 要素、研究设计、适用环境、研究周期，以及 ROB 评估结果，这些因素有助于研究者做出临床判断，是否有必要将不同研究的结果汇总用于 Meta 分析。研究者在文章中应清楚地提供这方面的信息。

如果一个系统评价中纳入的研究"基本同质"，则可以进行 Meta 分析。但是，这种情况只有有关结果的数据以适合汇总分析的格式提供时才能进行。

因此，方法学部分应预先指定对不同类型结果（分类和连续变量）进行 Meta 分析所需的数据格式，以及是否需要一种可靠的数据转换方法来实现汇总分析（例如，Hozo's 公式可用于从中位数和极差推导出均值和标准差）。

2. 系统评价的疗效大小及其精确性如何

在进行结果合成时，应该根据研究的质量和样本含量的大小对不同研究给予不同的权重值，并采用恰当的指标和统计方法如随机效应模型和固定效应模型等合成结果，同时计算相应的可信区间。

固定效应模型趋于激进，认为干预在所有研究中同样有效，不考虑"研究间"的变异，并能提供效应的最佳估计。它根据样本量（森林图中正方形的大小）和事件发生率对纳入的研究给予权重。采用固定效应模型只考虑研究内变异，即认为研究间的差别只是抽样引起，纳入 Meta 分析的各个独立研究来自一个相同的总体，各个独立研究的效应是效应合并值这一总体参数的估计值。

另一方面，采用随机效应模型则同时考虑了研究内变异和研究间变异，即认为研究间的差异不仅仅是抽样引起的，纳入 Meta 分析的各个独立研究分别来自不同但互有关联的一些总体，每个研究有其相应的总体参数，Meta 分析的效应合并值是多个不同总体参数的加权平均。随机效应模型趋于保守，它通常具有更宽的置信区间，同样强调样本量较小的研究，并提供估计的平均效应。

如果两个模型的合并分析结果相似，则加强了结果的有效性和真实性，如果不一致则表明需要探索其异质性。

五、系统评价适用性评价

系统评价报告的结果是所有研究对象的"平均效应"，而所主管的患者不一定在研究对象的范围内，因此在考虑系统评价的结果能否应用于所主管的具体患者时应从四个方面进行考虑：

（1）患者是否与系统评价中的研究对象差异较大，导致结果不能应用于这些患者，可通过比较我的患者与系统评价中的研究对象在性别、年龄、并发症、疾病严重程度、病程、依从性、文化背景、社会因素、生物学及临床特征等方面的差异，并结合临床专业知识综合判断结果的推广应用性。

（2）系统评价中的干预措施在我的医院是否可行？由于技术力量、设备条件、社会经济因素的限制，即使系统评价中的干预措施效果明显，有时在自己所在的医院却不能实施，难以应用于患者。

（3）患者从治疗中获得的利弊如何？任何临床决策必须权衡利弊和费用，只有利大于弊且费用合理时才有价值应用于这些患者。例如：告诉患者其患病的真实情况有助于早期治疗和获取患者的配合，但也增加了患者的心理负担，可能降低生存质量。

（4）对于治疗的疗效和不良反应，患者的价值观和选择如何？循证医学强调，任何医疗决策的制订应结合个人的专业知识和经验、当前最佳的研究证据和患者的选择进行综合考虑，应以"患者"为中心而不是单纯治病，目前越来越强调患者参与医疗决策。

第五节　系统评价的应用

系统评价被认为是医疗卫生决策中质量最高的证据之一，其对于临床医生、公共卫生政策决策者以及科学研究人员都具有非常重要的作用与意义。

不应将 Meta 分析完全视为病因学和干预研究的新工具。一个更重要的应用领域可能是医院和社区的卫生政策和卫生计划、方法和策略。

在国家层面，Meta 分析可能成为卫生领域评估干预措施有效性的重要工具，以便选择最佳干预措施，从而帮助控制不断上升的医疗花费。这一点得到现有的医疗保健、医疗决策的过程或影响的研究证实。Meta 分析也可以用于干预措施的成本效益分析。

事实上，Meta 分析已被用于多个截然不同的领域。具体来看，目前系统评价/Meta 分析主要应用于以下几个领域：

一、临床医疗的需要

随着循证医学的兴起，强调任何医疗决策的制定应遵循和应用科学研究结果，即应将个人的临床专业知识与现有的最佳临床研究结果结合起来进行综合考虑，为每个患者做出最佳的诊治决策。除了高质量的原始论著外，系统评价的广泛应用正不断地改进和规范着医务工作者的医疗实践行为。

这体现在评估已经确立的医疗实践和"不可动摇"的典范，例如体力活动预防冠心病的效果、地高辛治疗充血性心力衰竭、抗坏血酸用于普通感冒、氨茶碱治疗急性重症哮喘、尿路感染的抗生素治疗、黄体酮对正常妊娠的支持、对糖尿病结局的心理和社会干预、阿司匹林预防冠心病、利尿剂预防先兆子痫、急性心肌梗死的冠状动脉内溶栓与静脉内溶栓治疗、急性脑梗死的静脉溶栓和血管内机械取栓治疗、抗血小板治疗对脑梗死的二级预防；再如外科手术中的创新治疗、新技术及其有效性和影响力，例如胎儿监测、磁共振成像、前列腺癌的经直肠超声检查等；其他新技术评估，如酶免疫吸附法人免疫缺陷病毒抗体检测的有效性；替代医学如针灸。在国际层面，在 Cochrane 协作网合作下，Meta 分析成为持续监测和评估医疗干预有效性和效率的重要工具。

二、科研工作的需要

临床科研要具有先进性、新颖性和临床价值，面对浩瀚的医学文献信息，研究人员必须查询阅读和评价相关领域的文献资料，掌握研究课题的历史、现状、发展趋势、存在问题、当前研究的热点与矛盾，提出选题、立题的依据，避免重复前人的工作，为研究工作提供信息资料和研究方向。目前，许多国家都非常重视高质量系统评价在临床科研中的价值。例如，英国国家医学研究会资助的临床试验，要求申请者回答是否、已有相关的系统评价及其结论如何，并邀请系统评价的作者参与临床试验申请书的评审。

三、反映学科新动态

围绕专业发展的热点，纵览某一领域的最新文献资料，做好有关专题的系统评价，全面、深入和集中地反映该领域目前的动态和趋势、存在的问题和发展的方向，以促进学科的发展，保证不断地吸收新知识、新营养而居于学科的前沿位置。

四、医学教育的需要

医学教育除了向医学生传授各种疾病的共同规律和特性方面的知识外，还应该及时传授某一疾病的最新进展以及新药物、新技术的发展情况。教科书由于出版周期长，常常难以反映最新动态。因此，医学教育者需要不断地阅读有关医学文献以更新知识。而系统评价是快速获取有关知识的捷径之一。有些国家的作者正在使用 Cochrane 系统评价的结果来撰写医学教科书的有关章节。

另外，广大的基层医务工作者，由于工作繁忙、文献资源有限，为了知识的不断更新，可通过阅读有实用价值的、真实可靠的系统评价，作为学习新知识的继续教育资源。

五、卫生政策决策的需要

随着人口增长、年龄老化、新技术和新药物的应用、人类健康需求层次的提高，使有限卫生资源与无限增长的卫生服务需求之间的矛盾日益加剧，要求各级卫生管理人员制定卫生决策时应以科学、可靠的研究结果为依据，合理分配卫生资源，提高有限卫生资源的利用率。

目前许多国家在制定卫生决策时均要以医学文献资料特别是系统评价为依据。1990 年，国际知名期刊《美国医学会杂志》（JAMA）刊文 *Practice Policies: Where Do They Come From?* 由 David Eddy 首次提出"卫生决策要以证据为基础"，例如，加拿大特别工作组（the Canadian Task Force）常用 Meta 分析方法学来评估定期卫生检查的不同组成部分和大量的特别（临时）更新。多个国家卫生技术评估机构也采用这种方法。1990 年，加拿大魁北克的卫生技术评估委员会发表了一篇有关使用造影剂后发生副作用的 Meta 分析。报告明确指出，没有证据说明使用高渗造影剂比低渗造影剂增加生命危险，仅严重副作用的发生率稍有增加。这一结果的公布使魁北克在 1990—1992 年间因使用低渗造影剂的医疗费用明显降低，净节约（除去处理严重副作用的费用）约 1200 万美元，即使保守估计，也可节约 1000 万美元左右。另外，加拿大药物和卫生技术局（CADTH）是唯一的国家级卫生技术评估机构，该机构主要服务加拿大联邦和 12 个省/地区（除魁北克省）的政府决策部门，为其提供客观的证据支持，并通过提供具有非约束力的推荐，促进最佳卫生技术的采用。再如，美国利用 Cochrane 系统评价结果解决国家面临的重大医疗卫生保健问题，临床与经济评论研究所（ICER）用来评估处方药、医疗检查和其他创新医疗保健服务的临床与经济价值，ICER 审查所有可用的证据，以帮助调整治疗的价格，以改善患者及其家庭的生活；澳大利亚国家医疗服务咨询委员会（MSAC）通过卫生技术评估为国家的医疗卫生决策提供依据，尤其是为药品目录程序法提供循证依据，以确保药品管理过程的透明性和合法性；英国利用 Cochrane 系统评价和卫生技术评估结果制订临床指南和医疗保险政策，英国国家卫生与临床优化研究所（NICE）是将卫生技术评估研究结果有效应用于卫生决策过程的典范，通过卫生技术评估项目的开展支持政府制定医疗卫生政策与优化资源配置，判断药品及技术的临床和成本效益，为国家卫生服务体系提供技术指导，协助卫生部审核药品使用；并通过制定临床指南，帮助患者了解疾病及合理用药，为指导医疗、公共卫生或社会服务等领域的决策制定提供意见；丹麦国家卫生部根据超声检查的系统评价结果建议将超声检查撤出孕妇常规检查清单；德国联邦联合委员会（G-BA）在联邦卫生部监督下，通过基于卫生技术评估的循证决策过程发布具有法律约束力的标准和指令，对药品、诊断、治疗、医疗器械和非医学治疗的提供和报销做出规定等；日本药品和医疗器械机构（PMDA）提供从临床前期到审批整个过程的有关药物和医疗器械质量、效果、安全性的指南和文献，负责审查药品和医疗器械，监督上市后的安全性，并减轻对健康的不利影响；韩国健康保险审查和评估局（HIRA）和国家循证医疗合作局（NECA）主要负责对卫生技术的经济性评估，通过研究和国际交流与合作项目为政府部门提供循证决策信息。

　　近年来，我国决策与管理部门日渐关注循证卫生政策模式，研究团队亦不断壮大。2005—2009 年间，卫生部（现为"国家卫生健康委员会"）、英国国际发展部、WHO 三方联合设计实施了中国卫生政策支持项目（Health Policy Support Project，HPSP），旨在推动我国建立一个高效、公平与高质量的卫生系统，主要包括"利贫政策研究""知识管理（即政策、信息及数据的综合管理）""高级政策制定者培训""快速政策开发"和"政策研讨与传播"，其在 2005 年 12 月举办了第一期循证卫生政策培训班。2010 年，由美国中华医学基金会（China Medical Board，CMB）资助的"西部卫生政策循证研究中心"正式落户四川大学，针对我国西部地区的卫生及政策问题开展研究工作，旨在提高西部地区卫生战略与政策研究能力，改善西部人群健康与卫生公平性，以推动国家卫生系统及卫生政策的发展。2018 年，国家卫生健康委卫生发展研究中心傅卫及其同事在 *British Medical Journal*（BMJ）中文版刊出的《研究在中国卫生政策制定中的作用：以〈"健康中国 2030"规划纲要〉中个人卫生支出占比的目标设定为例》一文中强调，公共政策制定应当基于证据；在中国，卫生研究对于开展循证决策十分关键；《"健康中国 2030"规划纲要》开启了循证卫生政策制定的新征程。

　　总之，只有采用科学、严格的方法产生的系统评价才能为临床医疗实践、医学教育、科研和卫生决策提供真实、可靠的信息，在应用系统评价的结论时应该进行严格的评价。

参考文献

[1] 康德英，许能锋. 循证医学[M]. 3 版. 北京：人民卫生出版社，2015.

[2] 刘续宝，孙业桓. 临床流行病学与循证医学[M]. 5 版. 北京：人民卫生出版社，2018.

[3] JENICEK M. Foundations of evidence-based medicine: clinical epidemiology and beyond[M]. 2d edition. Boca Raton: CRC Press, 2019.

[4] PATOLE S. Principles and practice of systematic reviews and Meta-analysis[M]. Gewerbestrasse: Springer Nature, 2021.

[5] SANDERCOCK P A G, COUNSELL C, GUBITZ G J, et al. Antiplatelet therapy for acute ischaemic stroke[J]. Cochrane Database of Systematic Reviews, 2008: CD000029

[6] CIPRIANI A, GEDDES J. Comparison of systematic and narrative reviews: the example of the atypical antipsychotics[J]. Epidemiol Psichiatr Soc, 2003,12: 146-53.

[7] WU B, LIU M, LIU H, et al. Meta-analysis of traditional Chinese patent medicine for ischemic stroke[J]. Stroke, 2007, 38(6): 1973-9.

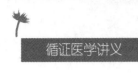
[8] JUNG S J, KIM B J, KIM C K, et al. Antiplatelet regimens after ischemic stroke or transient ischemic attack: a systematic review and updated network Meta-analysis[J]. Ann Transl Med, 2022, 10(5): 245.

[9] LIU H, LI H, XU M, et al. A systematic review on acupuncture for trigeminal neuralgia[J]. Altern Ther Health Med, 2010, 16(6): 30-5.

[10] Nie Y, Luo D, Yang M, et al. A Meta-analysis on the relationship of the PON genes and Alzheimer disease[J]. J Geriatr Psychiatry Neurol, 2017, 30(6): 303-310.

[11] Liu H, Wang Y, Zheng J, et al. Platelet glycoprotein gene *Ia C807T*, *HPA-3*, and *Ib α VNTR* polymorphisms are associated with increased ischemic stroke risk: evidence from a comprehensive Meta-analysis[J]. Int J Stroke, 2017, 12(1): 46-70.

[12] Liu H, Yang M, Li G M, et al. The MTHFR C677T polymorphism contributes to an increased risk for vascular dementia: a meta-analysis[J]. J Neurol Sci, 2010, 294(1-2): 74-80.

[13] 张旭, 左丽倩, 刘明秀, 等. 108 篇系统评价或 Meta 分析的方法学质量评价——基于 AMSTAR-2[J]. 中国社会医学杂志, 2021, 38（4）: 476-480.

[14] The Canadian Task Force on the Periodic Health Examination. The Canadian Guide to Clinical Preventive Health Care. Ottawa: Health Canada, 1994。

[15] 吴雪, 徐思敏, 戴泽琦, 等. 国内外卫生技术评估机构的概况性综述[J/OL]. 中国实验方剂学杂志, 2022. https://kns.cnki.net/kcms/detail/11.3495.R.20220517.1437.006.html.

[16] 王怡, 陈嘉珩, 胡秀静, 等. 不同国家卫生技术评估应用现状及对"健康中国"建设启示[J]. 中国公共卫生, 2021, 37（11）: 1713-1717.

[17] 李秀霞, 韩雪梅, 杨克虎. 循证卫生政策的发展与展望[J]. 图书与情报, 2018(03): 043-049.

扫描二维码获取本章课程学习资源

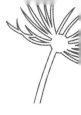

第六章　病因证据的评价与应用

病因的探索是临床医师工作的重要目标之一，只有了解疾病的病因才能有效和有针对性地对疾病进行防治，从根本上解决问题。运用正确的方法学对疾病病因进行分析与评价是循证诊治的前提。本章将基于具体临床病案，诠释如何运用循证医学的基本原理和方法，解答临床病因问题。

第一节　病因证据概述

病因或致病因素（etiological factor）是指外界客观环境存在的物理、化学、生物和社会等有害因素，或人体自身的不良心理和遗传缺陷等，当其作用于人体后在一定条件下可导致疾病发生。病因学（etiology）是研究致病因素作用于人体，在内外环境综合影响下，导致人体发病及其发病机制的科学。

危险因素（risk factor）是指与疾病发生及发展有一定因果关系的某种因素，但尚无充分依据能阐明其明确的致病效应。当这些因素出现时，其有关疾病/事件的发生率也会相应增高；而消除后，该疾病/事件的发生率也相应下降。如吸烟、饮酒、高脂血症等是脑梗死的危险因素。

病因的致病效应非常复杂，有单一病因引起一种疾病，也有一种病因引起多种疾病，如2型糖尿病，既能引发周围神经损害，又可引发周围血管及其他脏器损伤；还有多种病因引发同一种疾病，如高血压、房颤、高脂血症与脑梗死相关。

病因研究对于疾病预防和控制十分重要。患者患病后除了关心如何治疗，还常会疑惑"自己为什么会得这种病？"解答这些问题不仅关系着医生的临床决策，还有利于医患双方进行有效沟通和交流。循证临床实践即从文献中找到相关医学研究证据，再运用他人的研究结果来回答提出的问题，有利于临床决策。

第二节　提出需要解决的临床问题

病例：患者××，男，70岁，已婚。患2型糖尿病10多年，长期口服二甲双胍降血糖，目前血糖控制平稳，但体重指数为28 kg/m²。近半年反复多次查血肌酐升高，估计肾小球滤过率（estimation of glomerular filtrarion rate，eGFR）波动在35～50 mL/(min·1.73 m²)，尿白蛋白/肌酐（ACR）>300 mg/g，已有糖尿病眼底病变。病人就诊时提出问题："医生，最近我在网上找到资料说有肾脏损伤的糖尿病人服用二甲双胍容易引起严重的乳酸性酸中毒，甚至有生命危险，我现在就有肾功能损害，还能继续服用二甲双胍吗？"

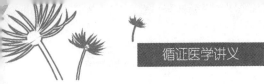

为明确临床问题的性质和方便检索，我们常按照"PICO"原则来转化原始问题，但病因学研究的重点是暴露而非干预，故将 I 改为 E（exposure），将原始问题构建如下：

P——2 型糖尿病伴慢性肾病患者。

E——二甲双胍。

C——安慰剂或未使用二甲双胍。

O——增加乳酸性酸中毒风险？加重肾功能损害？

由此可以把病人提出的问题转化为可回答的临床问题：2 型糖尿病伴慢性肾病患者应用二甲双胍是否会增加乳酸性酸中毒风险？

第三节　检索相关研究证据

Haynes 等 2009 年提出了循证医学资源分类的"6S"模型，即证据系统（system）、证据总结（summaries）、系统评价摘要（synopses of syntheses）、系统评价（syntheses）、原始研究摘要（synopses of studies）和原始研究（studies）。理论上，我们应按此"6S"模型自上而下逐级检索，但如果在某一步得到的证据能解答提出的临床问题，且质量较高，更新时间较短，则可考虑停止检索。

实际操作中，我们可将数据库简单划分为 summaries 类和非 summaries 类（synopses of syntheses and studies、 syntheses、studies）。summaries 类的证据资源一般需要单独检索，而非 summaries 类的证据资源（如 synopses 类的 ACP Journal Clubs、syntheses 类的 Cochrane Library-CDSR 及来自各种期刊的 studies 等）均可通过 PubMed、Embase 等索引数据库一站式检索。

一、选择数据库

1. 首选循证知识库

循证解决临床问题，查证用证首选循证知识库（即 Summaries 类数据库，如 UptoDate、Clinical Evidence 等），但循证知识库一般都需要收费，且证据的覆盖面相对较小。

2. 次选非 summaries 类数据库

在循证知识库中未检获相关证据，或证据质量欠佳或纳入的证据年限太久时，再考虑检索非 summaries 类数据库，如 PubMed、Embase 等。

二、确定检索词

检索时，按照构成本例问题"PECO"四要素提炼出检索词。包括：diabetic mellitus with chronic kidney disease、metformin、lactic acidosis 等。

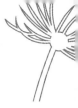

三、检索数据库

首先以检索式"chronic kidney disease AND metformin AND lactic acidosis"在 UpToDate 中进行检索，找到文献"Metformin in the treatment of adults with type 2 diabetes mellitus"（文献评审有效期至 2022-09，专题最后更新日期 2022-08-03），在其"SUGGESTED APPROACH TO THE USE OF METFORMIN"的"Contraindications"和"ADVERSE EFFECTS"的"Lactic acidosis"中获得了相关证据：基于 2012—2018 年的 3 个观察性研究、2017 年发表的一篇纳入 17 个观察性研究的系统评价和美国食品药品监督管理局（Food and Drug Administration, FDA）修订的二甲双胍标签，上述证据结果提示：① 对 eGFR<30 mL/(min·1.73 m^2)的糖尿病患者禁用二甲双胍；② 对 eGFR 介于 30～45 mL/(min·1.73 m^2)的不推荐启用二甲双胍；③ 对服用二甲双胍治疗期间 eGFR 降至 45 mL/(min·1.73 m^2)以下的患者，应评估继续治疗的利弊；④ 对 eGFR≥45 mL/(min·1.73 m^2)的，可开具全剂量二甲双胍。至此本例问题检索到相关证据，可结束检索回到临床回答患者问题。

当无法检索循证知识库时，还可检索 PubMed 等非 Summaries 类数据库。在此以 PubMed 中的 Clinical Queries 工具为例介绍检索过程。

采用检索式"（"acidosis, lactic"［MeSH Terms］OR "lactic acidosis"［All Fields］）AND metformin"进行检索，问题类型（Category）选择"Etiology"，范围（Scope）选择"Narrow"，检索到相关临床研究 127 篇，含系统评价 12 篇。其中 1 篇系统评价直接分析了在糖尿病伴肾功能损害患者中使用二甲双胍与乳酸性酸中毒发生风险之间的关系，结果显示：对伴有严重肾功能损害的糖尿病患者（eGFR < 30 mL/min），应用二甲双胍可能增加乳酸性酸中毒风险。但该结论不能作为证据直接用于临床实践，尚需进一步评价其证据质量。为了展示病因研究证据评价的全过程，本书选取 PubMed 检索结果中的一篇原始研究"Lazarus B, Wu A, Shin JI, et al. Association of metformin use with risk of lactic acidosis across the range of kidney function: a community-based cohort study. JAMA Intern Med, 2018, 178(7): 903-910"作为第四节讲解证据评价和应用的例子。

第四节　评价证据

一、证据的真实性

评价病因研究证据真实性的原则见表 6.1。

（一）病因证据是否采用了论证强度高的研究设计方法

评价某一研究结果的真实性应首先考虑暴露组与非暴露组之间基线是否可比，即除暴露因素不同外，其他可能影响研究结果的重要特征在两组之间是否相似可比。而基线是否可比与研究是否采用了论证强度高的设计方法直接相关。

病因研究方法据其论证强度高低排序依次分为多个随机对照试验（randomized controlled trial，RCT）的系统评价、单个 RCT、队列研究、病例-对照研究、描述性研究。

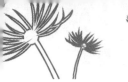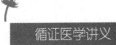
表 6.1 评价病因研究证据真实性的原则

病因研究证据真实性评价
1. 除暴露因素/干预措施不同，其他重要特征在组间是否可比
2. 组间对于暴露因素/干预措施的确定和临床结局的测量方法是否一致（采用客观指标或主观指标采用了盲法）
3. 随访时间是否足够长，是否随访了所有研究对象
4. 研究结果是否符合病因的条件 （1）因果时相关系是否明确 （2）是否存在剂量-效应关系 （3）暴露因素/干预措施的消长是否与不良结局的消长一致 （4）不同研究结果是否一致 （5）暴露因素/干预措施与不良结局的关系是否符合生物学规律。

摘自：王家良. 临床流行病学——临床科研设计、测量与评价[M]. 4 版. 上海：上海科学技术出版社，2014.

1. 随机对照试验

随机对照试验是用于评价某种干预措施的疗效，探索某暴露因素的致病效应的研究方法，被认为是评价干预措施的金标准。但在实际运用中受以下两方面原因限制：一方面，基于伦理因素，当我们已知某暴露因素可能有害时，不能将有害因素直接施加于研究对象。如研究饮酒与肝癌的关系，强行要求不喝酒的人饮酒显然不可行。另一方面，在研究某些暴露因素的致病效应时，常需要很大的样本量和长期随访观察，可行性较差。如吸烟导致脑梗死的发生常需要数年或更长时间，若设计 RCT 来观察，基本无法实现。若结局事件或疾病效应发生率小于 1% 时，则采用 RCT 进行研究的难度极大，往往需要大量受试对象和巨额经费。因此基于上述伦理学问题和可行性考虑，RCT 在病因学研究中很难实现。仅在特殊类型的病因学研究-不良反应研究中有所应用。也正因为病因学研究中原始 RCT 很少，所以很难形成论证强度更高的 RCT 系统评价。

2. 队列研究

当 RCT 实施困难时，队列研究是最佳替代方案，它在确定因果关系时论证强度及可行性均较好，但其确定因果关系的论证强度弱于 RCT（表 6.2）。以第二节的临床问题为例设计 1 项队列研究：1 组服用二甲双胍的 2 型糖尿病伴慢性肾病患者和 1 组未服用该类药物的 2 型糖尿病伴慢性肾病患者，在随访后分别确定两组发生乳酸性酸中毒的危险度。该研究中糖尿病伴慢性肾病患者是否服用该类药物是自然形成，不由研究者干预和决定。

表 6.2 队列研究与 RCT 的区别

	随机对照研究	队列研究
暴露因素	主动控制	自然形成
伦理问题	多	少
可行性	相对差	好
混杂因素	少	多
论证强度	强	仅次于 RCT

3. 病例对照研究

病例对照研究主要用于罕见病或需要观察随访较长时间才能发生结局的病因研究。它将已发生某种结局的病例和没有发生的进行对照，回顾性调查其既往有无接受某种干预措施或危险因素的历史，再对比两组的暴露情况。其耗时短、经济且对病人无害，能有效地同时探索多种暴露因素和结局间的可能关系。如：母亲妊娠期服用己烯雌酚与多年后所生女儿发生阴道腺癌关系的研究。由于该病发病率很低，若实施 RCT 或队列研究将对成千上万的患者进行实验。而病例对照研究只需将那些出现了阴道腺癌的女性设为病例组，未出现该病的女性设为对照组，回顾性调查她们的母亲在妊娠期间己烯雌酚的暴露情况。通过病例对照研究发现己烯雌酚和阴道腺癌之间存在较强的联系（$P<0.001$），且这种联系不大可能是偶然造成。这一发现仅纳入 40 例患病女性且不需花费很长的研究时间。

注意：病例对照研究比队列研究更易受混杂因素影响。当我们从医院选择病人时，有暴露经历的往往比没有暴露经历的病人入院概率更高，而存在偏倚影响研究结果。对照组选择不当会导致虚假关联。因此对可疑的危险因素，对照组应该与病例组有相同暴露机会。

4. 横断面研究和描述性研究

横断面研究文章最常用于寻找病因问题的答案，但这类研究相比病例对照研究更易出现偏倚。如研究者可同时观察两组 2 型糖尿病伴慢性肾病患者（一组因乳酸性酸中毒住院，另一组没有），调查两组病人是否服用二甲双胍。该研究所面临的最大问题是因暴露与结局同时存在，故难以确定是先有暴露还是先有结局，显然无法得出恰当的因-果时相关系结论。和队列研究及病例-对照研究一样，横断面研究也需要校正混杂因素的影响。

若结局事件极罕见或由罕见原因引起（如服用反应停的妇女生出海豹样儿），描述性病例报告或病例系列也可用作参考依据。但因此类实验没有对照组，一般仅用于产生病因假设，尚需进一步开展其他研究以证实因果关系。

有关研究类型和对象选择等方法学信息一般可在论文摘要和方法学部分找到，纳入对象的特征一般在结果部分描述。

各种病因学研究的论证强度总结见表 6.3。

表 6.3　各种病因学研究的论证强度

设计	开始点	结果评价	优势	缺点	论证强度
随机对照试验	暴露状态	不良事件	可比性好	可行性差	＋＋＋＋
队列研究	暴露状态	不良事件	多为前瞻性,设有同期对照	影响内部真实性	＋＋＋
病例对照研究	不良事件	暴露状态	克服研究时间延迟,样本需要较少	影响内部真实性	＋＋
横断面研究	暴露状态和不良事件	暴露状态和不良事件	可行性好	影响内部真实性	＋
描述性研究	暴露状态	不良事件	方法简单易行	影响内部真实性	＋

摘自：GUYATT G H. Users' Guides to the medical literature: a manual for evidence-based clinical practice. 3rd ed. JAMA.

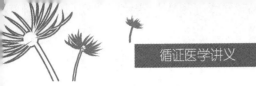

在上文提到的例子中，最后我们找到的证据是采用了以社区为基础的队列研究设计方案。包含 2 个队列人群研究：美国 Geisinger 健康系统和 MarketScan 数据库（包含 350 个美国私人健康系统），其论证强度仅次于 RCT。

在结果统计分析时控制了混杂因素。

（1）Geisinger 健康系统队列研究　① 暴露组为使用二甲双胍组，对照组为使用其他降血糖药组（非二甲双胍组），根据病人 eGFR 水平进行了分层分析；② 结果分析时，采用 Cox 比例风险回归模型调节了以下混杂因素的影响：年龄、性别、种族、高血压、吸烟、体重指数、糖化血红蛋白、血清碳酸氢根、合并心血管疾病、心力衰竭和合并用药。

（2）MarketScan 数据库队列研究　① 暴露组为新使用二甲双胍的患者（二甲双胍组），对照组为新使用磺脲类降血糖药的患者（非二甲双胍组）；② 与 Geisinger 健康系统队列研究相同，按病人 eGFR 水平进行分层分析和多因素分析，调节了以下混杂因素的影响：年龄、性别、eGFR、高血压、心血管疾病、心力衰竭、使用利尿药、血管紧张素转化酶抑制药、胰岛素、非甾体抗炎药；③ 结合采用的队列研究设计方案和结果分析中对糖尿病患者 eGFR 水平分层分析及考虑了其他发生乳酸性酸中毒高风险因素的影响，使该研究两组间除暴露因素（二甲双胍）不同外，其他重要特征在组间基本可比。

（二）试验组和对照组的暴露因素/干预措施、结局测量方法是否一致（是否客观或采用了盲法）

临床研究中采用相同方式测量不同组间暴露因素和临床结局的研究更有说服力。另外结局评估者是否采用盲法也是关注的重点，我们更希望结局评估者对队列研究中的暴露和病例对照研究中的结局及研究假设不知情。如果测量结局的人知道暴露情况，他们可能会更努力地在暴露组中寻找疾病，并识别出原本可能被忽视的结局，也就会导致出现所谓的监测偏倚（surveillance bias）。例如在有关孕妇服用丙戊酸和孩子患自闭症之间关系的队列研究中，如果研究者更仔细地检查服用丙戊酸的孕妇所生孩子是否患有自闭症，可能会发现症状非常轻微的病例。若调查者知道研究假设和目的，他们可能会更努力地寻找自闭症儿童在子宫内是否有丙戊酸暴露史。同样，自闭症儿童的母亲也会更仔细地回忆他们的药物暴露史，更可能想起自己怀孕期间发生的暴露（即使是单次剂量）。因此，受试者和调查者对研究假设都未知的研究更可信。

有关暴露和结局测量方法的信息通常可以从文章的方法和结果部分获取。

上文我们检索到的证据结局指标是乳酸性酸中毒住院率（不包括糖尿病酮症酸中毒），该指标是客观指标，受盲法影响较小。但该文评价患者乳酸性酸中毒为非特异性方法，有其局限性。

（三）随访时间是否足够长，是否随访了所有研究对象

理想情况下，我们希望没有患者失访，因为失访患者的结果可能会影响研究结论。例如，在一项有关孕妇服用丙戊酸和孩子患自闭症之间关系的队列研究中，想象一下如果丙戊酸组的妇女和儿童大量失访会对研究结果产生什么影响——我们不知道失访对象是否患有自闭症，失访比例过高，将会产生不可信结局。像 ACP Journal Club 这样的二级循证期刊以 20%

的失访率作为排除标准，因为很少有研究在这样的失访率下还能保证结果不受影响。另外我们希望对患者进行适当的随访，例如一项关于饮酒是否增加患肝癌风险的研究，如果受试者仅被随访几周或几个月，结果会发现饮酒和肝癌之间没有关联，随访时间过短将会影响研究结论，这种情况下我们无法区分真阴性和假阴性。

Geisinger 健康系统队列研究观察了 75 413 例糖尿病患者，中位随访时间是 5.7 年（IQR，2.5 ~ 9.9 年）；MarketScan 数据库队列研究观察了 82 017 例糖尿病患者，随访时间 11.5 ~ 12 个月，结果分析均纳入了全部病例。根据专业知识和此前多项研究结果分析，本研究对不同肾功能状况的糖尿病患者服用二甲双胍后发生乳酸性酸中毒的随访时间足够长。

（四）研究结果是否符合病因的条件

1. 因果时相关系是否明确

我们希望确保暴露因素（如二甲双胍）在前，不良结局（如乳酸性酸中毒）的发生在后。研究吸烟和肺癌的关系时，确认他们前瞻性研究基本原理的一个关键问题—即吸烟是否发生在肺癌之前。采用以社区为基础的队列研究设计方案，包括美国 Geisinger 健康系统和 MarketScan 数据库（包含 350 个美国私人健康系统）。两个队列研究观察的 2 型糖尿病人群自然划分为二甲双胍组和不使用二甲双胍组，对不同肾功能状况 2 型糖尿病患者随访一段时间后，计算两组发生乳酸性酸中毒住院率的差异。可见，二甲双胍使用在前，乳酸性酸中毒住院发生在后，因果顺序明确。

2. 是否存在剂量-效应关系

暴露因素（即可疑的干预措施）与不良结局间是否存在剂量-效应关系指致病效应与暴露剂量或时间是否具有明显相关性。当暴露因素和不良结局呈现剂量-效应关系时，结果的真实性较高。

上述我们检索到的证据并未报道在糖尿病患者中，不同剂量二甲双胍与乳酸性酸中毒发生风险之间的关系。其仅报道在不同肾功能状况的糖尿病患者中，基线使用二甲双胍的平均剂量，和基线未使用二甲双胍但随访期中开始使用二甲双胍的平均剂量。

3. 暴露因素/干预措施的消长是否与不良结局的消长一致

病因学研究中，改善和终止可疑的暴露因素（干预措施）将使终点事件的发生率下降或消失，此为符合流行病学规律的表现。该项干预措施重新开始时，终点事件也再次发生。

上文我们检出的文章没有提供这方面信息。

4. 不同研究的结果是否一致

在研究某暴露因素（干预措施）与某种不良结局间相关性时，若不同研究者、不同地区和时间以及不同设计方案的研究都得到相同的结论，则这种病因学的因果效应较可信。

上文检索到的证据包含了两个以社区为基础的队列研究（美国 Geisinger 健康系统和 MarketScan 数据库），其结果一致表明：与未使用二甲双胍相比，在肾小球滤过率>30 mL/（min·1.73 m^2）的 2 型糖尿病患者中，使用二甲双胍不增加乳酸性酸中毒住院率。但这两个队列研究均是美国人群，还需进一步搜索全球其他国家地区的研究结果是否与美国

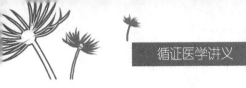

人群一致。因此，如能获得全面收集了相同性质、高质量研究结果的系统评价，得出的结论真实性更高。

5. 暴露因素/干预措施与不良结局的关系是否符合生物学规律

如果暴露与结局之间的关系具有生物学意义（在病理生理学等方面），则因果解释变得更加合理。上文我们查询到的证据并未进行生物学合理性的解释和讨论，可进一步搜索更多相关证据来说明。但根据专业知识分析，这种相关性有其生物学合理性。

总结：病因学研究证据真实性的评价指标中前3条最重要。不能满足前3条的文献，其结果的真实性较差，无法作为指导临床医疗实践的证据，应继续查询其他文献。本研究满足了病因研究真实性评价原则4项标准的前3项，说明其结果的真实性较好，能够成为指导临床医疗实践的证据，但仍需进一步明确这种病因学因果关系是否有足够的强度及精确度。

二、证据的重要性

所评价文献满足了真实性评价原则后，需进一步明确暴露与结局的因果关系是否有足够强度和精确度（表6.4为评价病因研究证据重要性原则）。

表6.4　评价病因研究证据重要性的原则

病因研究证据的重要性评价
1. 暴露因素/干预措施与不良结局之间的关联强度如何
2. 多发生1例不良结局所需要暴露的患者数（NNH）
3. 暴露因素/干预措施与不良结局之间因果关联强度的精确度如何

摘自：GUYATT G H. Users' Guides to the medical literature: a manual for evidence-based clinical practice. 3rd ed. JAMA.

（一）暴露因素/干预措施与不良结局间的关联强度如何？

如前所述，一个病因问题可采用几种不同的研究设计来解答。不同研究设计对暴露和结局间联系强度的估计方法也各不相同。在RCT和前瞻性队列研究中，用暴露组相对非暴露组发生不良结局的危险性来确定关联强度，即相对危险度（relative risk，RR）。计算方法是：

$$\frac{a/(a+b)}{c/(c+d)}$$

以"服用二甲双胍是否会增加乳酸性酸中毒风险"为例

若采用前瞻性研究探讨二甲双胍和乳酸性酸中毒的关系，其研究结果见表6.5。

表6.5　二甲双胍和乳酸性酸中毒（前瞻性研究）

		乳酸性酸中毒	无乳酸性酸中毒	合计
二甲双胍	服用	a	b	$a+b$
	未服用	c	d	$c+d$

若采用回顾性研究探讨二甲双胍和乳酸性酸中毒的关系，其研究结果见表6.6。

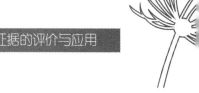

表 6.6　二甲双胍和乳酸性酸中毒（回顾性研究）

		乳酸性酸中毒	无乳酸性酸中毒组
二甲双胍	服用	a	b
	未服用	c	d

前瞻性研究中，若有 1000 例患者接受了某种治疗，其中 20 例发生某种不良事件，则 $a = 20$，$a/(a + b) = 2\%$；若 1000 例未接受这种治疗的患者中 2 例发生该不良事件，则 $c = 2$，$c/(c + d) = 0.2\%$。则 RR = 2%/0.2% = 10，即接受治疗者发生该不良事件的危险性是未接受治疗者的 10 倍。

病例对照研究中，调查者从患病或不患病出发来选择患者（而不是暴露与否），所以不能计算"发病率"，只能用比值比（odds ratio，OR）来间接估计关联强度。计算方法是：ad/bc。

例如，若对 100 例发生不良结局的患者进行研究，其中 90 例有暴露史，则 $a = 90$，$c = 10$；同时纳入 100 例无不良结局的对照，发现其中 45 例有暴露史，则 $b = 45$，$d = 55$。则 OR = ad/bc = (90 × 55)/(45 × 10) = 11。即有暴露史的患者发生该不良事件的概率是无暴露史者的 11 倍。

RR 或 OR>1，说明接受暴露因素的人出现所研究不良结局的危险性增加；若 RR 或 OR = 1，则有暴露史的患者和无暴露史的患者发生不良结局的危险性没有差别；反之，若 RR 或 OR<1，则暴露于可疑因素的人发生不良结局的危险性小于无暴露史的人。RR/OR 离 1 越远则关联越强。注意：对因果关联强度进行评估时，需同时考虑研究设计的论证强度。如：优质随机对照试验比队列和病例对照研究产生偏倚的机会小，因此，随机对照试验中，即使关联强度比队列和病例对照研究稍小，其因果联系也能确定。

因果关联强度的评估还受到不良结局或反应严重程度的影响。对某种轻微有害的不良结局或反应来说，病例对照研究得到的 OR 值<4，可能不会引起重视。当不良结局或反应的严重程度增加时，需要引起重视的 OR 值会相应降低。与病例对照研究相比，队列研究出现偏倚的可能性稍小，所以对较严重的不良结局或反应来说，如果 RR>3 就需要引起重视。

上述检索的证据：Geisinger 健康系统队列研究发现，与不使用二甲双胍组相比，仅在 eGFR<30 mL/(min · 1.73 m²)的糖尿病患者中，时间相关性使用二甲双胍增加乳酸性酸中毒住院率（aHR = 2.07，95% CI 1.33，3.22）。aHR 是指调整混杂因素后的风险比，结果更可信；校正后的风险比是 2.07，具有中等程度的因果关联性。

（二）多发生 1 例不良结局所需要暴露的患者数（NNH）

RR 或 OR 虽能表示关联强度的大小，但有时需把关联强度指标转化为患者和医师更易理解和使用的度量指标。多发生 1 例不良结局所需要暴露的患者数（number needed to harm，NNH），指患者接受某种暴露因素，与对照组相比多发生 1 例不良结局所需暴露的人数。

RCT 和队列研究可以直接计算 NNH。NNH 为暴露组与非暴露组不良结局发生率之差的倒数，即绝对危险增加（ARI）值的倒数。以前面提到的例子计算，NNH = 1/(2% − 0.2%) = 55.6。即每暴露 56 例患者，就会多出现 1 例不良结局。

病例对照研究不能直接计算发病率，故 NNH 的计算要复杂一些。当 OR<1 时，NNH 的计算公式为: 1 − [PEER(1 − OR)]/PEER(1 − PEER)(1 − OR)；当 OR>1 时，计算公式为: 1 + [PEER

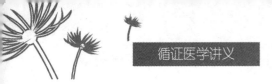
(OR – 1)]/PEER(1 – PEER)(OR – 1)。这里，PEER（patient expected event rate）指非暴露人群的疾病发生率（或未接受治疗措施患者不良反应的发生率）。当 OR 相同时，不同的 PEER 不同可使计算出的 NNH 值产生很大的波动，所以尽可能准确地估计患者的预期事件发生率很重要。

因 RR 或 OR 不能说明不良结局的发生频率，只能说明暴露组与非暴露组相比更多或更少出现不良事件的结果，故 NNH 给临床医师和患者的印象更直观。注意：RR 相同，若不良结局发生率不同，得出的 NNH 也不相同。此时评估因果关系的强度需要综合考虑两种或多种指标。

上述检索到的证据，Geisinger 健康系统队列研究发现，与不用二甲双胍组相比，在 eGFR<30 mL/(min·1.73 m²)的糖尿病患者中，时间相关性使用二甲双胍增加乳酸性酸中毒住院率的 ARI 是 2.76%，NNH 是 36；表明在中位随访期 5.7 年（IQR，2.5～9.9 年）中，每 36 例使用二甲双胍的糖尿病患者 eGFR<30 mL/(min·1.73 m²)，就会比不使用的多发生一例乳酸性酸中毒住院。

（三）暴露因素/干预措施与不良结局之间因果关联强度的精确度如何

除采用 RR 和 OR 值评价因果关系强度外，还需通过检查其可信区间范围来确定相关强度的精确度，方法是计算 RR 或 OR 的 95%可信区间（confidence interval，CI），如果范围越窄则其精确度越高。95% CI 的上限和下限值不包含 1、0 时有统计学意义，

上文检索到的证据中，二甲双胍与乳酸性酸中毒住院发生的 aHR 值为 2.07，95% CI 是（1.33，3.22），不包含 1，说明有统计学意义。可信区间较窄，结果的精确度较好。

三、证据的适用性评价

即考虑该证据能否用于当前病人，评价病因证据适用性的基本原则见表 6.7。

表 6.7　评价病因研究证据适用性的原则

病因研究证据的适用性评价	
1	你的患者与研究中的研究对象是否存在很大不同，导致研究结果不能采用
2	你的患者可能接触到的暴露因素和研究中的暴露因素是否有重要不同
3	是否应该停止或继续暴露因素（即可疑的诊治干预措施）

摘自：GUYATT G H. Users' Guides to the medical literature: essentials for evidence-based clinical practice. 3rd ed. JAMA.

（一）当前患者是否符合病因证据研究对象特征

评估研究中的对象和当前临床患者是否相似需要从人口学特征、社会学特征、病理生理学指标和治疗机构是否相似等方面来考虑。特别需要注意当前患者接受的暴露因素和研究中的暴露因素是否有很大不同。若证据中的暴露因素在剂量和持续时间等重要方面都与我们的患者不相符，则证据不适用。当前患者与证据中研究对象的相似性可以从研究的纳入和排除标准来判断。也要关注对暴露因素的剂量和持续时间等的描述。

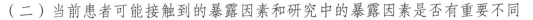

（二）当前患者可能接触到的暴露因素和研究中的暴露因素是否有重要不同

若证据中的暴露因素在暴露剂量和持续时间等重要方面都与当前患者不相符，则证据不适用。如 1870—1879 年的研究资料显示：口服避孕药可增加血栓性静脉炎的发生风险。但该证据不能用于现在的患者，因为目前口服避孕药中的雌激素含量较以前更低。

上文检索到的证据在美国进行：① Geisinger 健康系统队列研究：2014.01—2017.01 期间，共观察了 75 413 例平均年龄 60 岁的糖尿病患者，女性占比 51%，诊断糖尿病后有大于等于 1 次的血清肌酐测定。入组时有 14 662 例患者 eGFR<60 mL/(min·1.73 m^2)，其中 1765 例 eGFR<30 mL/(min·1.73 m^2)。评价所有纳入患者的 eGFR 分期的时间相关性（time dependent assessment），有 47 876 例糖尿病患者（45%）使用了二甲双胍治疗（中位疗程：2.8 年；IQR，0.9~6.2 年），中位随访时间 5.7 年（IQR，2.5~9.9 年）。排除终末期肾病或 eGFR<15 mL/(min·1.73 m^2)的患者。② MarketScan 数据库队列研究：2010—2015 年，观察了 82 017 例平均年龄 52 岁的糖尿病患者，女性占比 49%。其中有 67 578 例患者新使用二甲双胍，14 439 例新使用磺脲类药物，随访时间 11.5~12 个月，纳入和排除标准同 Geisinger 健康系统队列研究。

想一想：当前患者和证据中的研究对象是否相似？可以使用该证据结果吗？

（三）终止接触暴露因素（即可疑的诊治干预措施）对当前患者利弊权衡如何

当因果联系存在时，终止相关的暴露因素（即可疑的干预措施）给患者带来的利弊如何？主要从以下三个方面讨论：① 因果关系推论的强度（涉及研究的真实程度，研究设计质量，因果关系的强度在上文均有提及）。② 如继续接触暴露因素，患者发生不良结局的风险有多大？③ 若脱离暴露因素，是否也会给患者带来不良后果？

第五节　临床决策

即便掌握了真实可靠的研究证据，做临床决策也并不简单。当然，有些情况下我们的决策会相对容易一些。若暴露因素或治疗措施的危险明确且巨大，则应立即脱离暴露因素或终止治疗措施，此时决策相对明确。若存在较理想的备选治疗措施，临床决策也相对明确，如氨基糖苷类抗生素可能与耳聋的发生相关，而抗生素的可选范围较广，可选择其他药物。

我们在做临床决策时，还需考虑的一个关键点是患者自身的意愿和偏好。可以让患者自己评估潜在不良事件和治疗作用在其心中的重要性。结合患者自身的意愿、价值观，综合考虑共同决策。

回到上述例子，在回顾了有关二甲双胍和乳酸性酸中毒风险的证据之后，我们发现：使用二甲双胍主要在糖尿病伴 eGFR<30 mL/(min·1.73 m^2)的患者中增加乳酸性酸中毒的风险。据此我们和患者进行了沟通，充分告知患者使用二甲双胍、停用二甲双胍以及其他降血糖方案的利和弊。患者认为虽然二甲双胍和乳酸性酸中毒的发生有相关性，但二甲双胍能减轻体重，最近的研究也提示有保护心血管的作用，且价格便宜，易获取，故他仍希望继续使用二甲双胍。目前他的 eGFR>30 mL/(min·1.73 m^2)，需定期复查肝肾功能，积极控制其他对肾功能不利的因素。

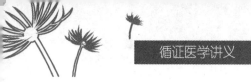

参考文献

[1]　李幼平. 循证医学[M]. 4 版. 北京：高等教育出版社，2020.

[2]　GUYATT G H. Users' guides to the medical literature: a manual for evidence-based clinical practice[M]. 3rd ed. New York: The McGraw-Hill, 2015.

[3]　王家良. 临床流行病学——临床科研设计、测量与评价[M]. 4 版. 上海：上海科学技术出版社，2014.

[4]　李幼平. 循证医学[M]. 北京：人民卫生出版社，2014.

扫描二维码获取本章课程学习资源

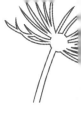

第七章　诊断性研究证据的评价与应用

临床诊断是一个复杂和不确定的过程，在我们详细讨论循证医学之前，我们先简单地说一下临床诊断过程，经验丰富的临床医生会把以下两种思维模式结合起来。

一种模式是临床医师迅速认识到病人的疾病是一种熟悉的疾病，这是模式识别或非分析推理，第二种模式是临床医生将病人的疾病特征与知识联系起来从记忆中归纳出诊断的可能性，推断出对疾病的最佳诊断，这被称为"分析推理"，优秀的临床医生通常采用这两种模式结合，当信息足够时，使用快速的第一种模式，当情况复杂时需放慢速度，使用第二种模式。

第一节　诊断性研究概述

诊断性研究主要用于诊断疾病，筛查无症状患者、疾病随访、判断疾病严重性、评估疾病临床过程及其预后、估计对治疗的反应等。其最终目的用于改善患者结局。

一、诊断流程

通常我们诊断流程大致分为以下几个步骤

（1）收集初始信息（从病史或检查中）；

（2）考虑诊断及鉴别诊断；

（3）给每一种可能的诊断加上概率；

（4）收集更多的信息；

（5）修正概率；

（6）执行诊断测试；

（7）将概率进一步修正到有助于决策的水平。

二、诊断性试验的定义

诊断性试验（diagnostic test）是诊断疾病的试验方法，这里的"试验"是指能帮助我们诊断疾病的信息，包括病史采集、体格检查、实验室检查、影像学检查、其他检查等。

三、诊断性试验研究方法

（一）诊断性研究的设计要点

1. 确定金标准

金标准（gold standard）又称为标准诊断方法或参考标准（reference standard）是公认的

诊断某种疾病的最准确、最可靠、最佳的方法，可以是病理学诊断（组织活检和尸检），也可以是手术发现、病原体分离培养、影像学诊断、尸检、特殊检查，或者是临床医学专家制定的诊断标准（如新型冠状病毒肺炎诊断标准），或者是长期随访得到的诊断结果。

诊断性试验通过金标准来确定研究对象是否患病，如果选择的金标准不能正确区分有病和无病，会导致疾病分类偏倚（disease classification bias），影响诊断性试验的真实性，因此选择正确的金标准非常重要。

2. 合理选择研究对象

临床上诊断性试验常常用于不能确诊、难以鉴别的疾病或区分疾病的严重程度，所以诊断性研究纳入的研究对象应该与临床实际情况相似，包括临床上与研究疾病容易混淆的其他疾病的患者，处于研究疾病不同时期的患者，研究疾病典型或非典型表现的患者，这样才能反映出诊断性试验。如研究胸部 CT 对肺癌的诊断，纳入对象应该包括影像学上容易与肺癌混淆的其他患者如肺结核、肺炎等，如果仅纳入肺癌和正常人，则会虚假提高胸部 CT 对肺癌的准确性，所以诊断性研究不宜纳入完全无病的正常人。

然而不同的设计方案选择对象的方法有所不同。诊断性队列研究方案纳入研究期间所有怀疑目标疾病的患者作为研究对象，比如研究 NIHSS 评分对大血管闭塞性脑梗死的诊断价值，则应纳入所有急性脑梗死患者，采用 DSA 判断是否为大血管闭塞性脑梗死，同时进行 NIHSS 评分。如采用诊断性病例对照研究方案，则一开始就选择已经明确患病的患者作为病例组，已经确定不患目标疾病的对象作为对照组。采用病例对照研究要特别注意病例组的代表性，应包括典型和非典型的患者以及处于不同严重程度、不同时期的患者。对照组应包括与目标疾病容易混淆的其他疾病患者。病例组选择不当会影响诊断学试验的敏感度，对照组选择不当会影响诊断性试验的特异度。

3. 盲法、独立、同步比较诊断性试验和金标准

盲法：判断诊断性试验结果者不能预先知道研究对象是否真的患病。一旦临床医生知道胸部 CT 发现胸腔积液，他们就会在听诊中发现呼吸音降低，如果超声检查显示肾脏有结石，他们会在腹部 X 光平片上发现相应的不透明阴影。类似地，如果病理学家知道病人尿液中有本周氏蛋白或血清电泳中有 M 峰，在解释骨髓活检时可能会过度解释。因此，提前知晓金标准的结果可能会在解释诊断性试验结果时引入偏见。

独立：某些疾病的诊断标准是一系列临床资料和试验的集合（如系统性红斑狼疮），此时诊断性试验不能包含在金标准之中，否则可能发生掺和偏移（incorporation bias），增加两者一致性，夸大诊断性试验的准确性。诊断性试验不能影响金标准的检查，如果诊断性试验阳性时进行金标准检查，诊断性试验阴性时就不进行金标准检查，则可能导致核实偏移（verification bias），所以无论诊断性试验的结果怎样，都应该进行金标准核实，这种情况容易发生在金标准为有创性检查时，如研究 NIHSS 评分对大血管闭塞性脑梗死的诊断价值，金标准为脑血管造影，对所有纳入脑梗死的患者均应进行脑血管造影，即便 NIHSS 评分低的时候。

同步：诊断性试验和金标准应该同步进行，特别是对于处于变化中的或自限性疾病。

4. 四格表及诊断性试验相关指标（表7.1）

表 7.1

诊断性试验	金标准		合计
	有病	无病	
阳性	真阳性（a）	假阳性（b）	$a+b$
阴性	假阴性（c）	真阴性（d）	$c+d$
合计	$a+c$	$b+d$	N

（1）敏感度（sensitivity，SEN）或真阳性率：有病者诊断性试验阳性的比例，对具体某诊断性试验，它的敏感度是固定不变的。

$$SEN = a/(a+c)$$

（2）特异度（specificity，SPE）或真阴性率：无病者诊断性试验阴性的比例，对具体某诊断性试验，它的特异度是固定不变的

$$SPE = d/(b+d)$$

（3）准确度（accuracy，ACC）：诊断性试验正确的比例

$$ACC = (a+d)/N$$

（4）阳性预测值（positive predictive value，+ PV）：诊断性试验阳性中患病者的比例，即患者进行了诊断性试验结果为阳性时他患病的概率

$$+ PV = a/(a+b)$$

（5）阴性预测值（negative predictive value，– PV）：诊断性试验阴性中无病者的比例，即患者进行了诊断性试验结果为阴性时他不患病的概率

$$- PV = d/(c+d)$$

（6）患病率（prevalence，PRE）：纳入诊断性试验的研究对象中有病者的比例，患病率影响阳性、阴性预测值，患病率越高，阳性预测值越大，阴性预测值越小，故阳性预测值和阴性预测值是不稳定的，随纳入研究对象的患病率变化而变化，不能用预测值来比较两个诊断性研究。

$$PRE = (a+c)/N$$

（7）举例患病率对预测值的影响：

肌酸激酶（CK）诊断心肌梗死（CK < 80 = CK –）（SEN = 93%，SPE = 88%）（表 7.2、表 7.3）

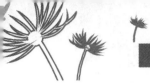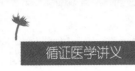

表 7.2　监护室（PRE=65%）

	心肌梗死	无心肌梗死		
CK +	186（93%）	13	199	+ PV=93%
CK −	14	97（88%）	111	− PV=87%
合计	200	110	310	PRE=65%

表 7.3　普通病房（PRE=10%）

	心肌梗死	无心肌梗死		
CK +	279（93%）	361	640	+ PV=44%
CK −	21	2 649（88%）	2 670	− PV=99%
合计	300	3 010	3 310	PRE=10%

（8）阳性似然比（positive likelihood ratio，+ LR）：有病者诊断性试验阳性的概率和无病者诊断性试验阳性的概率之比，或真阳性率和假阳性率之比。阳性似然比反映诊断性试验阳性时患病的可能性，阳性似然比越大，试验结果阳性者患病的可能性越大。某一诊断性试验的阳性预测值是固定不变的。

$$+\mathrm{LR} = \frac{a/(a+c)}{b/(b+d)} = \mathrm{SEN}/(1-\mathrm{SPE})$$

（9）阴性似然比（negative likelihood ratio，− LR）：有病者诊断性试验阴性的概率和无病者诊断性试验阴性的概率之比，或假阴性率和真阴性率之比。阴性似然比反映了诊断性试验结果为阴性时患病的可能性大小。阴性似然比越小，诊断性试验阴性者不患病的可能性越大。某一诊断性试验的阴性预测值是固定不变的。

$$-\mathrm{LR} = \frac{c/(a+c)}{d/(b+d)} = (1-\mathrm{SEN})/\mathrm{SPE}$$

（10）多水平似然比（multi-level likelihood ratio）：如果诊断性试验结果是连续性变量，如血红蛋白、身高、体重等数值，可将试验结果划分为不同范围或区间，计算各水平似然比：

$$多水平似然比 = \frac{有病者诊断性试验结果在某范围的比例}{无病者诊断性试验结果在该范围的比例}$$

多水平似然比举例（表 7.4）：

表 7.4　铁蛋白诊断缺铁性贫血

	金标准（骨髓活检）		
铁蛋白	缺铁例数（真阳性率）	非缺铁例数（假阳性率）	+ LR
≥100	36（4）	1 400（73）	4/73
45～99	60（7）	390（20）	7/20
35～44	39（5）	40（2）	5/2
25～34	67（8）	34（2）	8/2
15～24	68（8）	36（2）	8/2
≤14	580（68）	20（1）	68/1
合计	850（100）	1 920（100）	

ROC 曲线（receiver operating characteristic curve），受试者工作特征曲线，用于比较不同的诊断性试验，也是用于确定参考临界值的方法。试验结果为连续变量，通过计算各临界点的特异度、敏感度，以 1 − SPE 为横坐标，SEN 为纵坐标绘制出一条连续的曲线，即 ROC 曲线（图 7.1）。

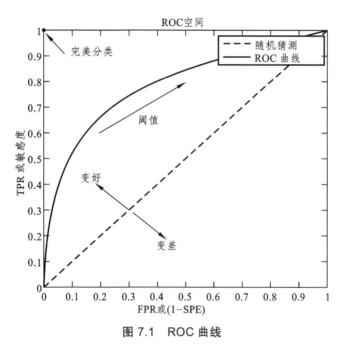

图 7.1 ROC 曲线

从 ROC 曲线可以看出，敏感度增加，特异度减小，反之亦然。最理想的诊断性试验是敏感度特异度均为 1，故 ROC 曲线越靠近（0，1）点、越偏离 45°对角线越好，即曲线下面积越大，诊断准确性最大。

（二）诊断性研究设计方案

临床上医师诊断疾病时要根据患者情况确定患者是否满足疾病诊断标准，而当前公认的该疾病的诊断标准即为金标准。但是许多疾病的金标准方法比较复杂，甚至有的有创伤的，或者需要复杂的实验设备或检测方法，所以临床医师诊断疾病时可能不用金标准，而用诊断性试验替代。因此必须了解诊断性试验的价值，研究诊断性试验价值的研究即诊断性研究，其目的是了解该试验的准确性，反应准确性的指标有敏感度、特异度、似然比等。

诊断性研究的基本设计方案是横断面研究，但如果从研究对象纳入方式划分，又可分为 2 种：① 诊断性队列研究（Diagnostic cohort design）；② 诊断性病例对照研究（Diagnostic case-control design）（图 7.2）。如果要评估诊断性试验是否能改善患者结局，则将诊断性试验作为一种干预措施，采用 RCT 方案。

1. 诊断学队列研究

是连续性纳入可能患有研究疾病的研究对象，同步进行金标准和诊断性试验检查，再进行盲法评估两者结果，通过金标准结果判断研究对象是否患病，比较诊断性试验和金标准的结果。诊断性队列研究是诊断性试验最佳设计方案。

2. 诊断性病例对照研究

指纳入一组确诊患有研究疾病的对象，再纳入一组明确不患有该疾病的对象或正常人，分别将两组对象进行诊断性试验，将诊断性试验的结果与既定的诊断对比。

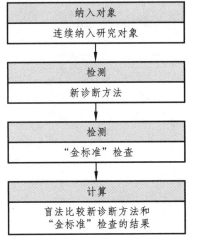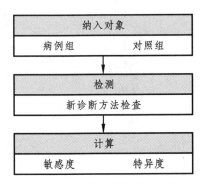

（a）诊断性队列研究　　　　　　　　（b）诊断性病例对照研究

图 7.2　诊断性队列研究和诊断性病例对照研究

由图 7.2 可以看出，诊断性队列研究与临床实际情况更相似，每个对象均进行金标准的验证，能更好地避免选择性偏倚或核实偏倚，而诊断性病例对照研究没有经过金标准的检验，不能保证纳入的有病组一定患有该疾病（有可能纳入患有与该疾病容易混淆的疾病的患者），也不能保证对照组一定是不患该疾病的人群，容易发生选择性偏倚或核实偏倚。

3. 随机对照研究方案

将患者随机分为两组，一组进行诊断性试验，并根据试验结果做出相应处理，另一组不进行诊断性试验，按常规方法治疗，最后比较两组患者结局是否有差别。随机对照研究方案无法评估诊断性试验的准确性指标，故诊断性研究一般不采用该设计方案。然而我们研究诊断方法的最终目标是改善结局，采用随机对照研究方案（RCT）可以评估诊断性试验能否改善患者结局。例如通过 RCT 证明床旁肌钙蛋白检测是否能缩短结果报告时间，缩短治疗时间，改善急性心肌梗死患者的结局。

（三）诊断性研究的证据分级

由于诊断性研究的方案设计、研究对象选择、金标准确定、评估方法等差异，诊断性研究结果的真实性也存在差别，英国牛津循证医学中心 2001 年提出了一套证据分级方法，将证据分级与推荐级别相结合，用于预防、诊断、治疗、预后和危险因素等领域的研究证据。牛津循证医学中心于 2011 年进行修订，取消了推荐级别，更简单、更符合实际情况，见图 7.3。

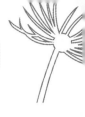

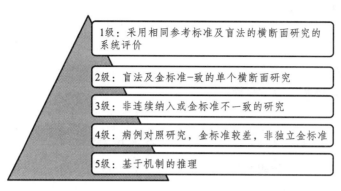

图 7.3　诊断性研究的证据分级

注：1 级、2 级证据中的横断面研究指诊断性队列研究的设计方案。

第二节　诊断性研究的评价步骤

临床医生为了诊断疾病需要借助各种诊断技术，为了避免盲目选择、过度医疗，需要选择对疾病有针对性的诊断技术，需要了解该诊断技术对该疾病诊断的准确性、安全性、适用性等，常常通过查阅他人的研究结果来解决临床问题。

例：78 岁女性，下肢骨折卧床后 10 天出现胸痛、咯血、呼吸困难，进行性加重，查体：双肺呼吸音低，检查：血气分析氧分压 70 mmHg，医生怀疑肺栓塞可能，为了确诊，是否能通过测定肺的通气/灌注功能来确诊？

一、提出临床问题

急性肺栓塞起病急，病情凶险，致死率致残率高，及时、准确的诊断是成功治疗的关键。诊断肺栓塞的金标准是肺动脉造影，由于其有创性，且需要有介入资质的医师操作及术前准备需要时间等，临床上无法快速的确定病人是否发生肺栓塞。肺通气/灌注检查是基于肺通气功能及血流灌注功能进行显像,若肺灌注显像异常，则提示肺血管阻塞性疾病，如肺栓塞，该检查无创、简便、安全，被广泛应用于临床，那么该检查对诊断肺栓塞的准确性如何呢，故上述病例的临床问题是：怀疑肺栓塞的病人，肺的通气/灌注功能检测的准确性如何？

二、构建临床问题

为便于检索，诊断性试验也推荐采用"PICO"要素，如下：

P（patient）：怀疑肺栓塞患者

I（intervention）：肺的通气/灌注功能检查

C（comparison）：肺动脉造影

O（outcome）：诊断肺栓塞

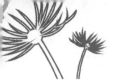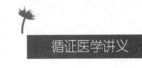

三、检索相关数据库

1. 选择数据库

尚无专门针对诊断学研究的数据库，只能通过综合性数据库检索，首先检索循证医学知识库，再选择 Pubmed 等综合数据库。

2. 确定检索词

根据构建的 "PICO" 4 要素，本例可选择的检索词包括：pulmonary embolism，ventilation/perfusion scan，diagnostic tests，sensitivity，specificity，accuracy 等。

3. 检索数据库

首先检索循证医学知识库如 Summaries 类数据库（如：UpToDate、Best Practice 等），再选择 Pubmed 等综合数据库。

4. 筛选文献

根据构建的临床问题，从检索出的文献中筛选能回答临床问题的文献资料。可以分为 3 个步骤进行：

（1）初筛：根据文献的题目、摘要剔除明显不合格的文献。

（2）全文筛选：对剩下的文献通过阅读全文即分析，确定是否能回答我们构建的问题。

（3）与作者联系：如果对文献中不能确定的信息或者有疑问和有分歧的文献，可通过与作者联系获取信息后再决定取舍。

对经过上述步骤最终纳入的文献，其质量如何，是否适用我们的实际情况，是否能解决我们构建的临床问题，则需要进行真实性、重要性、适用性评价。

第三节　诊断性研究证据的评价

通过检索我们找到了可能能回答我们临床问题的资料,但是必须考虑研究证据是否真实、可靠，评估该结果能否用于当前患者，所以我们需要评价研究结果的真实性、重要性、适用性。

一、真实性评价

证据的真实性指研究结果能否反映客观情况，是否可信。研究结果的真实性取决于研究的实际和实施。从三个方面进行评价：研究对象的代表性，是否经过金标准检验，诊断性试验是否与金标准进行了独立、盲法比较。

（一）样本选择是否合适

诊断性试验用于鉴别研究疾病和其他有类似症状体征的容易混淆的疾病，所以研究对象的选择应具有代表性，是否包括适当的患者，是否和我们平时所见的患者相似。研究对象与目标疾病症状相似的患者，例如诊断急性心肌梗死的患者，则研究对象应包含容易与急性心肌梗死表现相似的其他疾病的患者，如主动脉夹层、气胸等，并且应包含该处于疾病不同时期的病人。

有很多诊断性研究包括大量病例和正常人，这些患者和正常人之间该诊断性试验的结果有明显的差异，该诊断性试验能轻而易举地鉴别出病人和正常人，这种情况会过高估计该诊断性试验的诊断价值，例如我们研究胸部 CT 对新冠肺炎的诊断价值，如果纳入的研究对象为新冠肺炎患者和正常人，很容易过高估计胸部 CT 对新冠肺炎的诊断价值，如果纳入的人群有新冠肺炎、肺结核、肺癌、其他病原体感染的肺炎，那得出的结论则不一样。故选择研究对象应与临床实际相似，诊断性试验的结果才能更真实。

值得注意的是，若采用诊断性病例对照研究方案，病例组是已确诊目标疾病的患者，纳入对象应选择不同病情程度及处于不同时期的对象，若选择的是病情明显的中晚期患者，则会发生选择性偏倚，夸大诊断性试验的灵敏度，影响结果的真实性。对照组是确定没有目标疾病的对象，应包括患有与目标疾病容易混淆的其他疾病的对象，若选择都是正常人或与目标疾病完全无关的其他患者，会夸大诊断性试验的特异度。

在评价诊断性研究的时候，我们需要评价纳入的研究对象是否能代表研究疾病的疾病谱，以及与研究疾病相混淆的疾病。

（二）是否所有研究对象都经过金标准确诊

评估被评估测试结果正确性的唯一方法是与永远不会出错的东西进行比较，这个东西叫作参考标准或金标准。金标准的目的是告诉你真相——病人是否真的患有疾病。这意味着金标准是永远不会出错的，它具有 100% 的敏感性和 100% 的特异性。然而，这样一个理想的"金标准"几乎从来都不存在，我们不得不接受一些不太理想的东西作为合理的金标准。临床中，我们对某一种疾病可能找不到理想的金标准，所以临床医学专家制定的诊断标准或者是长期随访的结果也可以是金标准。如果选择的金标准不合理的，那么结果就不可信。

临床上金标准检查通常是侵入性的和/或昂贵的。当评估中的检测结果为阴性时，临床医生可能倾向不愿意执行金标准检查。例如，如果你在评估运动心电图，你可能不喜欢对那些运动测试呈阴性的人做冠状动脉造影。同样，如果通气灌注扫描结果为阴性，你可能不倾向做肺血管造影（肺栓塞的"金标准"）。但是你不能保证诊断性试验阴性的人就一定是真阴性，可能产生部分核实偏倚（partial verification bias）。有时对诊断性试验阳性和阴性者采用不同的金标准，也会造成差异核实偏倚（differential verification bias）。

评价诊断性研究时，需要仔细阅读研究使用的金标准，根据你对这个研究的了解，判断它是否合理。同时我们需要看研究的结果部分给出的接受诊断性测试的受试者人数和接收金标准检查的受试者人数。如果所有受试者均进行了两者检查就没有问题。

（三）诊断性试验与金标准是否进行盲法、独立、同步比较

应该盲法评估诊断性试验与金标准结果，避免由于主观因素导致测量偏倚。盲法要求判断诊断性试验结果者不能提前知晓研究对象的金标准诊断结果，而按照金标准判断研究对象是否有病者不能知道研究对象的诊断性试验结果，否则会发生评估偏倚（review bias），如观

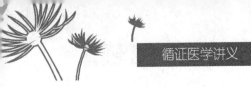

察者提前知晓了研究对象的金标准结果为阳性，可能会更仔细去判断诊断性试验结果，若提前知晓研究对象的金标准结果为阴性，则相反。

独立，指的是诊断性试验是独立于金标准的，即金标准不应该包括诊断性试验，如果诊断性试验是金标准的一部分，会发生掺和偏倚（incorporation bias）那么可能得出错误的结论夸大诊断性试验和金标准的一致性。例如，如果你评估心肌酶诊断心肌梗死的价值，而你使用世界卫生组织的标准作为金标准，它的诊断依据包含了心肌酶的指标，那么就有问题了，当心肌酶判断为阳性或阴性时，世卫组织的标准也判断为阳性或阴性。这样的金标准并不是"独立的"，这种情况会导致过高估计诊断性试验的敏感度、特异度。因此，金标准需要独立于测试。

同步是指同一研究对象进行金标准检查和诊断性试验检查的时间同步性，避免由于间隔时间太长病情变化得出不一致的结论，特别是一些自限性疾病，例如在研究对象疾病处于急性期时、症状明显时做金标准检查得出阳性结果，间隔一段相对长的时间后再给这个对象做诊断性试验，则很可能得出阴性结果，就会夸大金标准和诊断性试验的不一致性

在评价诊断性研究时可以看这篇论文的作者是否在方法部分写到，判断金标准结果的研究者和判断诊断性试验的研究者互相不知道对方对某研究对象给出的结论，并且注意诊断性试验是否是金标准的一部分，留意金标准和诊断性试验是否同步进行。

QUADAS（quality assessment of diagnostic accuracy studies，QUADAS）是一种新近发展起来的诊断性研究的质量评价工具，是基于对现有证据的 3 个系统评价以及由诊断性研究专家组参与的 Delphi 流程系统发展而来，也是 Cochrane 协作网推荐的。目前最新版本是QUADAS-2，一共有 11 个条目，具体如表 7.5。

表 7.5　QUADAS-2 表

条目		评价结果		
1. 研究对象代表性	纳入研究对象是否能代表医院接受该试验的患者情况？	是	否	不清楚
2. 金标准的合理性	金标准是否能准确区分目标疾病？	是	否	不清楚
3. 试验的间隔时间	金标准和诊断试验检测的间隔时间是否足够短，以避免病情明显变化	是	否	不清楚
4. 部分证实偏倚	是否所有研究对象或随机选择的研究对象均接受了金标准检查？	是	否	不清楚
5. 不同证实偏倚	是否所有研究对象无论诊断试验结果如何，都接受了相同的金标准检测？	是	否	不清楚
6. 嵌入偏倚	金标准试验是否独立于诊断性试验（即诊断试验不包含在金标准试验中）？	是	否	不清楚
7. 金标准盲法评估	金标准的结果解释是否在不知晓诊断试验结果的情况下进行的？	是	否	不清楚
8. 诊断试验盲法评估	诊断试验结果解释是否在不知晓金标准试验结果的情况下进行的？	是	否	不清楚
9. 临床信息	解释试验结果时可参考的临床信息是否与临床应用中相同？	是	否	不清楚
10. 不确定结果	是否报道了难以解释/中间试验结果？	是	否	不清楚
11. 失访情况	对退出研究的病例是否进行解释？	是	否	不清楚

利用 QUADAS 可以计算诊断性试验的质量总评分，用图表表示，比如利用堆积条形图描述每个条目的评价结果，或利用列表即表格一一展示 11 个条目的评价结果。

二、重要性评价

我们在进行诊断试验之前所考虑的疾病的概率（称为"验前概率"）在试验后应该有实质性的变化，我们在试验结果之后得到的概率叫作"验后概率"。事实上，它一直在变化，随着病史和体检结果的更新，其可能性也在变化。例如，一旦病人主诉持续 2 小时的胸痛，我们就会想到某些可能性——比如急性心肌梗死、心包炎、肺炎、胸膜炎和主动脉夹层。看看他的年龄，比如，60 岁，我们认为心肌梗死比其他疾病更有可能发生。我们询问疼痛的特征（发病、部位、是否放射等）和危险因素（如糖尿病、高血压、吸烟、高脂血症等）并相应修正，心肌梗死达到高水平的概率（比如 60%）。然后我们做一些测试，比如心电图和心肌标志物。每一步都进一步修正了概率。如果 ECG 显示 ST-T 改变，概率增大，接近 99%～100%，诊断得到确认。在这种情况下，诊断性试验是在修改，验前概率为 60%，验后概率为 99%～100%。说明诊断性试验的功能是修改验前概率。

诊断性研究的重要性是指诊断性试验能否准确区分有病和无病，我们做诊断试验，是为了增加可能性即明确诊断或降低可能性即排除诊断，接近 95% 或以上明确诊断，接近"零"或低于 5% 排除诊断，即诊断性试验如果能够明显地修改验前概率，明确诊断或排除诊断，那我们认为该诊断性试验的结果是重要的。诊断性试验结果是否重要，主要看它的敏感度、特异度，特别是似然比。

（一）敏感度、特异度、似然比

诊断性试验的敏感度越高，则假阴性 c 越小，漏诊越少，如果敏感度接近 100%，则没有漏诊，c 趋近于 0，c 越小，阴性预测值 $d/(c+d)$ 越大，阴性结果的价值越大，说明诊断性试验若为阴性结果，则该对象不患病的可能性越大。因此，高敏感度的试验用于：① 阴性结果排除诊断；② 如果漏诊会造成严重后果时，如烈性传染病的筛查、献血员经血传播疾病的筛查等；③ 无症状患者的早期筛查，如肿瘤的早期筛查等。

诊断性试验的特异度越高，则假阳性 b 越小，误诊越小，如果特异度接近 100%，则没有误诊，b 趋近于 0，b 越小，阳性预测值 $a/(a+b)$ 越大，阳性结果的价值越大，说明诊断性试验若为阳性结果，则该对象患病的可能性越大。因此，高特异度试验用于：① 疾病确诊；② 疾病预后严重，假阳性会造成患者严重的心理负担，如艾滋病，或者疾病治疗措施有明显副作用时，如恶性肿瘤的确诊。

我们在判断诊断性试验重要性时，需要综合判断敏感度和特异度，有的诊断性试验敏感度很高，但特异度很低，价值不大。似然比可以看作是敏感度、特异度的综合指标，反映验前概率和验后概率的差别。

（二）验前概率

验前概率是指进行诊断性试验前患者患病的概率。

验前概率可通过以下途径获取：① 通过回忆之前见过的类似的患者，从患者最终诊断反推其验前概率。② 查询地区或国家有关患病率的统计资料，这些资料往往是人群的总患病率，虽然有一定参考价值，但是并未提供某个特定人群（比如某些症状的人）的患病率。③ 查询地区或国家实践数据库估计的验前概率，收集某些症状的患者信息并分析其最终诊断，这种数据库目前极少。④ 参考我们自己为评估诊断性试验所检索的原始研究文献，若文献真正纳入的具有某个临床问题的全部患者，且其研究地点和当前患者所在医疗机构相似，其验前概率可供参考。⑤ 参考专门研究验前概率的文献，这些文献研究各种临床表现的相关疾病及患病概率，若当前患者临床表现与文献描述相似，可采用文献中的患病率作为验前概率。

（三）验后概率

验后概率是指进行诊断性试验后患者的患病概率，阳性结果验后概率等于阳性预测值。我们之前说过阳性预测值随纳入研究对象患病率的变化而变化，所以当某疾病的验前概率不等于纳入研究对象的患病率时，应该用验前概率对验后概率进行修正。

$$验后概率 = \frac{验后比}{1+验后比}$$

$$验后比 = 验前比 \times 似然比$$

$$验前比 = \frac{验前概率}{1-验前概率}$$

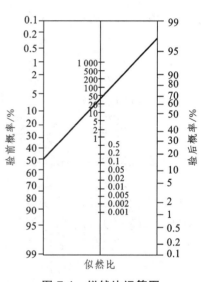

除了运用公式计算，还可以运用似然比（likelihood radio，LR）运算图（图 7.4）直接获取验后概率，在左侧标尺上找到验前概率，中间标尺上找到似然比，直接连接两点并延伸到右侧标尺相交，相交点即验后概率的值。

从图 7.4 可以看出，① LR > 10 或 < 0.1 能使验后概率发生较大改变，往往能确诊或排除疾病；② LR 在 5 ~ 10 或 0.1 ~ 0.2，验后概率较验前概率有中等程度改变，很可能能确诊或排除疾病；③ LR 在 2 ~ 5 或 0.2 ~ 0.5，验后概率较验前概率有一定改变；④ LR 在 1 ~ 2 或 0.5 ~ 1，验后概率近似于验前概率，则诊断性试验价值很小；⑤ LR = 1，验后概率等于验前概率，进行该诊断性试验则完全无价值。

图 7.4　似然比运算图

所以诊断性试验敏感度、特异度、似然比越大或越小，其价值越大、越有用。从 ROC 曲线可以看出，敏感度、特异度均大，曲线越靠近左上，曲线下面积越大，诊断性试验则较理想。一些敏感度极高的诊断性试验则阴性结果可以排除诊断，特异度极高的诊断性试验阳性结果可以明确诊断。但临床上很少有这类试验，就可以用似然比评估诊断性试验的价值。

三、适用性评价

1. 在你所在的医院，诊断性试验是可行的和可重复的吗

诊断性试验的可行不仅包括检查所需的设备和试剂，还包括人力资源（如技术人员和专

家），需要评估你所在的医院是否有条件开展该诊断性试验，使用的方法是否与文献报道的相似。如某些基于症状和体征的诊断方法，不同医院或不同医师的检测结果可能差别较大，而影响其重复性和临床应用。

2. 诊断性研究与你实践中的疾病是否一致

你需要考虑在你的实践中疾病的严重程度和疾病的鉴别诊断条件是否与研究中相似。否则，诊断性试验的参数（灵敏度、特异性、似然比）可能不会严格适用。

3. 结果会改变我的决策吗

诊断的最终目的是治疗，验后概率能不能改变我们对患者的处理，这是个非常重要的问题。若患病可能性极小，则不考虑诊断性试验，若患病可能性很大，则可以开始治疗，不需要更多的诊断性试验，这两种情况分别称为试验阈值（test threshold）和治疗阈值（treatment threshold），若试验阈值＜验前概率＜治疗阈值，则进行诊断性试验，其目的是希望将验后概率提高到＞治疗阈值，或降低到＜试验阈值。

4. 你的病人会因为诊断性试验的结果变得很好吗

仅仅说诊断性试验改变你的决策是不够的。你需要考虑的是，是否由于这种治疗阈值进行诊断性试验，进行诊断性试验后，你的病人是否会更早出院回家，更少的不便，更早重返工作岗位，更少的开支。然后这种获益值得进行诊断性试验的成本和风险吗？

参考文献

[1]　李幼平. 循证医学[M]. 北京：人民卫生出版社，2014：63-74.

[2]　王家良. 循证医学[M]. 北京：人民卫生出版社，2015：138-150.

[3]　STRAUS S E, GLASZIOU P, RICHARDSON W S, et al. Evidence-based medicine — how to practice and teach EBM[M]. 5th Edition. Amsterdam: Elsevier Limited, 2019: 185-218.

[4]　PRASAD K. Fundamentals of evidence-based medicine[M]. 2nd Edition. India: Springer, 2013: 83-107.

[5]　JENICEK M. Foundations of evidence-based medicine: clinical epidemiology and beyond[M]. 2nd edition. Boca Raton: CRC Press, 2019: 105-132.

扫描二维码获取本章课程学习资源

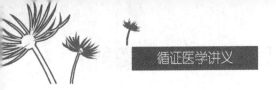

第八章　治疗性证据的评价与应用

治疗性研究一直是临床研究和实践的重点。目前研究证据数量众多，但质量却参差不齐。一些声称有价值的已发表临床研究结果在研究设计、数据收集和统计分析等许多方面存在缺陷。因此，在循证治疗的实践中，我们需重点解决如何合理选择及使用最新和最佳的治疗证据。本章主要阐述治疗性证据的评价和疾病治疗证据的应用。

第一节　提出临床治疗性问题

清楚地表达研究设计针对的问题及需求是很重要的。临床问题是文献检索的起点，因此需要注意避免提出的治疗性问题过于笼统或者过于具体，范围太大注定会纳入许多无用的信息，无法解决患者的具体问题，太过具体则很可能导致资料无法获取。那么我们怎么才能比较合理地提出临床治疗性问题，并获取到有用信息呢？国际通用的PICO模式就特别适合治疗性问题的构建。在这里，P代表特定的患病人群或者某个问题（population/problem），I代表干预措施（intervention），C指的是对照组或另一种可用比较的干预措施（comparison/control），O代表结局（outcome）。例如问题"短期使用阿司匹林联合氯吡格雷相比单用阿司匹林能否降低急性非致残性脑卒中的复发风险？"其中的P指的是急性非致残性脑卒中患者；I指的是阿司匹林联合氯吡格雷；C指的是阿司匹林；O指的是卒中复发。

我们在实践中可以将我们想要了解的问题通过以上方式转化为较为标准的问题格式进行检索从而获取到有用的证据。

第二节　如何检索最佳证据

检索治疗性研究证据时，根据PICO原则，首先确定关键词，再通过"AND"或者"OR"进行逻辑组配。建议先在二次研究文献数据库中（主要为Cochrane Library、UpToDate、Clinical Evidence、 Best Evidence等）检索有无高质量的系统综述和Meta分析，特别是Cochrane系统综述；如果没有发现高质量二次研究证据，则进一步在MEDLINE 、EMBASE、中国生物医学文献数据库、中国期刊全文数据库等原始研究文献数据库中按照研究的质量性和可靠性，依次检索随机对照试验（RCT）、队列研究、病例对照研究、系列病例观察等研究证据。

第三节　治疗性文献评价

通过上述方法获取到治疗性研究证据之后，则要求我们对文献进行严格的评价，只有高质量的研究证据才能对临床实践有实质性的帮助。针对治疗性原始文献的评价，需从真实性、重要性以及适用性三方面进行评价，每个方面都有一套较为严格的评价标准和指标。

一、证据的真实性评价

（一）是否采用随机分配的方法分配研究病人，随机方法是否隐匿

随机对照试验（RCT）是治疗性措施最可靠的证据来源，而有无真正随机分配患者是决定研究科学最关键的问题。我们在评价这一关键点时需重点关注以下几个方面：

（1）是否设立了对照组？对照组是指设立条件相同、诊断一致的一组对象，除了不接受被研究的某项治疗方法以外，其他方面都应与试验组相同。设置对照组的主要目的在于排除其他因素对试验结果的干扰。

（2）纳入 RCT 的研究对象是否采用随机化分配方案？在 RCT 中，随机化是一项极为重要的原则。将研究对象随机分配到试验组和对照组，以平衡组间已知和未知的混杂因素，从而提高两组间的可比性，使研究结论更加可靠。常用的随机化分组的方法有简单随机、区组随机、分层随机和整群随机法。随机化应当在患者入组之前进行，即事先设定随机入组原则。

（3）随机分配方案是否隐匿？随机分配方案隐匿指的是研究者只按随机化设计的顺序纳入患者，而不知道研究对象到底是被分配到试验组还是对照组，不知患者到底将接受何种治疗。因为如果研究实施人员事先知道了全部的分组顺序，就有可能在患者入组时，选择性地决定某个研究对象是否入组从而破坏随机化，影响研究质量。通常可以采取中心控制分配方案、药房控制分配方案、信封法等方法来实现对于随机分配方案的隐匿。

（二）是否随访了纳入研究的所有病人，观察期是否足够长

随机分组后任何观察病例的丢失，都会直接影响到结果。如果疗效差的患者退出或者失访，可能会导致治疗效果被高估；如果因为干预措施的副作用导致患者退出治疗组，可能会导致疗效被高估，危害性被低估。理想的情况是所有纳入的研究对象在研究过程中都没有失访，但在实际上几乎无法做到。一般将失访率控制在 10%以内较为合适，若失访率超过 20%，研究的结果可信度偏低。如果失访率在 10%~20%之间，可将试验组丢失的病例数计入无效，而对照组丢失的病例数作为有效，重新进行计算，如仍具有临床和统计学意义，则结果仍有真实性及应用价值。另外，不同的疾病有不同的观察期，随访时间的长短在于疾病病程特点，通常临床观察的疗程至少数月，有的甚至需要一年以上。例如，使用达比加群酯治疗深静脉血栓，若仅治疗并随访 1 周，治疗效果不一定能体现，也不大可能观察到并发症等终点事件的发生。

（三）是否随机分配入组的所有病人的有关结果进行了意向性治疗分析

临床试验无法避免受试者在试验期间离开试验，这会使得试验在结束时很难统计临床结局：统计临床结局时，我们应该考察随机化分配好的受试者还是考察最终完成实验的患者呢？

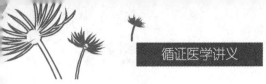

按最初随机分配入组的病例，无论其是否接受或未接受治疗药物，全部都纳入最后的结果分析，这就是意向性治疗分析（intention to treat analysis，ITT）。这时最终结局计算的两组受试者总数则分别为随机化分配完成后两组受试者的总数。

如果我们考察结局时把离开的受试者剔除在外，那么这就是按完成治疗分析（per-protocol，PP）。这时最终结局计算的两组受试者总数则分别为最终两组完成试验的受试者总数（图 8.1）。

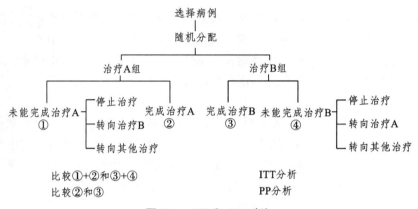

图 8.1　ITT 和 PP 对比

这两种算法都存在弊端。ITT 低估了结局的发生率，从而可能造成假阴性结果的增加；而对于 PP 而言，由于在结局发生率的分母里除去了离开试验的受试者，则必然高估了结局的发生率，可能会带来假阳性率的提高。

比如：现有某药物，其疗效好，但不良反应大。进行该药物的 RCT 研究：A 组为试验药物组，B 组为安慰剂组。A 组由于药物不良反应大，中途退出者多（疗效尚未显现）。

ITT：A 组的中途退出者（疗效尚未显现）也纳入分析，稀释了 A 组真实的疗效，如此便低估了药物疗效。

PP：仅对完整执行研究方案的受试者进行分析，剔除了中途退出者，因而可能会夸大药物疗效。

由此可见，不同的分析方法可能会得到不同的结论，但由于使用 ITT 的益处在于不会破坏随机化原则和基线的可比性，保留了随机化分配的优点，分析结果通常较为保守。所以 ITT 在疗效分析中已被广泛采用，并且成为疗效真实性评价的一个重要方面。

（四）治疗措施和结果测量是否采用盲法

在临床试验中，研究对象如果知道自己是在试验组或对照组，可能会刻意改变自己的某些行为或者寻求其他治疗。同样的，参与试验的研究人员如果知晓研究对象的分组情况，可能无法对试验组和对照组的研究对象做到"一视同仁"，这些主观因素可能给试验的结果带来偏倚。

为了控制这种偏倚，我们也可以采用盲法。通过随机分组可以最大限度地控制选择性偏倚，采用盲法可以尽可能地减少测量性偏倚，以确保观察结果的真实性。一般可以分为单盲（只对研究对象设盲）、双盲（对研究对象和给予干预的研究人员设盲）、三盲（在双盲基础上同时对资料整理和分析人员设盲）。在实际的运用过程中，应该注意避免将分组隐匿和盲法混淆。分组隐匿在最后一名研究对象完成分组时结束，而盲法贯穿于整个干预和观察过程中。分组隐匿可以在任何随机的试验中进行，但并非所有的试验都可以使用盲法，例如比较药物治疗和手术治疗效果的试验就很难做到盲法，这类难以做到盲法的试验称为开放性试验。当遇到这种情况时，可以请其他医生评价临床记录、检查结果或使用客观指标评价治疗效果。

在这里我们分别举一个盲法描述不够完善的例子和一个描述优秀的例子。

例 1：本研究旨在进一步采用多中心、随机、盲法、平行对照研究，进行临床疗效及安全性评价，验证绝经综合征中医药规范化治疗方案。研究组清心滋肾方颗粒剂，对照组清心滋肾方颗粒模拟剂。两组均口服。每日 1 包，分 2 次服用，早晚各 1 次。

例 2：本研究旨在以苯磺酸氨氯地平为阳性对照药物，通过多中心、随机、双盲、双模拟及前瞻性平行对照临床研究，评价盐酸马尼地平在轻中度高血压患者中的疗效和安全性，为其临床应用提供依据。

试验组患者服用盐酸马尼地平片（10 mg/片）和苯磺酸氨氯地平片模拟剂；对照组患者服用苯磺酸氨氯地平片（5 mg/片）和盐酸马尼地平片模拟剂。2 种模拟制剂为不含药物的空白制剂，外观、形状、气味及规格分别与试验药盐酸马尼地平片和对照药苯磺酸氨氯地平片一致。服药方法：1 次/d，早餐后 30 min 服用。

【分析】例 1 虽然明确采用了盲法，但是设盲对象也没有明确说明；虽然明确了两组药物的用药方式一致，但是两组药物在外观、气味、包装上是否相似也没有给出说明。读者根据文章的描述无法对盲法的运用情况进行评估。

例 2 采用双盲，即设盲对象为受试者和所有的研究人员；明确了干预措施的相似性，包括使用了模拟剂，且模拟剂的外观、形状、气味及规格等均与试验组用药一致，因此可推算出所有的研究人员都无法猜出来受试者的分组情况。

（五）除试验方案不同外，各组患者接受的其他治疗措施是否相同

在研究中，我们经常会遇到受试者除了接受规定的治疗方案外，还接受了其他类似的干预措施，必然影响结果的真实性。其中，沾染（contamination）和干扰（co-intervention）即为常见的两种情况。前者是指对照组的患者接受了试验组的防治措施，使得试验组和对照组间的疗效差异减小；后者是指试验组或对照组接受了类似试验措施的其他处理，人为扩大或减小组间疗效的真实差异。因此，除了研究因素之外，RCT 应保证其他任何治疗包括支持疗法在组间均衡一致，这样才可能排除各种偏倚的影响，以确保研究结果的真实性。

（六）试验各组间基线指标是否均衡可比，是否对重要的预后因素做了校正

试验各组间基线资料的均衡性是为了保证观察结果的组间可比性，以便在相似的基线条件下考察处理因素对观察结果的真实影响。随机分配后，理论上试验组和对照组的基线情况应该是一致，但实际上却不一定，尤其是在样本量较小的时候。如果是某些重要的因素，比如年龄、病情等组间可比性差时，需要注意是否对其做了校正。

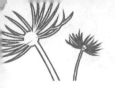 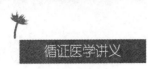

二、证据的重要性评价

在完成真实性的评价之后，第二步就需要对证据的临床价值进行重要性评价。疗效好、副作用小的治疗才具有良好的临床应用价值。所以在进行证据重要性评价的时候需重点对有效性和不良反应这两个方面进行量化评价。

（一）治疗性研究证据的效应强度大小

1. 疗效强度

除了采用有效率、治愈率、病死率、病残率等来表达疗效强度以外，为了更加全面量化研究疗效，会在循证临床实践中进一步加入下列指标：

（1）对照组事件率（control event rate，CER）：对照组中某事件的发生率，如冠心病患者采用对照组措施治疗后心肌梗死的发生率。

（2）试验组事件率（experiment event rate，EER）：试验组中某事件的发生率，如冠心病患者采用试验组措施治疗后心肌梗死的发生率。

（3）相对危险度（relative risk，RR）：是前瞻性研究中较常用的指标，它是试验组某事件发生率与对照组某事件发生率之比，用于说明前者是后者的多少倍。

$$RR = EER/CER$$

RR < 1 说明试验组的干预措施能降低不良事件的发生；RR > 1 说明干预措施增加不良事件的发生。

（4）相对危险度降低率（relative risk reduction，RRR）：指与对照组相比，试验组有关临床事件发生的相对危险度下降的水平。

$$RRR = \frac{CER - EER}{CER} = 1 - RR$$

（5）绝对危险降低率（absolute risk reduction，ARR）：是对照组事件发生率与试验组事件发生率之间的绝对差值。该值越大，说明治疗产生的临床效果越大。该指标较 RRR 更能真实反映疗效大小。

$$ARR = CER - EER$$

（6）需要治疗的人数（number needed to treat，NNT）：与对照组比较，应用试验组措施需要治疗多少例患者，可以防止 1 例不良结局发生。

$$NNT = 1/ARR$$

例：在一项评价普萘洛尔预防食管静脉首次出血的 RCT 研究中 ITT 分析结果显示两年中对照组（无干预）出血率为 61%，干预组（普萘洛尔治疗）出血率为 26%。那么：

$$RR = 26\%/61\% = 43\%$$

说明普萘洛尔干预组的出血率为对照组出血率的 43%。

$$ARR = 61\% - 26\% = 35\%$$

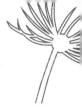

说明普萘洛尔干预组比对照组降低出血的幅度为 35%。

$$RRR = (61\% - 26\%)/61\% = 57\%$$

说明患者服普萘洛尔两年中发生首次出血的危险性较对照组减少 57%。

$$NNT = 1/35\% = 2.9$$

意思是平均需要治疗 2.9 名患者，会有多 1 例免于出血。

NNT 一定程度上反映了试验组措施的作用和效果。某疗法的 NNT 越小，说明其治疗效果越好，临床价值就大。

需要注意的是 NNT 也存在局限：① NNT 是点估计值，最好同时计算 NNT 95%可信区间。② NNT 表示的是疾病和干预结果，只有在疾病和结果相同时，才可直接比较。③ NNT 是特定情境下的研究结果，所以要关注研究情境尤其是基线情况的变化进行相应调整。④在比较不同观察时间治疗措施的 NNT 时需要对时间进行调整。具体校正公式如下：

$$NNT_{校正观察期} = NNT_{原观察期} \times 原观察期/校正观察期$$

例：使用 A、B 两种药物预防脑卒中效果的 NNT 比较，两种药物随访时间分别为 2 年和 3 年，NNT 为 76 和 88，鉴于两者的随访时间不同，B 药校正 NNT 代入公式：

$$NNT_{(2)} = 88 \times (3/2) = 132$$

表示经过时间调整后 B 药的 NNT 仍大于 A 药的 NNT，提示 A 药的疗效更好。

2. 负效值强度

在评价治疗性研究证据时，要注意不良反应在各组的发生率及其强度，如正面疗效一样，需要评价。通常使用以下指标：

（1）相对危险增加率（relative risk increase，RRI）：指与对照组比较，试验组不良反应事件增加的百分比。

$$RRI = (EER - CER)/CER$$

（2）绝对危险增加率（absolute risk increase，ARI）：指试验组和对照组不良事件率的绝对差值。

$$ARI = EER - CER$$

（3）需治多少病例才发生一例不良反应（the number needed to harm one more patient，NNH）：指与对照组比较，应用治疗措施多发生 1 例不良反应所需治疗的病例数。

$$NNH = 1/ARI$$

（二）治疗措施的效应值精确性评估

治疗措施效应强度的精确性评估通常用 95%可信区间（95% CI）表示。可信区间越窄，研究结果的精确性越好。另外根据置信区间的上下限可判断研究结果能够达到的疗效大小和是否有临床价值。对阳性结果的研究，根据置信区间的下限判断；阴性研究结果，根据上限

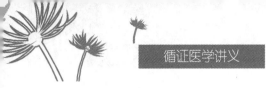

判断。如当 RRR 的 95% CI 下限>0 说明治疗组明显优于对照组，若 RRR 的 95% CI 上限<0 说明治疗组的措施实际上是有害的。

在评估研究结果即疗效大小时，应考虑其临床意义和统计学意义。有时虽有统计学意义，但结合临床分析并无临床意义。如高血压药物的研究，当样本量足够大时，治疗组比对照组多下降 1 mmHg，其差异有统计学意义，但是血压下降 1 mmHg 对患者来说并无多大临床意义。

三、证据的适用性评价

1. 你的患者是否与研究证据中的对象相似

研究证据中纳入的研究对象是否与你的患者在病情特点、年龄、性别以及社会经济状况上存在显著差异。这些特点需要大致吻合，才能适用于你的患者。另外有的研究虽然在整体上不适用于你的患者，但如果该研究有亚组分析的情况与你的患者相似，则可进一步比对亚组分析的结果。

2. 该治疗措施在你的医院能否实施

医院的整体医疗环境和条件，比如医生的技术水平，医院的设备条件等能否满足实施相应的治疗措施是适用性评价的一个重要方面。医院缺乏相应设备，缺少实施一些有难度手术条件将会影响优质治疗措施的开展。另外即使证明这些治疗证据对患者有利，但患者的意愿以及经济的承受能力等也是必须要考虑的要素。

3. 你的患者从治疗中获得的利弊如何

我们在应用治疗性证据的时候，还需要充分估计患者应用该治疗带来的好处和潜在危险。通常采用计算利弊比（likelihood of being helped vs. harmed，LHH）进行判断，若 LHH > 1，则利大于弊；LHH < 1，则弊大于利。LHH 的结果越高越佳。

$$LHH = \frac{1/NNT}{1/NNH} = NNH/NNT$$

若我们的患者同证据中的患者有所不同，可以用下列公式进行校正：

$$LHH = \frac{1}{NNT} \times f_t : \frac{1}{NNH} \times f_h = NNH \times f_t : NNT \times f_h$$

式中的 f_t 为对患者不采取治疗措施时，将会有多大的风险发展成为像对照组患者一样的不良结局。f_h 为对患者采取治疗措施所出现的副作用的危险性是对照组的多少倍。f_t 和 f_h 的值可根据自己的临床经验决定。如对患者不予处理时，他将有 2 倍的危险出现对照组患者发生的主不良结局，即 $f_t = 2$。

如：某治疗措施的 NNT 为 2，其 NNH 为 4。

患者若不采取治疗措施，将会有 2 倍的危险发生与对照组患者一样的不良结局（$f_t = 3$），而采取治疗措施所出现的副作用的危险性与不采取治疗措施的患者相同（$f_h = 1$），则：

$$LHH = NNH \times f_t : NNT \times f_h = 4 \times 2 : 2 \times 1 = 4$$

表示患者接受治疗的获益是危害的 4 倍。

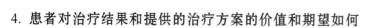

4. 患者对治疗结果和提供的治疗方案的价值和期望如何

医生需要将治疗方案以及风险、利弊告知患者，同时了解患者的喜好以及预期，将临床研究结果转变为一种患者能自己决定治疗方案的决策形式。

第四节　治疗性二次研究证据的评价

系统综述通常将多个具有可比性且质量较高的原始研究进行定量整合，提高了对原始研究结论的论证强度和效应的分析评估力度，实现了增大样本量，提高检验效能、改善效应估计值的目的。以基于随机对照试验的系统综述为例，Meta 分析合并了多项研究中患者的信息，可以证明在样本量较小的研究中无法发现的统计学差异，提高治疗效果或不良反应的准确性。通过对重要的患者亚组进行探索性分析，可能有助于确定最有可能对干预措施反应特别好或者对特定不良事件具有较高风险的人群。系统评价与 Meta 分析是总结当前医学文献的科学方法，基于设计良好的 RCT 基础上的系统评价和 Meta 分析通常被认为是临床治疗的最佳证据，但使用之前，同样需要对其进行严格评价。同原始研究一样，评价依然围绕真实性、重要性和适用性展开。

一、系统综述的真实性评价

评价系统综述的真实性，需要从以下几个方面加以考虑。

（1）对所关注的问题是否做了清楚的描述？主要包括提出临床问题、干预措施、受试人群和结局指标等基本要素。

（2）文献检索策略是否合理并且全面？重点关注检索策略和关键词是否合理，检索范围是否广泛。除了 MEDLINE、EMBASE、Cochrane Library 等重要的医学文献数据库，是否还使用手工检索论文、期刊、会议记录、药企数据库等多种检索方式；是否只局限于单一语种等。

（3）纳入的研究类型是否合适？首先应明确该系统综述是否纳入的是随机对照试验。如果还纳入了与研究问题相关的其他类型研究，则要看具体的纳入理由和文献的具体类型。

（4）对纳入的单个文献研究的质量是否做了严格的评价？

系统综述是对目前已发表或未发表的所有相关研究结果的再次分析，如果有高质量的原始研究，且制定系统综述的方法合理、流程规范，则系统综述的结论可能是可靠的。相反，如果原始研究质量不高，可能使得系统综述的结果不可靠，所以我们需要对系统综述中纳入的每一篇原始文献的真实性都应进行质量评价。不同的研究类型可以使用不同的推荐工具进行评价。比如 Cochrane 偏倚风险工具 "RoB" 以及后来的修订版本 "RoB2.0" 是 RCT 中最常用的质量评价工具。对于非随机干预研究的偏倚风险首选推荐的是干预性（ROBINS-I）评价工具；另外非随机研究的方法学指标（MINORS）也被推荐用于非随机研究。其次还需明确文献纳入的方法及采用的质控措施，如是否由两人或多人独立进行评价。

（5）获得的效应估计值是否合理？是否有清楚的合并结果，是否考虑研究结果间的异质性，处理的过程是否合理，是否对存在的偏倚及其对结果的影响做了估计等。

总之，系统综述应具有完整、明确的方法学内容，如研究的问题、文献收集的方法、纳入与排除标准、文献类型、对单个 RCT 评价的质量标准、数据的收集与整理、防止偏倚的措施、统计分析方法、结果的评价等。

二、系统综述的重要性评价

如果系统综述存在真实性时，接下来需要评价其结果的重要性。

（1）系统综述的结果是什么？系统综述中是否清楚表述了合并效应结果，是否采用了明确的效应指标，如：NNT、RR、RRR 等，对总体效应估计值是否做出了有效、无效或者尚无法确定的判断。

（2）证据效果的精确性如何？与原始研究证据评价一样，仍需要采用 95%可信区间来评价系统综述结果的精确性，以表述结果所在范围和效果强度。

三、系统综述的适用性评价

（1）研究结果对我的患者是否有用？主要考虑系统综述的研究条件是否适用于当地的情况；证据纳入的患者与我们的患者是否相似；患者对治疗方案的态度和预期以及能否用于临床决策。

（2）是否考虑到其他重要的结局指标？重要的结局指标有无包括在内；结局指标能不能满足我们患者的治疗决策；有无不同情况或患者的亚组证据以及其他的一些重要问题。

（3）是否考虑结果利弊大小？患者通过该治疗方案的获益与风险情况如何，以及实施该项治疗的成本效益等都需进行评价。

四、系统综述的局限性以及临床应用的注意问题

系统综述的质量取决于所纳入研究的质量和真实性，另外系统综述在检索和筛选文献、提取及合并原始数据时均可能产生偏倚。同时，由于医疗环境、个体差异等因素的影响，系统综述的证据并不能普遍适用。所以我们在使用系统综述前需要对其进行严格评价。在临床应用时，应首先掌握所用证据的特点和要素，将证据和实际情况进行有机的结合，同时充分考虑患者的愿望和依从性，这样才能真正发挥证据的作用。

参考文献

［1］ 康德英. 循证医学[M]. 3 版 北京：人民卫生出版社，2015.

［2］ 王吉耀. 循证医学与临床实践[M]. 3 版. 北京：科学出版社，2012.

［3］ 李幼平. 循证医学[M]. 北京：人民卫生出版社，2014.

［4］ 唐金陵. 循证医学基础[M]. 北京：北京大学医学出版社，2010.

［5］ 詹思延. 循证医学和循证保健[M]. 北京：北京医科大学出版社，2002.

[6] Ma L L, Wang Y Y, Yang Z H, et al. Methodological quality (risk of bias) assessment tools for primary and secondary medical studies: what are they and which is better？[J]. Mil Med Res, 2020, 7(1): 7.

[7] HIGGINS J, GREEN S R. Cochrane handbook for systematic review of interventions version 5.1.0. 2011.

[8] STERNE J A, HERNAN M A, REEVES B C, et al. ROBINS-I: a tool for assessing risk of bias in non-randomised studies of interventions[J]. BMJ, 2016, 355: i4919.

[9] SLIM K, NINI E, FORESTIER D, et al. Methodological index for non-randomized studies (minors): development and validation of a new instrument[J]. ANZ J Surg, 2003, 73(9): 712-6.

扫描二维码获取本章课程学习资源

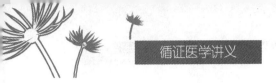

第九章 疾病预后证据的评价与应用

在医疗实践中，疾病的预后是我们关注的重点之一。我们经常需要考虑有关预后的问题，无论是我们的患者、他们的家人、同事还是我们自己提出的。例如，一位刚诊断为阿尔茨海默病（AD）的患者可能会问："我会发生什么？"中风患者可能会问："我手脚的功能能恢复吗？"作为临床医生，我们可能会考虑："这位转移性肺癌患者的预后如何？"或"非瓣膜性心房颤动患者脑梗死的风险是什么？"疾病的严重程度、是否危及生命、预期寿命等是医患双方关注的问题，这系列问题都涉及关于疾病的预后，要解答这些问题，临床医生除了了解患者的疾病特征、具有相关的专业知识以外，亦需要掌握检索疾病预后知识的方法，才能对患者预后进行精准的判断，并结合实际的医疗环境与技术条件以及患者的意愿，将最新最佳的诊疗证据融入自己的临床决策之中，以期取得最佳的临床预期效果。

第一节 预后证据在临床中的作用与价值

一、预后（Prognosis）的概念

疾病的预后，指的是疾病发生后，对疾病未来病程和结局（痊愈、复发、恶化、伤残、并发症和死亡等）的预测和估计。预后是指确定目标疾病的可能结果以及它们在一段时间内发生的概率，通常用概率值表示，如生存率、病死率等。预后研究就是关于对疾病各种结局发生概率及其影响因素的研究，包括：① 将发生什么结果（定性研究）；② 发生不良结局的可能性有多大（定量研究）；③ 什么时候会发生（定时研究）；④ 哪些因素与预后结局有关（预后因素研究）等具体类型。预后研究是自然病程研究的一部分。是研究疾病确诊后的临床过程，通过比较人口学特征和不同预后因素来获得更准确的答案。

二、预后研究的目的

（1）了解疾病对患者的危害性（如疾病的自愈性、致死性、致伤残性、致并发症、后遗症的概率等），从而帮助医疗决策。

（2）掌握影响预后的因素（如年龄、病情、并发症等），为采取有效措施改善预后提供依据。

（3）探讨改善预后的具体措施，为患者医疗方案的选择提供支持。

三、预后证据的作用与价值

（1）掌握有关疾病预后结局事件的准确证据，有利于对有关疾病进行预后判断。

（2）预后证据质量取决于科学的研究设计与方法。因此，在分析和评价的时候，要用好临床流行病学的知识与方法。

（3）分析与评价预后证据的目的，在于指导医生面临患者的实际问题，应用有关影响预后的"证据"，进行改善患者预后的循证医疗决策。

第二节　疾病预后研究证据及其特征

一、疾病预后的时态特点

疾病的发生与发展及临床的最后结局有着各自的时态特点。在疾病不同的时期差异显著，通常在发病的早期病情较轻。此时及时救治，患者获得良好预后的概率更高，反之则往往病情进展加快，预后变差。因此，在分析和评价预后证据时，要注意疾病本身的时态特点，特别是要熟悉疾病的自然病史以及临床病程。

（一）疾病的自然史（Natural history）

它是指在不给任何治疗或干预措施的情况下，疾病从发生、发展到结局的整个过程。它可以粗略地分为以下四个阶段：

1. 生物学发病期（biologic onset）

各种致病因素相互作用，引起机体有关器官、组织的生物学反应性病变，这时一般仅仅是一些微观上的变化，如分子细胞水平的改变或组织学上的细微改变，患者无任何症状，一般临床上的检查方法也难以发现。

2. 亚临床期（subclinical stage）

这一时期机体相应系统、器官或组织的损害逐渐加重，但患者一般尚未出现病症或仅有些轻微的症状、体征、常被忽略。不过如采用一些敏感度高的特异检查，则可能发现疾病引起的改变。

3. 临床期（clinical stage）

患者出现明显的临床症状与体征，自动到医院就诊，因此，医院的临床医师接触最多的是这一时期的患者。

4. 转归（结局）（outcome）

不同的疾病在经过上述过程后会走向不同的结局，且同一种疾病在不同的患者身上其结局也会不同→或痊愈或致残或死亡。

（二）临床病程（clinical course）

临床病程即疾病的临床期，是指疾病开始出现症状、体征直到最后结局所经历的全过程。

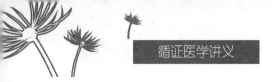

临床病程是疾病在医疗干预条件下的演化过程。由于在这种情况下患者会经历多种方法的治疗处理，而这些处理将会影响疾病的临床进程。病程的概念与疾病的自然史不同，病程可以因为受到医疗干预（包括各种治疗措施）而发生改变，从而使预后发生改变（图 9.1）。

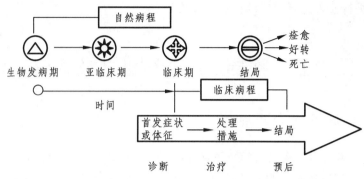

图 9.1　自然病史与临床病程

二、预后研究证据的类型

（一）队列研究

疾病预后证据主要来源于观察性和分析性研究，其中又以分析性研究为主。如队列研究（cohort study）和病例对照研究（case-control study）。

队列研究又称定群研究，可比较两组或两组以上的预后研究因素。队列研究（其中调查人员随时间跟踪一组或多组患有目标疾病的个体并监测感兴趣结果的发生）代表了回答预后问题的最佳研究设计。预后研究结果以前瞻性队列研究可靠性最高，它是将研究对象按自然分组，并有同期对照，进行长期随访，纵向调查获得研究资料。队列研究是将某一特定人群按是否暴露于某可疑因素或暴露程度分为不同的亚组，追踪观察两组或多组成员结局发生的情况，比较各组之间结局发生率的差异，从而判断这些因素与该结局之间有无因果关联及关联程度的一种观察性研究方法。

（二）病例对照研究

病例对照研究是以确诊的患有某特定疾病的病人作为病例，以不患有该病但具有可比性的个体作为对照，通过询问，实验室检查或复查病史，搜集既往各种可能的危险因素的暴露史，测量并比较病例组与对照组各因素的暴露比例，经统计学检验，若两组差别有意义，则可认为因素与疾病之间存在统计学上的关联。随机试验也可以作为预后信息的来源（特别是因为它们通常包括基线数据的详细文件）。尽管试验参与者可能不代表患有疾病的人群。干预组的患者可以为我们提供接受治疗的患者的预后信息，而对照组的患者可以为未接受干预的患者提供预后估计。病例对照研究（其中调查人员通过定义已经遭受感兴趣结果的病例和未遭受感兴趣结果的病例的暴露情况来回顾性地确定预后因素）在结果罕见或所需的随访时间较长时特别有用。病例对照研究仅能提供预后因素的研究证据，而不能对疾病预后进行评定，即无法提供生存率等研究证据。病例对照研究发生偏倚的概率大，其特点是设计较弱，缺陷较多，论证力较弱。

（三）其他预后研究的类型

包括纵向研究、病例分析、专家意见、个案报道等。

纵向研究又叫随访研究，在不同时点对同一人群的疾病、健康状况及某些因素进行定期随访，了解这些因素随事件的动态变化情况，及在不同的时间对这一人群进行多次横断面研究的综合研究，是前瞻性研究。

三、预后证据的分级

按照研究设计方案的论证强度和偏倚风险大小分为 5 级，详见表 9.1。

表 9.1　预后证据的分级

Ⅰ级	队列研究	Ⅰa级	前瞻性队列研究	Ⅰb级	回顾性队列研究
Ⅱ级	病例对照研究				
Ⅲ级	纵向描述性研究				
Ⅳ级	病例分析				
Ⅴ级	专家意见、个案报道				

综上所述，高级别的疾病预后证据主要来源于队列研究和病例对照研究。证据疾病最低的是专家意见以及个案报道等。

第三节　控制偏倚因素影响预后证据的方法

一、影响预后的因素

预后因素（Prognostic factor）：凡是影响疾病预后的因素均称为预后因素，若患者具有这些影响因素，其病程发展过程中出现某种结局的概率就可能发生改变。

影响预后的因素，也就是疾病本身与环境的因素，包括：① 人口学因素；② 体质与心理因素；③ 疾病特点；④ 有关疾病发病与预后有关的危险因素；⑤ 医疗环境；⑥ 社会经济因素。

二、影响预后证据质量的因素

1. 集中性偏倚（assembly bias）

由于各医院的性质和任务不同，各医院收治患者的病情、病程和临床类型可能不同，由此导致的偏倚即为集中性偏倚。

2. 存活队列偏倚（survival cohort bias）

从各医院收集病例组成队列进行预后研究，由于收集的队列不是起始队列，而是从该病

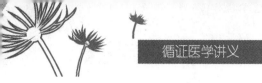

病程中某一时点进入队列，且都是存活病例，即可导致存活队列偏倚。

3. 回忆性偏倚（recall bias）

指在回忆过去的暴露史或既往史时，因研究对象的记忆失真或回忆不完整，使其准确性或完整性与真实情况间存在的系统误差

4. 失访偏倚

指在研究过程中，某些选定的研究对象因种种原因脱离了观察，使研究者无法继续去随访，由此所造成的对研究结果的影响称为失访偏倚。

5. 测量偏倚

对研究所需指标或数据进行测定时所产生的偏倚即为测量偏倚。

6. 零时不当的偏倚

所有观察对象虽然不能同时得病，但是对每一个对象观察的起始时刻应当是该疾病发展的同一起始阶段，否则预后的结果就会产生偏倚，此即所谓的零时刻不当的偏倚 。

三、控制偏倚因素影响预后证据的方法

1. 随机化（randomization）

随机化分组是消除混杂偏倚最好的方法，但在预后研究中常不能使用，主要用于研究治疗措施对预后的影响时采用。

2. 配比（matching）

由将某些影响预后的重要非研究因素作为配对因素，使两组可比性提高。

3. 分层（stratification）

主要用于资料分析阶段。是将资料按某些影响因素分成数层（亚组）进行分析，观察研究因素是否在每层内两组间均有差异，以明确该研究因素是否系独立的预后因素。

4. 标准化（standardization）

指一个队列当比较两个率时，如果两组对象内部构成存在差别，则可用率的标准化加以校正。

5. 多因素分析方法

在临床预后研究中，常有多个预后因素相互作用，可通过多因素分析，从中筛选出与疾病结局有关的主要预后因素。多因素分析可同时处理多个预后因素，以便从中筛选出与疾病结局有关的主要预后因素，及这些因素在决定预后中的相对比重。在预后因素研究中以 COX 风险比例模型方法最为常用。

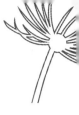

第四节　疾病预后证据的展示及方法

一、描述预后常用的指标（表 9.2）

表 9.2

指标	定义
病死率	某病患者总人数中，死于该病的患者所占的比例
治愈率	某病治愈的患者人数占该病接受治疗患者总数的比例
缓解率	患某病给予某种治疗后，进入疾病临床消失期的病例数占总治疗例数的比例
复发率	疾病经过一定的缓解或痊愈后又重新发作的患者数占观察患者总数的比例
致残率	发生肢体或器官功能丧失者占观察患者总数的百分比，常用于长病程低死亡的疾病

二、预后分析的统计学方法

（一）生存分析

1. 直接法

$$_np_0 = \frac{N - \sum_{0}^{n}(d_x + w_x)}{N - \sum_{0}^{n} w_x} \times 100\%$$

式中　$_np_0$——n 年生存率；

　　　n——进入研究的总人数；

　　　d_x——各年（时期）死于本病的人数；

　　　w_x——各年（时期）失访人数（包括失去联系者、死于其他疾病者、进入研究时间短而未达到观察终点者）。

该方法计算简便，但观察例数较少时抽样误差较大，常出现倒置现象。

2. 间接法（寿命表法、Kaplan-Meier 生存曲线）

寿命表法是描述生存率的最常用也较准确的方法，多用于大样本。观察病例较少时可用 Kaplan-Meier 生存曲线分析法。

（二）生存率的比较

（1）生存曲线直观比较。

（2）时序检验（log-rank test）：常用且较为理想的比较生存曲线的方法。

（3）Z 检验：比较两组某一相同时点上的生存率差异。Z 检验又叫 U 检验，通过比较由样本观测值得到的 U 的观测值，可以判断数学期望的显著性。

（4）Mantel-Haenszelχ2 检验：比较两组在整个观察期间的差异。

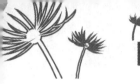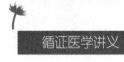

（三）多元回归分析

COX 比例危险率回归模型：（简称 COX 回归）弥补生存分析中单因素分析的不足，消除各因素之间的相互混杂影响。

第五节　疾病预后证据的评价

在循证临床实践中，针对患者的病情，为正确评估患者的预后及改善预后，应带着问题检索、收集相关文献和证据，随后必须进行严格评价（critical appraisal），以去伪存真，再结合患者所处的医疗环境和临床特点，将最佳证据融入改善预后的临床决策当中。

一、疾病预后证据的评价原则

目前国际上均采用由 McMaster 大学国际临床流行病学资源和培训中心首先制定，并由 Sackett D L 等在 Evident Based Medicine 第 1~3 版（2000—2005 年）逐步完善的预后证据分析与评价的原则为准。主要从评价证据的真实性（validity）、重要性（importance）及适用性（applicability）三方面进行评价。

（一）真实性评价

1. 人群的代表性

（1）是否准确详细地描述了研究对象：是否准确描述了研究对象的人口学、社会学特征、病情分级和分期及是否存在并发症等。

（2）是否明确了研究对象的纳入和排除标准：从所研究的目标疾病患者群体中抽样或连续性收集的部分患者，组成代表样本，每个患者必然要求符合预后研究设计的纳入和排除标准。

（3）是否说明是研究对象的来源：同种疾病的病情轻重不同，预后也存在差异。故研究者应详细描述进行研究的地区或医疗机构，以便读者了解病例的代表性和局限性，这对临床医师使用该证据有重要的参考价值，比如对于重症大面积脑卒中患者，基层医院往往转至三级医院救治，而轻症脑卒中留在基层医院继续诊治出院。长此以往，导致三级医院的脑卒中患者的致死致残率明显高于基层医院，所以三级医院医疗机构的预后研究的结论不能直接用于基层医院（存在转诊偏倚）。

2. 样本的同质性

（1）纳入研究人群是否有相同的人口学特征：要求研究的人群应具有类似的人口社会学特征，如年龄、种族、饮食习惯、宗教信仰、受教育程度等。

（2）疾病分期、分型和并发症及其他混杂因素是否相似：理想情况下，我们发现的预后研究将包括从疾病发生的那一刻起研究的所有曾经患过该疾病的患者，不幸的是，这是不可能的，但我们必须确定我们找到的报告与理想情况的接近程度。研究者应详细描述疾病所处的病程（如：早、中、晚期），因为不同病程的患者预后存在差异，要有明确一致的观察起点，即一个明确的、有代表性的患者样本应聚集在他们疾病过程中的一个共同点。例如,我们想了解重度痴呆患者的预后信息。然而,如果在队列中的不同人的疾病过程中的不同时间点进行观察,结果事件的相对时间将难以解释痴呆的预后,因为这些患者可能处于疾病的不同阶段。如果某些患者在痴呆发作后迅速死亡,他们可能会被遗漏,因为他们是在 3 年中进行评估的。那些失访的患者死亡率更高。因此我们需要寻找并找到一项研究使得参与者都处于同一疾病过程中的相似阶段。

(3)是否对有差异的进行亚组分析或多因素分析:通常,我们想知道患者亚组是否有不同的预后。例如在阿尔茨海默痴呆患者中,与老年男性相比,老年女性的进展或死亡风险是否更高?如果一项研究报告一组患者的预后与另一组患者不同,首先,我们需要查看是否对已知的预后因素进行了任何调整。例如与男性相比,如果女性患有更严重的疾病或患有更严重的心血管疾病,是否会发生这种情况。既有简单的方法(例如分层分析显示痴呆患者对男性和女性以及有无既往心脏事件患者的预后)和特殊的方法(例如不仅可以考虑既往心脏事件的多元回归分析事件以及疾病的严重程度)来调整这些其他重要的影响预后的因素。在我们发现的痴呆研究中,并发症的存在可能会影响死亡率和功能状态。那么,研究者就需要考虑功能状态和并发症的存在是否都是增加痴呆症患者死亡风险的因素。因此,疾病的预后可能受多种预后因素的影响,在预后研究中要考虑可能影响预后的混杂因素,并分析校正。常用的校正方法为分层(亚组)分析、多因素分析或 COX 模型。

3. 随访的完整性

(1)研究对象的随访时间是否足够长:如果随访时间很短,可能是太少的患者产生了感兴趣的结果,因此在为患者提供建议时,我们没有足够的信息。例如,在我们对某种慢性病患者预后的研究中,考虑到该疾病的慢性、隐匿性,对新诊断的患者仅进行 1 个月的随访是没有帮助的。相反,如果经过多年的随访,只发生了少数不良事件(例如进展为严重程度或接受长期护理),那么这一良好的预后结果有利于让我们的患者对他们的未来结局充满信心。

(2)随访是否完整,失访原因是否说明:大多数研究都存在失访问题,失访多少会影响研究结果的真实性。目前尚无统一标准。无法进行随访的患者越多,对结果风险的估计就越不准确。他们失访的原因是至关重要的。一些失访既是不可避免的,而且大多与预后无关(例如转行做另一份工作),这些都不值得担心,特别是人数很少的情况。但如果出现其他损失,比如因为患者死亡或病重而失访,那么将降低结论的真实性。我们建议考虑两种方法:① 简单的"5 和 20"规则:少于 5%的损失可能会导致小的偏差,大于 20%的损失会严重威胁结果的真实性和有效性;而 5%~20%结果真实性介于两者之间。② 敏感性分析,即考虑最好结果和最差结果的情况。假设一个预后研究,其中 100 名患者进入研究,4 人死亡,16 人失访。一个粗略的病死率将计算 84 例完全随访中的 4 例死亡,计算为 4/84≈4.8%。但是失访的 16 人呢?最好的情况下,他们全部存活,最差就是这 16 人全部死亡,病死率为(4 已知 + 16 失访)= 20,20/100,即 20%——我们计算的原始比率的 4 倍!请注意,对于最坏情况,我们已将丢失的患者添加到结果率的分子和分母中。然而,在最好情况下,失去的 16 人都不会死亡,因此病死率为 4 人,即 4/100,即 4%。请注意,对于最好情况,我们仅将缺失病例添加到分母中。尽管 4%的最好情况可能与观察到的 4.8%相差不大,但 20%的"最坏情况"确实存在显著差异,我们可能会判断这种失访对于预后结局的真实性产生影响。通过这个简

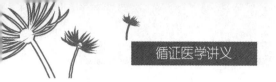

单的敏感性分析，我们可以看到失访可能对研究结果产生什么影响，这可以帮助我们判断随访是否足以产生有效的结果。相对于有结果的人数而言，未知的患者人数越多，对真实性的威胁就越大。所以，研究者除了报告失访人数外，还要报告失访原因。因死亡等不良结果造成的失访，往往会对结果的真实性造成很大影响。

（3）是否比较失访人群和未失访人群的人口学和临床特征：一项好的研究需要分析并比较失访与未失访人群的人口学和临床特征，若不能得到这些信息，则结果的可信度下降。

4. 终点判断的客观性

（1）判断结局尽量采用客观指标：疾病以许多重要方式影响患者。一般来说，两个极端的结果——死亡或完全康复，都比较容易有效地检测到，但确定死因通常是主观的。审查死亡证明通常会发现心脏骤停被记录为死亡原因——但死亡是由肺炎、肺栓塞还是其他原因引起的？介于这些极端之间的是范围广泛的结果，这些结果可能更难以检测或确认，并且调查人员在决定如何计算它们时必须使用判断力。为了最大限度地减少测量这些结果的偏倚影响，研究人员应该建立具体的标准化、客观的标准来定义每个重要结果，然后在整个患者随访过程中使用它们。如脑卒中患者预后评估常常采用 mRS 评分标准（改良 Rankin 评分量表，用来评价脑卒中患者神经功能恢复状态）。

（2）采用盲法判断结局：也就是以"盲法"的方式应用客观结果标准。未采用盲法可能会导致两种平偏倚：疑诊偏倚，期望偏倚。对某些影响疾病预后因素和疾病预后形成了固定概念，可干扰对疾病预后做正确判断。

（二）重要性评价

经过上述真实性分析与评价，被确定为真实的预后证据之后，将对它的重要意义进行分析，以示其对疾病预后评估及促进患者改善预后决策的价值。评价预后证据的重要性，要结合预后研究结果的具体表达方式，预后证据结果的展示可以使用频率的指标，如病死率、治愈率、缓解率、复发率、致残率等；也可使用生存分析指标，如寿命表法、Kaplan-Meier 法等可以计算生存率并绘制生存曲线，也可利用 Log-rank 检验、COX 风险比例模型计算风险比（HR）及其 95%可信区间。

1. 是否报告了整个病程的预后结局

而不是某一时间点的结局。循证医学通常要求用三种方法来描述能否合理表达全时效应和描述结局：① 特定时间的生存百分数：如 5 年生存率等。② 中位生存时间：50%研究患者死亡的随访时间。③ 生存曲线：在每个时间点描绘原始研究样本中尚未获得特定结果的比例（以百分比表示）。在预后研究中，我们经常使用 Kaplan-Meier 生存曲线。

2. 预后估计的精确度如何

即是否报告了预后结局的 95%的可信区间。正如我们在本章前面所指出的，研究人员研究的是患病患者样本的预后，而不是所有曾经患过这种疾病的人。因此，一项在不同患者组中重复 100 次的研究必然会产生不同的预后估计。在决定一组给定的预后结果是否重要时，我们需要一些方法来判断结果可能仅因偶然而异。可信区间（CI）提供了可能包含真实估计的值范围，并量化了测量中的不确定性。按照惯例，使用 95% CI，它表示我们可以 95% 确定总体值所在的范围。CI 越窄，我们对结果的感觉就越有把握。请注意，如果随时间推移的存活率是感兴趣的结果，则较早的随访期通常包括来自更多患者的结果而不是较晚的期，因此生存曲线在随访早期更精确（它们提供更窄的置信区间）。良好预后研究的文本、表格或图表应包括用于估计预后的 CI。

（三）适用性评价

若预后证据是真实可靠且有重要价值，那么这种证据可否用于我们的临床实践，以对具体的患者做出正确的预后判断和改善患者预后的防治决策呢？这就需要联系患者的实际进行个体化处理。文献中的研究对象和我们临床实际遇到的病例是否相似。我们能否将这一真实、重要的关于预后的证据应用于我们的患者？我们的患者是否与研究中的患者不同以至于其结果无法适用？指南要求我们使用对研究样本的人口统计学和临床特征的描述，将我们的患者与文章中的患者进行比较。不可避免地会出现一些差异，那么相似程度如何才足够相似？我们建议以另一种方式提出问题：研究患者是否与我们的患者如此不同，以至于我们根本不应该使用结果来为我们的患者做出预测。对于大多数差异，这个问题的答案是否定的。因此，我们可以使用研究结果来告知我们的预后结论。

研究结果是否有助于对临床治疗做出决策及与患方的交流。这些证据是否会对我们关于告诉患者的结论产生重要的临床影响并影响治疗方案。关于患者的预后证据对于决定是否开始治疗及临床决策显然是有用的。例如，如果研究表明未接受治疗的特定目标疾病患者预后良好，我们与患者的讨论将反映这些事实，并将重点关注是否应该开始任何治疗。然而，如果有证据表明没有治疗预后很差（并且如果有治疗可以产生有意义的差异），那么我们与患者的对话将反应这些事实，更有可能引导我们接受治疗。即使预后证据没有导致治疗/不治疗的决定，有效的证据也有助于为患者和家属提供他们想要的关于他们未来可能会发生什么以及关于所患疾病的信息。

带着患者的预后问题所获的证据，最后必定会结合患者的实际而进行相应的重要临床决策，其执行还需取得患方的理解与合作，才能获得理想效果。因此，凡是有肯定意义的决策应与患者交流，说明改善预后决策的重要价值。此外，即使我们获得证据，对患者而言也许意义尚难肯定，但也可以提出相应的改善预后的建议或措施，力争取得良好效果。

最后我们可以自信地回答患者的预后问题。主管医生可以到病人床前，告诉患者，进行心理安慰，并根据病情予以积极的治疗，以期获得更佳预后。同时，医生也增进和丰富专业知识和提高业务能力。

二、预后证据的常用评价工具

为便于预后证据的评价，还可借助一些现成的质量评价工具。对于队列研究和病例对照研究证据的质量评价工具，目前主要有纽卡斯尔-渥太华量表（the Newcastle-Ottawa Scale，NOS）和英国牛津循证医学中心文献严格评价项目（critical appraisal skill program，CASP，2004）制定的 CASP 评价清单等。其中，NOS 通过三大维度共 8 个条目评价队列研究（表 9.3）

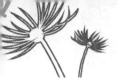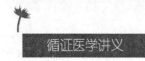

和病例对照研究（表 9.4）。NOS 的制作很好地结合了队列研究和病例对照研究的特点，已被 Cochrane 协作网的非随机研究方法学组用于培训并推荐于制作系统综述。

表 9.3　队列研究的 NOS 评价标准

栏目	条目	评价标准
研究人群选择	暴露组的代表性如何（1分） 非暴露组的选择方法（1分） 暴露因素的确定方法（1分） 确定研究起始时尚无要观察的结局指标（1分）	① 真正代表人群中暴露组的特征*；② 一定程度上代表了人群中暴露组的特征*；③ 选择某类人群，如护士、志愿者；④ 未描述暴露组来源情况 ① 与暴露组来自同一人群*；② 与暴露组来自不同人群；③ 未描述非暴露组来源情况 ① 固定的档案记录（如外科手术记录）；② 采用结构式访谈；③ 研究对象自己写的报告；④ 未描 ① 是；② 否
组间可比性	设计和统计分析时考虑暴露组和未暴露组的可比性（2分）	① 研究控制了最重要的混杂因素*；② 研究控制了任何其他的混杂因素*（此条可以进行修改用以说明特定控制第二重要因素）
结果测量	研究对于结果的评价是否充分（1分） 结果发生后随访是否足够长（1分） 暴露组和非暴露组的随访是否充分（1分）	① 盲法独立评价*；② 有档案记录*；③ 自我报告；④ 未描述 ① 是（评价前规定恰当的随访时间）*；② 否 ① 随访完整*；② 有少量研究对象失访但不至于引人偏倚（规定失访率或描述失访情况）*；③ 有失访（规定失访率）但未行描述；④ 未描述随访情况

注：#表示给分条目；*表示给分点。

表 9.4　病例对照研究的 NOS 评价标准

栏目	条目	评价标准
研究人群选择	病例确定是否恰当（1分） 病例的代表性（1分） 对照的选择（1分） 对照的确定（1分）	① 恰当，有独立的确定方法或人员*；② 恰当，如基于档案记录或自我报告；③ 未描述 ① 连续或有代表性的系列病例*；② 有潜在选择偏倚或未描述 ① 与病例同一人群的对照*；② 与病例同一人群的住院人员为对照；③ 未描述 ① 无目标疾病史（端点）*；② 未描述来源
组间可比性	设计和统计分析时考虑病例和对照的可比性（2分）	① 研究控制了最重要的混杂因素*；② 研究控制了任何其他的混杂因素*（此条可以进行修改用以说明特定控制第二重要因素）
暴露因素的测量	暴露因素的确定（1分） 采用相同的方法确定病例和对照组暴露因素（1分） 无应答率（1分）	① 固定的档案记录（如外科手术记录）*；② 采用结构式访谈且不知访谈者是病例或对照*；③ 采用未实施盲法的访谈（即知道病例或对照的情况）；④ 未描述 ① 是*；②否 ① 病例和对照组无应答率相同*；② 描述了无应答者的情况；③ 病例和对照组无应答率不同且未描述

注：#表示给分条目；*表示给分点。

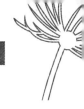

第六节　疾病预后证据的临床个体化应用

一、基本原则及注意事项

（一）基本原则

疾病预后证据的临床应用过程实际上是临床决策的个体化过程。所谓临床决策就是医务人员在临床实践过程中，根据国内外医学科研的最新进展，不断提出新方案，互相进行比较，并与传统方案进行比较，取其最优者进行实践，从而提高疾病诊治水平的过程。疾病预后证据的临床个体化应用，应遵循以下原则：

1. 真实性原则

即应用的预后证据必须是真实的，经过科学试验验证的。

2. 先进性原则

即证据应用的全过程必须充分利用现代信息手段，必须是在尽可能收集并严格评价国内外证据的基础上进行，使决策摆脱个人经验的局限性。

3. 效益性原则

即证据的应用过程应遵循优胜劣汰的原则，选择的方案必须是更有效，更安全、更经济的，以能获得最大的社会效益与经济效益者为首选。

4. 重要性

即为重要的临床问题选择预后证据时，选择的证据与其他备选证据相比，其差异应该具有重要的临床意义。

（二）注意事项

对循证医学预后证据进行临床个体化应用时，还应特别注意以下几点：
（1）证据的临床适用性；
（2）与患者病情的紧密结合性；
（3）对患者及家属解释的合理性；
（4）按照证据结论能给予患者积极预后的指导性。

二、临床病例预后的循证实践步骤

（1）提出临床预后问题，并按照"PICO"原则转化；
（2）检索预后证据；
（3）评价预后证据；
（4）预后证据的应用；

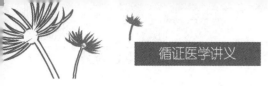

三、病例分析及临床问题

患者为 67 岁男性，建筑工程师，患有 20 年的原发性高血压，一个月前出现了阵发性夜间呼吸困难、肺部散在湿啰音以及双下肢水肿的充血性心力衰竭的症状和体征。辅助检查：十二导联心电图显示，左室肥大，超声心动图结果为左室扩张和肥大，心脏舒张期功能和收缩期功能均受损，最大射血分数为 35%。病人以期待的目光向主管医生询问"我的心衰很严重吗？我的寿命会因此变短吗？"

疾病预后的循证实践步骤：

（1）提出临床预后问题，并转化成可以检索并易于回答的预后问题。

（2）针对预后问题检索出相关的预后研究文献。

（3）评价预后文献的研究质量。

① 研究结果是否具有真实性。

② 预后研究结果的重要性。

③ 研究结果的适用性。

（4）回答病人的预后问题。

（一）提出临床预后问题，并按照"PICO"原则转化

采用"PICO"原则将患者的问题转化成可检索的循证预后问题：

P：（Patient/Popultation）

患有充血性心力衰竭的 67 岁男性

临床问题："充血性心力衰竭的患者，平均生存时间是多少？有哪些预后因素会影响？"

检索词：congestive heart disease, hypertension, cohort study, prognostic factor, survival, mortality.

（二）检索预后证据

首选循证知识库（Summaries 类数据库）：UptoDate、Best Evidence

次选非 Summaries 类数据库

进入 PubMed Clinical Queries 频道。

（1）键入"congestive heart failure and hypertension"，共出现 3153 篇临床研究文章。

（2）键入"and heart cohort study and population"，此时产生 557 篇临床研究文章。

（3）键入"and proportional hazards models and hazards ratio and median survival and mortality"共产生 10 篇临床研究文章。在屏幕上逐一浏览，其中"Survival After the Onset of Congestive Heart Failure in Framingham Heart Study Subjects"一篇可能最适合该病人。筛选文献的原则是看这些文献是否与你的临床问题相关。筛选文献类型，按照证据的强弱级别优先选择级别高的文献。通过摘要看文献中的人群是否适合你的患者，是否提到了你感兴趣的暴露因素？文献结果是否涵盖了感兴趣的临床问题结果？注意筛选证据的过程与评价证据的适应性有相似之处，但目的不同。筛选文献首先确定该文献能否用于我的患者，是评价证据之前的必需步骤。若不经筛选，等待评价证据结束后才发现根本不适合我的患者，就会浪费大量时间。

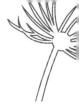

（三）评价预后证据

1. 真实性评价

（1）人群的代表性：每个患者须满足心衰的两条主要标准或一条主要标准加上两条次要标准，且在 40 年的研究中，该诊断标准沿用不变。同时在考虑诊断时，排除了肺动脉高压、慢性肺部疾病、肝硬化、腹水及肾病综合征等。

（2）样本的同质性：该研究发现性别对心衰预后有明显影响，女性比男性生存时间要长。年龄对两性的预后都有影响，随着年龄增加，心衰死亡率随之增高。亚组分析中发现，女性如果患有糖尿病和超声心动图显示左室肥厚者预后差。

（3）被纳入各患者的代表样本，是否确定了临床病程的共同起点？Framingham 心衰研究开始于 1948 年，经排除后共纳入 9405 例无心衰史的居民。一直追踪到 20 世纪 80 年代共 652 例心衰病例产生，从心衰发作起，这些病例正式进入预后研究队列。研究样本因此具有良好的代表性，所有心衰患者均是从首发病时即纳入研究，保证了所有研究病例处于病程的早期阶段。该研究除了观察心衰生存时间外，也对影响心衰预后的因素进行了研究。并对年龄等混杂因素进行了调整。其他临床特征，诸如高血压史、男性患有糖尿病、吸烟、BMI、心率、总胆固醇水平和胸部 X 片显示心脏普遍扩大等，与充血性心衰预后没有显著的统计学差异。

（4）随访的完整性：该研究对 652 例病人平均追踪 3.9 年，共计 551 例病人死亡，病死率达 84.5%，除 1 例病人外，全部进行了随访。因此，该研究的随访时间足够长，追踪率基本完整，近于 100%。

（5）终点判断的客观性：该研究中采用的终点指标是"死亡"，为临床硬指标，不需要采用盲法。

2. 重要性评价

此项研究证据表明，充血性心衰发生后，中位生存时间在男性为 1.66 年，女性 3.17 年。1 年、2 年、5 年、10 年生存率，在男性分别为 57%、46%、25% 和 11%，女性分别为 64%、56%、38% 和 21%。同时也向我们提供了生存率曲线和影响生存的不良预后因素。该文并未提及关于生存率的可信区间，无法判断该研究对心衰病人生存率估计的精确性如何，但是文中对每个预后因素提供了可信区间。因此，该证据对心衰患者的预后判断有着重要的价值。

3. 适用性评价

此项研究证据包括了所有发生心衰的轻、中、重型病人，样本量大，代表性好。完全适用于住院的心衰病人的预后判断参考。

本例所列举的病人是第一次发生心衰，年龄 67 岁，与参与研究的心衰病人的人口学特征相符，病况相似，尽管存在人种及社会经济环境的差异，主管医生应该有信心使用这个研究证据。

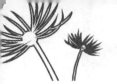 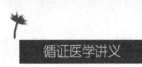

参考文献

[1] 王家良. 循证医学[M]. 北京：人民卫生出版社，2020.

[2] 李幼平. 循证医学[M]. 北京：高等教育出版社，2020.

[3] JENICEK M. Foundation of evidence-based medicine[M]. New York: The Parthenon Publishing Group Inc, 2005.

[4] MACHIN D, CAMPBELL M J. Design of studies for medical research[J]. John Wiley&Sons Ltd, 2005.

扫描二维码获取本章课程学习资源

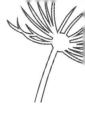

第十章　医学研究注册及写作规范

第一节　医学研究注册

目前全世界范围医学相关研究众多，研究质量良莠不齐，如何规范研究方法，实现研究的科学性、一致性是国际上关注的重点之一，2004 年 9 月国际医学杂志编辑委员会（International Committee of Medical Journal Editors，ICMJE）成员联合发表声明，由于公众对阳性结果的追求、潜藏的经济价值导向问题导致潜在发表偏倚，为了全方位探索临床证据，减少偏倚，ICMJE 要求自 2005 年 7 月 1 日起，ICMJE 成员期刊发表临床研究类型文章均须在第一例病例纳入前进行研究登记。由此医学研究注册应运而生，同时也衍生出许多研究注册平台。目前医学研究注册包括临床试验注册、系统评价与 Meta 分析注册。

一、研究注册的必要性

（一）保证研究对象的伦理需求

所有以人为研究对象的研究均涉及伦理问题。目前国际普遍认同的生命伦理原则包括：尊重、公正、有利、不伤害。为保证研究对象的权益，要求临床研究须经伦理审查委员会批准后，方能实施。研究注册过程中，伦理审查是极为关键的一步。因此临床研究注册是保障研究对象伦理权益的重要手段。

（二）保证研究的科学性、减少发表偏倚

由于阳性结果易发表，众多研究者更关注于阳性研究结果，而阴性结果却没有得到应有的关注，甚至为了阳性结果伪造数据。另外部分研究质量低，缺乏科学的研究方案，这在很大程度上浪费了人力与物力资源，还使得对研究结果无法进行全面的评价，甚至可能误导临床实践。研究注册更有利于保障临床研究设计的质量、促进试验操作规范化，保证研究过程的真实透明，尽可能减少人为或非人为偏倚对研究真实性的影响，展示阴性结果，研究注册将会很大程度上提升证据的质量等级，减少发表偏倚，增加研究过程的规范性和研究结果的可信度。

（三）避免重复研究

研究注册可有效地减少不必要的重复性研究，减少干预性研究中研究对象的风险。

二、研究注册平台

（一）临床研究注册平台

1977 年成立了全球首个临床试验注册中心——癌症临床试验注册中心。随后，2004 年由

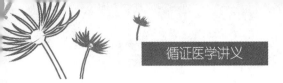

WHO 牵头建立国际临床试验注册平台（International Clinical Trials Registry Platform，ICTRP），该平台于 2005 年 8 月 1 日成立。2005 年中国临床试验注册中心（Chinese Clinical Trial Registry，ChiCTR）建成，日本、荷兰、德国、伊朗、斯里兰卡、韩国等国家都建立了相应的临床试验注册平台，现今全球已建立了几百个临床研究的注册机构。

1. WHO 国际临床试验注册平台（ICTRP）

WHO ICTRP 本身不作为注册临床试验平台，主要由注册机构协作网和一站式检索入口构成，其检索平台网址为：http://apps.who.int/trialsearch/，其主要功能包括：① 指定试验注册范围和注册内容的标准；② 建立全球 "临床试验注册中心网络"，加强全球协作；③ 制定试验结果报告的国际规范和标准；④ 帮助发展中国家开展试验注册；⑤ 为临床试验分配全球唯一注册号；⑥ 收集全球各试验注册中心的注册试验记录，建立一站式检索入口。进行注册则需要在 WHO 认证的任何一个一级注册机构或 ICMJE 批准的注册中心进行注册。ICTPR 的数据提供者包括 16 个一级注册机构及 ClinicalTrial.gov 组成。

2. 中国临床研究注册中心（ChiCTR）

ChiCTR 于 2004 年由四川大学华西医院筹建，2005 年开始正式接受临床试验注册。是 WHO 一级注册机构。注册的基本内容及流程与 WHO 一级注册机构基本相似，具体细节可登录官网查看详细说明。ChiCTR 要求所有在人体中和采用取自人体的标本进行的研究，包括各种干预措施的疗效和安全性的有对照或无对照试验（如随机对照试验、队列研究、病例-对照研究及非对照研究）、预后研究、病因学研究、和包括各种诊断技术、试剂、设备的诊断性试验，均需注册并公告。由当前已有的注册试验地区分布可知，该平台近 96% 的注册试验均是来自中国，要求凡在中国大陆和台湾地区实施的临床试验均须采用中、英文双语注册，未完成英文注册申请表者不算完成注册，来自中国香港可只采用其他国家地区实施的临床试验，可只采用英文注册。在完成中文注册申请表后，必须于两周内完成英文注册申请表。在完成中、英文注册资料的上传后 15 天内可获得注册号，获得注册号后一周内（特殊情况除外）可在 WHO ICTRP 检索入口（search portal）检索到已注册试验（澳门资料暂缺）。

（二）系统评价/Meta 分析注册平台

与临床试验注册平台相比，虽然系统评价与 Meta 分析的注册平台数量存在一定差距，但是已有一些优秀的平台。目前可进行系统评价与 Meta 分析注册的机构有：Cochrane 协作网、PROSPERO 注册平台、JBI（Joanna Briggs Institute）循证卫生保健中心、Campbell 协作网（Campbell Collaboration）和环境证据协作网（Collaboration for Environmental Evidence，CEE）等。

常用注册平台简介如下：

1. Cochrane 协作网

1992 年 10 月，由 Iain Chalmers 博士领导，英国卫生服务中心（National Health Service，NHS）资助在牛津正式成立英国 Cochrane 中心。Cochrane 协作网创建于 1993 年，其建立的初衷是帮助医疗工作者制定遵循证据的医疗决策，并定期发表于 Cochrane 图书馆。Cochrane

系统评价 Cochrane 成员按照 Cochrane 统一工作手册的指导，并在相应系统评价小组（Cochrane Review Groups，CRG）编辑部指导和帮助下所制作的系统评价。Cochrane 协作网的 52 个系统评价小组各负责特定卫生保健领域内系统评价的制作及维护，范围几乎涵盖所有医学专业。研究者题目注册成功后，必须在一年内提交研究方案，研究方案经审核及外审后再发表，研究方案发表后两年内需提交全文，否则将宣布退稿。目前 Cochrane 系统评价方法被公认为相对最成熟和质量最高的系统评价方法。（网址：cochranelibrary.com/）

2. PROSPERO 注册平台

PROSPERO 系英国国家健康研究所属下的评价和传播中心（Centre for Reviews and Dissemination，CRD）合作创建的系统评价注册系统（网址：https://www.crd.york.ac.uk/PROSPERO/），该注册系统于 2011 年 2 月 18 日在加拿大启动。PROSPERO 注册平台旨在增加非 Cochrane 系统评价的真实性和科学性。PROSPERO 注册平台相较于 Cochrane 协作网不同的是，前者的注册标准较低，注册步骤简单，注册研究的范围更为广泛，方法学要求较低，且研究完成时限相对灵活，因此具有更广泛的适用性。

三、研究注册流程

（一）临床试验注册基本流程

（1）获取登录权限；
（2）登录注册系统，完成注册信息表，提交数据；
（3）提交所需文件；
（4）完成注册；
（5）同步更新试验实施信息；
（6）发表试验结果。

（二）WHO ICTRP 要求注册时必须完成的必备条目

详见表 10.1。

表 10.1

序号	条目	内容
1	一级注册机构和试验识别号	一级注册机构以及一级注册机构给该试验的唯一 ID 号
2	在一级注册机构注册的日期	试验在一级注册机构正式注册的日期
3	次要识别号	除了由一级注册机构分配的试验识别号之外的其他识别号。包括：① 通用试用号（Universal Trial Number，UTN）；② 负责人分配的标识号［记录负责人名称和负责人签发的试验编号（如方案编号）］；③ 其他注册机构（WHO 注册网络中的一级注册机构和成员注册机构以及其他注册机构）分配的试验注册号；④ 资助机构、合作研究小组、合作研究小组、监管机构、伦理委员会等发布的标识号。

续表

序号	条目	内容
4	资金和物质支持的来源	提供试验的主要资金或物质支持的来源（如：资助机构、基金会、公司、机构）
5	主要负责人	负责发起、管理和/或资助研究的个人、组织、团体或其他法律实体。主要负责人负责确保试验得到正确注册。主要负责人可能是也可能不是主要资助者。
6	次要负责人	主要负责人以外的其他个人、组织或其他法人
7	公众问题咨询人	咨询人的电子邮件地址、电话号码和邮政地址，以回复来自公众对有关当前招募状态的信息。
8	研究问题咨询人	必须将项目领导责任分配给指定的首席研究员（Principal Investigator，PI）。PI 也可以将处理研究问题的责任委托给试验的其他科学联系人。
9	公众标题	标题需通俗易懂
10	研究标题	用于提交给基金和伦理审查机构的科学标题
11	招募国家	计划或已经招募受试者的国家
12	研究的健康状况或问题	主要健康状况或问题（例如抑郁症、乳腺癌、用药错误）。 如果研究是属于干预（例如预防或筛选干预）的目标人群为健康人类志愿者中进行的，请阐明正在预防的特定健康状况或问题。
13	干预措施	需说明干预名称及干预描述。干预名称：① 药物的通用名称或临时使用化学名称、序列号等；② 非药物可说明详细的干预名称。干预描述：如药物的剂型、剂量、频率、持续时间等。
14	纳入排除标准	参与者选择的纳入和排除标准，包括年龄和性别。其他选择标准可能与临床诊断和并发症有关；排除标准通常用于确保患者安全。
15	研究类型	研究类型包括：① 研究类型包括：干预性或观察性；② 研究设计包括：Ⅰ分配方法（随机/非随机）；Ⅱ盲法（是否使用盲法，如果是，盲的对象）；Ⅲ分组（单臂、平行、交叉或析因）；Ⅳ目的；Ⅴ分期（如果有）。对于随机试验：还要提供分配隐藏机制和序列生成的方法。
16	第一例受试者入组日期	预计或实际第一例受试者入组日期
17	目标样本量	试验计划招募的受试者人数
18	招募情况	受试者的招募状态，包括：① 待招募；② 招募中；③ 暂停招募；④ 完成招募；⑤ 其他。
19	主要结局指标	主要结局指标应该是用于样本量计算的结局，或用于确定干预效果的主要结局。大多数试验应该只有一个主要结局。对于每个主要结局，请提供：结果的名称（不要使用缩写）、测量度量或测量方法（尽可能具体）、主要关注的时间点。
20	重要的次要结局指标	次要结局或在次要关注的时间点测量的结果。需提供：结果的名称（不要使用缩写）、测量度量或测量方法（尽可能具体）、关注的时间点。
21	伦理审查	伦理审查过程信息：伦理通过状态、批准日期、伦理委员会的名称和联系方式
22	完成日期	研究完成日期：收集临床研究最终数据的日期

序号	条目	内容
23	总结结果	包括：结果摘要的发布日期、期刊首次发表结果的日期、与结果和出版物相关的统一资源定位符（Uniform Resource Locator，URL）超链接、基线特征、受试者流程、不良事件、结局指标、研究方案的 URL 链接、小结
24	IPD 共享声明	关于拟共享个人临床试验受试者数据（individual patient data，IPD）的声明。应指明是否共享 IPD、共享何种 IPD、何时、通过何种机制、与谁共享以及用于何种类型的分析。

第二节　医学研究报告写作规范

一、医学研究报告写作规范介绍

医学研究报告是医学研究成果最终的呈现形式，高质量的研究报告可清晰地阐明研究过程，客观的说明研究结论。为提升医学研究报告质量，研究者针对不同研究类型制定了不同的报告规范，医学研究报告规范是医学研究者撰写论文时参考的结构化清单。

二、不同类型研究写作规范（表 10.2）

表 10.2

研究设计类型	报告规范	链接
随机对照试验	CONSORT	www.consort-statement.org.
观察性研究	STROBE	www.strobe-statement.org
系统评价/Meta 分析	PRISMA	http://www.prisma-statement.org/
诊断/预后研究	STARD、TRIPOD	http://www.tripod-statement.org/ http://www.equator-network.org/reporting-guidelines/stard.
病例报告	CARE	http://www.care-statement.org/
研究计划书	SPIRIT、PRISMA-P	http://www.spirit-statement.org/ http://www.prisma-statement.org/Extensions/Protocols
临床实践指南	AGREE、RIGHT	http://www.agreetrust.org/resource-centre/agree-reporting-checklist/ http://www.right-statement.org/
定性研究	SROR、COREQ	http://links.lww.com/ACADMED/A218 http://intqhc.oxfordjournals.org/content/19/6/349.long
动物实验研究	ARRIVE	https://www.arriveguidelines.org
质量提升研究	SQUIRE	http://www.squire-statement.org/
经济学研究	CHEERS	https://www.ispor.org/

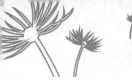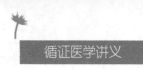

三、常用研究报告规范

（一）随机对照研究报告规范：CONSORT

1995 年，为了提高随机对照试验报告质量，一个由临床试验学者、统计学家、流行病学家和生物医学编辑组成的国际小组制定并发布了随机对照试验报告统一规范（consolidated standards of reporting trials，CONSORT）声明。CONSORT 工作组于 2001 年和 2010 年发布了两版报告规范，而 CONSORT2010 声明被沿用至今。CONSORT2010 声明包含一张含有 25 项条目的对照检查清单（详见表 10.3）以及一张流程图（详见图 10.1）。

表 10.3　随机对照试验的报告规范：CONSORT[2010]

论文章节/主题	条目号	对照检查的条目
文题和摘要		
	1a	文题能识别是随机临床试验
	1b	结构式摘要，包括试验设计、方法、结果、结论几个部分（具体的指导建议参见 "CONSORT for abstracts"）
引言		
背景和目的	2a	科学背景和对试验理由的解释
	2b	具体目的或假设
方法		
试验设计	3a	描述试验设计（诸如平行设计、析因设计），包括受试者分配入各组的比例
	3b	试验开始后对试验方法所作的重要改变（如合格受试者的挑选标准），并说明原因
受试者	4a	受试者合格标准
	4b	资料收集的场所和地点
干预措施	5	详细描述各组干预措施的细节以使他人能够重复，包括它们实际上是在何时、如何实施的
结局指标	6a	完整而确切地说明预先设定的主要和次要结局指标，包括它们是在何时、如何测评的
	6b	试验开始后对结局指标是否有任何更改，并说明原因
样本量	7a	如何确定样本量
	7b	必要时，解释中期分析和试验中止原则
随机方法		
序列的产生	8a	产生随机分配序列的方法
	8b	随机方法的类型，任何限定的细节（如怎样分区组和各区组样本多少）
分配隐藏机制	9	用于执行随机分配序列的机制（例如按序编码的封藏法），描述干预措施分配之前为隐藏序列号所采取的步骤
实施	10	谁产生随机分配序列，谁招募受试者，谁给受试者分配干预措施

续表

论文章节/主题	条目号	对照检查的条目
盲法	11a	如果实施了盲法，分配干预措施之后对谁设盲（例如受试者、医护提供者、结局评估者），以及盲法是如何实施的
	11b	如有必要，描述干预措施的相似之处
统计学方法	12a	用于比较各组主要和次要结局指标的统计学方法
	12b	附加分析的方法，诸如亚组分析和校正分析
结果		
受试者流程（极力推荐使用流程图）	13a	随机分配到各组的受试者例数，接受已分配治疗的例数，以及纳入主要结局分析的例数
	13b	随机分组后，各组脱落和被剔除的例数，并说明原因
招募受试者	14a	招募期和随访时间的长短，并说明具体日期
	14b	为什么试验中断或停止
基线资料	15	用一张表格列出每一组受试者的基线数据，包括人口学资料和临床特征
纳入分析的例数	16	各组纳入每一种分析的受试者数目（分母），以及是否按最初的分组分析
结局和估计值	17a	各组每一项主要和次要结局指标的结果，效应估计值及其精确性（如95%可信区间）
	17b	对于二分类结局，建议同时提供相对效应值和绝对效应值
辅助分析	18	所做的其他分析的结果，包括亚组分析和校正分析，指出哪些是预先设定的分析，哪些是新尝试的分析
危害	19	各组出现的所有严重危害或意外效应（具体的指导建议参见"CONSORT for harms"）
讨论		
局限性	20	试验的局限性，报告潜在偏倚和不精确的原因，以及出现多种分析结果的原因（如果有这种情况的话）
可推广性	21	试验结果被推广的可能性（外部可靠性，实用性）
解释	22	与结果相对应的解释，权衡试验结果的利弊，并且考虑其他相关证据
其他信息		
试验注册	23	临床试验注册号和注册机构名称
试验方案	24	如果有的话，在哪里可以获取完整的试验方案
资助	25	资助和其他支持（如提供药品）的来源，提供资助者所起的作用

"CONSORT2010声明"可为报告各种随机对照试验提供指导，但主要针对最常见的设计类型，即两组平行随机对照试验。其他试验类型，如群组随机临床试验和非劣效性临床试验，需要增加部分信息。针对这些设计类型的CONSORT扩展版，以及其他CONSORT相关文件可从CONSORT网站获取。

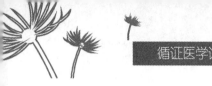

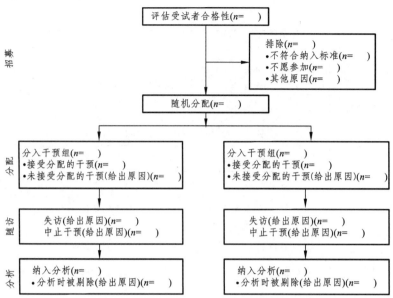

图 10.1 CONSORT 流程图

（二）观察性研究报告规范：STROBE

加强观察性流行病学研究报告质量（strengthening the reporting of observational studies in epidemiology，STROBE）是由流行病学家、方法学家、统计学家、研究者和编辑组成的一个国际性合作小组共同起草，主要目的是为观察性流行病学研究论文提供报告规范，从而改进这类研究报告的质量。国际期刊委员会已把 STROBE 列为"生物医学期刊投稿的统一要求"。于 2007 年更新至第四版并沿用至今，第四版 STROBE 声明包含 22 项条目，涉及论文的题目、摘要、引言、方法、结果及讨论等部分（详见表 10.4）。

表 10.4 STROBE 声明

条　目	编号	条目
题目/摘要	1	（a）题目或摘要中用常用术语表明研究所采用的设计
		（b）摘要中对所做工作和获得的结果做出简明的总结
引言		
背景/原理	2	解释研究的科学背景和原理
目的	3	阐述具体研究目的，包括任何预先的假设
方法		
研究设计	4	描述研究设计的关键内容
研究设置	5	描述研究机构、地点及相关资料，包括招募的时间、暴露、随访和数据收集
研究对象	6	（a）队列研究—描述纳入标准、参与者来源和选择方法，随访方法。 病历对照研究—描述纳入标准、病例和对照的来源及确认病例和选择对照的方法，病例和对照选择的原理 横断面设计—描述纳入标准、病例的来源和选择方法
		（b）队列研究—对于配对研究，应说明配对标准以及暴露和非暴露的人数 病例对照研究—对于配对研究，应说明配对标准和每个病例配对的对照数

续表

条 目	编号	条目
变量	7	明确定义结局、暴露、预测因子，可能的混杂因素及效应修饰因子，如果相关，给出诊断标准
数据来源/测量	8	对每个有意义的变量，给出数据来源和详细的测量方法。如果有一个以上的组，描述各组之间评估方法的可比性。
偏倚	9	描述解决潜在偏倚的方法
样本量	10	描述样本量确定方法
定量变量	11	解释定量变量是如何分析的。如果相关，描述分组的方法和原因。
统计方法	12	（a）描述所用的所用统计方法，包括减少混杂因素的方法
		（b）描述所有分析亚组和交互作用的方法
		（c）解释如何解决数据缺失
		（d）队列研究—如果相关，描述解决失访问题的方法 病历对照研究—如果相关，描述如何对病例和对照进行配对 横断面研究—如果相关，描述考虑到抽样策略的分析方法
		（e）描述所用的敏感性分析方法
结果		
参与者	13	（a）报告研究各阶段参与者的人数，如可能合格的人数、参与合格性检查的人数、证实合格的人数、纳入研究的人数、完成随访的人数及完成分析的人数
		（b）解释在各阶段参与者退出研究的原因
		（c）考虑使用流程图
描述性数据	14	（a）描述参与者的特征（如人口统计学、临床和社会特征）以及暴露和潜在的混杂因素的相关信息
		（b）描述每一个待测变量缺失数据的参与人数
		（c）队列研究—总结随访时间（如平均随访时间和全部随访时间）
结局数据	15	队列研究—报告随时间变化的结局事件数或综合指标
		病例对照研究—报告各种暴露类别的人数或暴露综合指标
		横断面研究—报告结局事件数或综合指标
主要结果	16	（a）报告未校正的估计值，如果相关，给出混杂因素校正后的估计值及其精确度（如95%置信区间）。说明按照哪些混杂因素进行了校正以及选择这些因素进行校正的原因
		（b）对连续变量进行分组，需报告每组观察值的范围
		（c）对有意义的危险因素，最好把相对危险估计值转化为针对有意义的时间范围的绝对风险估计值
其他分析	17	报告进行过的其他分析-如亚组分析、交互作用分析和敏感度分析
讨论		
关键结果	18	根据研究目标概括关键结果
局限性	19	讨论研究的局限性，包括潜在的偏倚或不准确的来源。讨论任何潜在偏倚的方向和大小

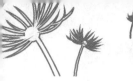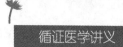
续表

条　目	编号	条　目
解释	20	结合研究目标、研究局限性、多重分析、相似研究的结果和其他相关证据，谨慎给出一个总体的结果解释
可推广性	21	讨论研究结果的普适性（外推有效性）
其他信息		
资金来源	22	提供研究资金的来源和资助机构在研究中的作用，如相关，提供资助机构在本文基于初始研究中的作用

注：*表示在病例对照研究中分别给出病例和对照的信息；如果可能，在队列研究和横断面研究里给出暴露组
　　和未暴露组的信息

（三）系统评价/Meta 分析报告规范：PRISMA

为改进系统评价/Meta 分析报告质量，2009 年系统评价/Meta 分析报告规范（the preferred reporting items for systematic reviews and meta-analyses，PRISMA）（表 10.5，图 10.2）首次发布。PRISMA 2020 是对 PRISMA 2009 的更新和修订，2020 版于 2021 年 3 月发表在 BMJ 杂志。

表 10.5　PRISMA 2020

条目	编号	内容
标题		
标题	1	明确报告该研究为系统评价
摘要		
结构式摘要	2	详见 PRISMA2020 摘要条目清单（表 10.6）
前言		
理论基础	3	阐述已知背景下系统评价的理论基础
目的	4	对系统评价的目的或问题进行清晰阐述
方法		
纳入标准	5	明确纳入和排除标准及如何将研究分组以进行合成
信息来源	6	明确所有检索或查询的数据库、注册平台、网站、组织机构、参考文献清单或其他资源，以及每个资料来源最后检索的日期
检索策略	7	呈现所有数据库、注册平台、网站的全部检索策略，包括所使用的过滤器和限定条件
研究选择	8	明确筛选过程使用的方法，包括筛选的研究人员数量，是否独立筛选。如果适用，应详细说明过程中使用的自动化工具
资料提取	9	明确数据提取使用的方法，包括提取数据的研究人员数量，是否独立提取，任何向原文作者获取或确认资料的过程。如果适用，应详细说明过程中使用的自动化工具
资料条目	10a	列出并定义所有需要获取数据的结局指标。明确是否提取每个研究中与设定结局指标相符（如测量方法、时间点、分析方法）的所有结果。若不是，则应描述收集特定结果的方法
	10b	列出并定义需要获取数据的所有其他变量（如参与者和干预措施的特征、资金来源）。描述针对缺失数据或模糊信息做出的任何假设

续表

条目	编号	内容
单个研究存在的偏倚	11	明确描述用于评价纳入研究偏倚风险的方法，包括使用的评价工具，评价人员数量及评价人员否独立评价。如果适用，应详细说明过程中使用的自动化工具
合并效应指标	12	说明每个结局数据合成或结果呈现时使用的效应指标（如风险比、均数差）
结果合并	13a	描述确定每个数据合成中所纳入研究的方法如：将研究特征制成表格并与每个计划的数据合成组进行比较
	13b	描述数据合并前的预处理，如处理缺失数据、数据转换
	13c	描述用于展示单个研究结果及综合结果图或表的方法
	13d	描述用于结果合成的方法并说明选择相应方法的理由。如果进行了Meta分析，应描述用于探索统计学异质性的模型、方法及软件包
	13e	描述探索研究结果间异质性的方法（如亚组分析、Meta回归分析）
	13f	描述评价合并结果稳定性所开展的敏感性分析
研究偏倚	14	描述用于评价数据合成中缺失结果所致偏倚风险的评估方法（报告偏倚）
其他分析	15	描述用于评价每个结局证据质量的方法
结果		
研究选择	16a	描述检索和筛选过程的结果，从最初检索获取的文献数量到最终纳入研究的数量，最好提供流程图
	16b	列出似乎符合纳入标准但被排除的研究并说明排除原因
研究特征	17	列出每个纳入研究并呈现其特征
研究内部偏倚风险	18	呈现每个纳入研究偏倚风险评估的结果
单个研究结果	19	针对所有结局指标，说明每个研究（a）每组的统计概述（如果可行）和（b）效应量及精度（如置信/可信区间），最好使用结构式表格或图形
结果合成	20a	对于每个合并结果，说明其特征及研究间的偏倚风险
	20b	呈现所有统计合成的结果。如果开展了Meta分析，呈现每个Meta分析的合并效应量、精度（如置信/可信区间）及异质性检验结果。如果是不同组的比较，需描述效应方向
	20c	呈现研究间异质性可能来源探索的结果
	20d	呈现敏感性分析的结果，以便评价合并结果的稳定性
研究间风险偏倚	21	呈现每个合成结果中缺失结果所致偏倚风险评估的情况（报告偏倚）
其他分析	22	呈现每个结局指标证据质量分级的评估结果
讨论		
证据总结	23a	在其他证据基础上对结果进行解释
局限性	23b	讨论系统评价中纳入的证据的局限性
	23c	讨论研究过程中的局限性
结论	23d	讨论研究结果对实践、政策以及未来研究的意义

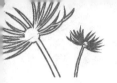

续表

条目	编号	内容
其他信息		
注册及协议	24a	提供注册信息，包括注册名、注册号或声明未进行注册
	24b	提供计划书的获取途径或声明无计划书
	24c	描述并解释对注册内容或计划书中信息的任何修改
资金	25	描述系统评价的资金来源及资金支持者在系统评 价过程中所起的作用，或声明无资金支持
利益冲突	26	声明系统评价作者的利益冲突
数据、代码和其他材料的可获取性	27	报告以下哪些信息是公开的，并提供获取途径：数据提取表模板、纳入研究的数据、用于分析的数据、数据分析代码、系统评价中使用的其他资料

表 10.6　PRISMA 2020 摘要条目清单

项目	编号	内容
标题		
标题	1	明确报告该研究为系统评价
背景		
目的	2	清晰描述该系统评价研究的主要目的或问题
方法		
合适的标准	3	报告纳入与排除标准
信息来源	4	报告文献的信息来源（如数据库，注册平台）及每个资源最后检索的日期
偏倚风险	5	描述用于评价纳入研究偏倚风险的方法
结果合成	6	明确结果合成及呈现的方法
结果		
纳入研究	7	呈现纳入研究和研究对象的数量，每个研究的相关特征
结果合成	8	报告主要结果，最好呈现每个结果中的研究数量和受试者数量。如果进行了 Meta 分析，报告合并效应量及置信/可信区间。如果进行了不同组的比较，需描述效应方向（支持哪个组）
讨论		
证据局限性	9	简单总结纳入证据的局限性（如研究的偏倚风险、不一致性和不精确性）
解释	10	简要解释结果及结果的重要意义
其他		
资金	11	明确该系统评价的主要资金来源
注册	12	提供注册题目及注册号

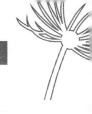

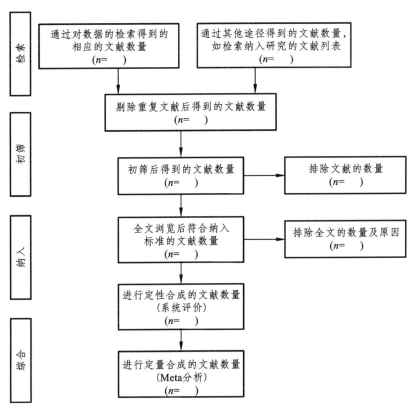

图 10.2　PRISMA 流程图

（四）诊断准确性研究的报告规范：STARD

诊断准确性研究报告规范（Standards for Reporting Diagnostic Accuracy Studies，STARD）旨在通过加强研究报告的透明度及完整性，以提高诊断性试验的报告质量。由包含研究人员、临床流行病学家和编辑在内的国际小组开发，于 2003 年 1 月发布。目前使用的为 STARD 2015（表 10.7）。

表 10.7　STARD 2015 指南

主题	编号	条目
		标题
	1	确定文章为诊断试验，使用至少一个准确性评价指标（如灵敏度、特异度、预测值或受试者工作特征曲线面积）
		摘要
	2	结构式摘要，包括试验设计、方法、结果和结论
		引言
	3	科学和临床背景，说明使用待评价试验的用途和临床作用
	4	研究目的和假设

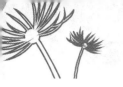

续表

主题	编号	条目
方法		
试验设计	5	待评价试验和金标准（参考标准）执行之前（前瞻性研究）或之后（回顾性研究），收集数据
受试者	6	纳入标准
	7	基于哪些条件（如症状、以前测试的结果、登记等）招募合适的受试者
	8	何时何地（场所、地点和日期）纳入合适的受试者
	9	受试者是否形成一个连续的随机序列或方便序列
试验方法	10a	足够的细节描述待评价试验，试验容易重复
	10b	足够的细节描述金标准，试验容易重复
	11	选择金标准的理由（是否存在可替代的金标准）
	12a	描述待评价试验的定义，及其阳性阈值和结果分类的原理，区分证实性研究和探索性研究
	12b	描述金标准的定义，及其阳性阈值和结果分类的原理，区分证实性研究和探索性研究
	13a	待评价试验的操作者/读者能否获取到临床信息及金标准
	13b	金标准的评估者能否获取到临床信息及待评价试验
统计学方法	14	描述诊断试验的估计方法和比较方法
	15	如何处理待评价试验或金标准的不确定结果
	16	如何处理待评价试验或金标准的缺失数据
	17	诊断试验的变异性分析，区分证实性研究和探索性研究
	18	报告样本量，说明样本量的计算方法
结果		
受试者	19	受试者的整个参与过程，强烈推荐使用流程图
	20	受试者的人口学和临床特征资料
	21a	目标人群疾病严重程度的分布情况
	21b	非目标人群其他疾病的分布情况
	22	待评价试验和金标准的时间间隔及临床干预方法
试验结果	23	待评价试验和金标准的列连表（行列表）
	24	报告诊断试验准确性指标的点估计和精度结果（如95%可信区间）
	25	报告待评价试验和金标准中发生的所有不良反应事件
讨论		
	26	研究的局限性，包括潜在偏倚的来源，统计的不确定性和普适性
	27	实用意义，包括预期用途和待评价试验的临床作用

续表

主题	编号	条目
		其他信息
	28	注册号和注册机构名称
	29	哪里可以获取完整的试验方案
	30	经费资助和其他支持；资助者所起的作用

（五）病例报告的报告规范：CARE

病例报告的报告规范 CARE（表 10.8）于 2013 年首次发布，列出病例报告中各项结构要素的写作要求及其注意事项。

表 10.8　CARE 2013

主题	序号	条目
标题	1	应体现研究类型为"病例报告"或"病例系列报告"，同时体现本病例的症状、诊断、检查和干预等最相关的内容
关键词	2	以 2～5 个关键词概括本病例的关键要素
摘要	3a	简介：该病例主要突显了什么新意？
	3b	病例特征：主要症状；主要的临床发现；主要的诊断和干预；主要结局
	3c	结论：从本病例获取的主要经验是什么？
背景	4	与本病例相关的文献复习和简要总结
患者信息	5a	一般信息（如年龄、性别、种族、职业）
	5b	主诉
	5c	既往史、家族史和社会心理因素，包括饮食、生活方式、遗传信息（患者认为有必要提供的、医生有必要询问的）、相关的共病（包括其之前接受的干预和结局）
临床发现	6	描述相关体格检查的发现
时间轴	7	描述本病例重要的临床信息时间点，推荐以表或图的形式表现
诊断评估	8a	诊断方法（如体格检查、实验室检查、影像学检查、量表）
	8b	影响诊断的因素（如财力不济、语言交流不畅或文化差异）
	8c	诊断依据，包括鉴别诊断
	8d	影响预后的因素（如肿瘤病理分期）
治疗干预	9a	干预的类型（如药物、外科治疗、预防、自我护理）
	9b	干预的实施（如剂量、强度、持续时间）
	9c	改变干预措施（需说明改变干预措施的理由及合理性）
随访和结局	10a	临床医师的评估（如果合适的话，增加患者或当事人对结局的评价）
	10b	重要的随访诊断评估结果

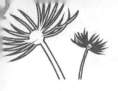

续表

主题	序号	条目
随访和结局	10c	对干预依从性和耐受性进行评估
	10d	不良事件
讨论	11a	疾病处理过程中值得借鉴的经验和存在的局限性
	11b	相同或相关病例的文献复习
	11c	对结论的合理解释（包括对病因和疗效的评估）
	11d	从本病例报告获取的主要经验
患者观点	12	提倡患者向社会分享自己的观点或经验
知情同意	13	在要求提供知情同意时，应得到患者对病例信息真实性的认可并愿意分享；当患者不同意分享时，医生应寻求伦理委员会的意见

参考文献

[1] DE ANGELIS C, DRAZEN J M, FRIZELLE F A, et al. Clinical trial registration: a statement from the international committee of medical journal editors[J]. N Engl J Med, 2004, 351: 1250-1251.

[2] 邬兰，田国祥，王行环，等. 临床试验的注册及注册平台比较分析[J]. 中国循证心血管医学杂志，2017，9（02）：129-134.

[3] 周莉，欧阳文伟，李庚，等. 中国登记研究的现状分析[J]. 中国循证医学杂志，2019，19（06）：702-707.

[4] 曾琳，陶立元，石岩岩，等. 观察性研究是否需要进行研究注册[J]. 中华儿科杂志，2016，54（12）：907.

[5] 吴泰相，李幼平，李静，等. 临床试验的里程碑事件：全球临床试验注册制度建成运行[J]. 中国循证医学杂志，2007（07）：479-480.

[6] 吴泰相，李幼平，刘关键，等. 中国临床试验注册中心及中国循证医学中心提高我国临床试验质量的策略和措施[J]. 中国循证医学杂志，2010，10（11）：1243-1248.

[7] 宁方芹，邹淑琼. 医学临床研究伦理审查的实践与思考[J]. 中国医学伦理学，2011，24（03）：363-364.

[8] 李江，翟静波，商洪才，等. 单病例随机对照试验的证据级别和报告规范[J]. 中国循证医学杂志，2017，17（05）：612-615.

[9] 詹思延. 第二讲：如何报告随机对照试验——国际报告规范 CONSORT 及其扩展版解读[J]. 中国循证儿科杂志，2010，5（02）：146-150.

[10] 米子硕，高锦，李昊洋，等. 临床实践指南与系统评价/Meta 分析注册平台的比较与应用[J]. 医学新知，2022，32（02）：90-98.

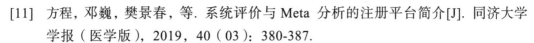

[11] 方程，邓巍，樊景春，等. 系统评价与 Meta 分析的注册平台简介[J]. 同济大学学报（医学版），2019，40（03）：380-387.

[12] 牛晶晶，刘蕊，王盼杰，等. PROSPERO 平台注册诊断性试验系统评价/Meta 分析的基本特征及合作情况分析[J]. 中国循证医学杂志，2019，19（03）：353-360.

[13] 陈新林，胡月，莫传伟，等. 诊断准确性研究报告指南——STARD 2015 简介[J]. 中国循证医学杂志，2016，16（10）：1227-1230.

[14] 朱一丹，李会娟，武阳丰. 诊断准确性研究报告规范（STARD）2015 介绍与解读[J]. 中国循证医学杂志，2016，16（06）：730-735.

[15] 高亚，刘明，杨珂璐，等. 系统评价报告规范：PRISMA 2020 与 PRISMA 2009 的对比分析与实例解读[J]. 中国循证医学杂志，2021，21（05）：606-616.

[16] 姚亮，陈耀龙，王琪，等. 病例报告的报告规范解读[J]. 中国循证儿科杂志，2014，9（03）：216-219.

[17] 孙鑫，杨克虎. 循证医学[M]. 2 版. 北京：人民卫生出版社，2021.

扫描二维码获取本章课程学习资源

第十一章　常用文献管理工具及应用

第一节　文献管理工具的作用

随着现代科学的进步，科研工作者在进行研究工作中往往要查阅大量文献，传统文献整理方式目前已逐渐被文献管理工具逐步替代，文献管理工具不仅可以实现论文库的建立、储存，亦可实现文献在线下载、文献管理、参考文献输出等功能。使用文献管理工具，可大大提升科学研究与论文写作效率。

在系统评价及 Meta 分析过程中，为了保证文献检索充分，需要检索不同的数据库，检索结果会出现不同数据库来源的重复记录，对检索文献进行去重是完成系统评价及 Meta 分析过程中尤为重要的工作。除此之外，去重后文献纳入的筛选、文献的管理数据提取亦为重要，使用文献管理工具可明显优化系统评价流程，提升工作效率。

第二节　常用文献管理工具介绍

1. EndNote

EndNote 软件是由 Thomson Reuters 公司开发设计的一款文献管理，目前最新版本为 EndNote 20，覆盖数据库全面，可以与 PubMed、Web of Science 等数据库相结合进行文献管理。EndNote 软件可以将从不同数据库获取的文献批量导入至本地数据库，导入后可进行编辑、分组、添加全文附件、参考文献条目生成等操作（官方下载地址：http://www.endnote.com）。

2. NoteExpress

是由北京爱琴海软件公司开发的文献管理软件，对中文支持环境较好，涵盖较多中文数据库，目前最新版本为 NoteExpressV3.6，具有建立数据库、导入参考文献、文献分组、笔记、附件添加等多项功能。另外 NoteExpress 具有文献信息分析功能，便于科研工作者对文献信息进行更深入的分析（官方下载地址：http://www.inoteexpress.com）。

3. 医学文献王

是北京金叶天翔科技有限公司于 2004 年开发的一款文献检索和管理软件，最新的版本是医学文献王 V6.0。医学文献王具有 EndNote 的 pubmed 数据库题录导入、去重、目录管理等软件的特长以外，具有笔记、显示影响因子等功能，在操作内容上更加本土化，中文的操作界面和对中文数据库的支持方便国内用户使用（官方下载地址：http://refer.medlive.cn）。

4. Zotero

Zotero 由美国乔治梅森大学的历史和新媒体中心于 2006 年开始研发，是一款免费的、开源的文献管理软件。目前最新版为 Zotero 6.0.10。Zotero 以 Firefox 扩展插件的形式存在，可以帮助用户收集和整理网络浏览器页面中的文献信息，具有强大网页信息提取功能，并可以加上标签、批注、笔记、附件等内容。同时，它也实现了文献信息的共享和引文插入、参考文献列表生成等多种功能（官方下载地址：http://www.zotero.org）。

第三节　参考文献导入文献管理工具方式方法
（以 Endnote 为例）

一、Endnote 界面介绍（图 11.1）

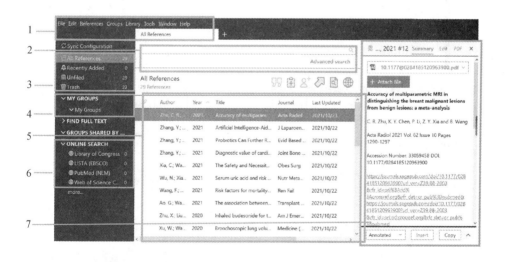

1—菜单栏；2—检索框及高级检索；3—数据库管理；4—分组；5—文献列表；
6—在线检索；7—文献详情及原文。

图 11.1　Endnote 界面

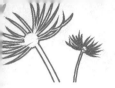 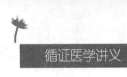

二、文献导入

1. PDF 文献导入（图 11.2、图 11.3）

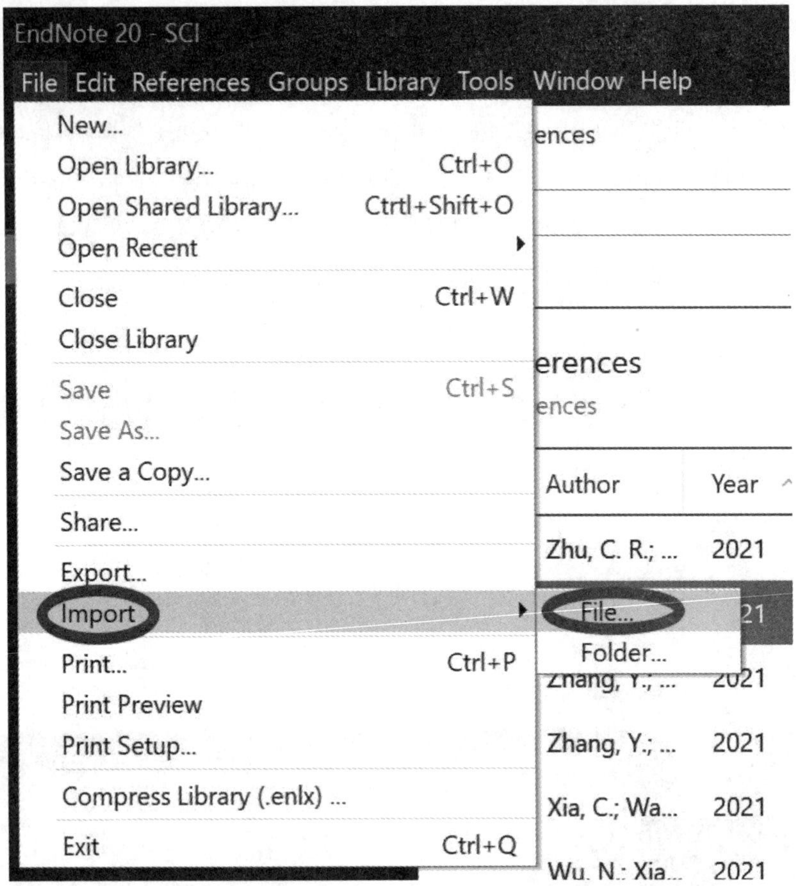

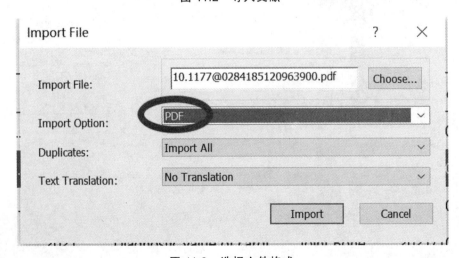

图 11.2　导入文献

图 11.3　选择文件格式

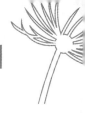

2. Pubmed 文献导入

（1）勾选相应文献（图 11.4）。

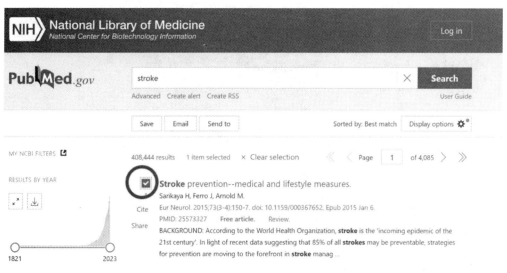

图 11.4　勾选相应文献

（2）点击 save 导出 txt.文本（图 11.5）。

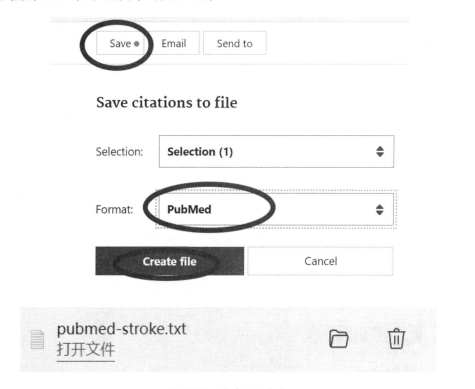

图 11.5　导出 txt.文本

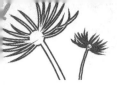
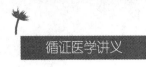

（3）导入 Endnote（图 11.6）。

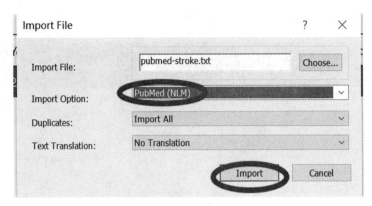

图 11.6　导入 Endnote

3. 常见中文数据库文献导入（以 CNKI 为例）

（1）勾选相应文献（图 11.7）。

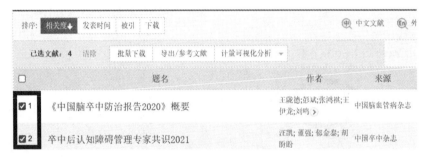

图 11.7　勾选 CNKI 文献

（2）点击导出/参考文献生成 txt.文本（图 11.8）。

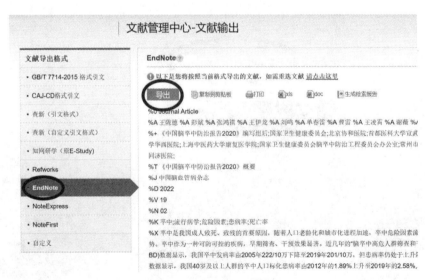

图 11.8　生成 txt.文本

（3）导入 Endnote（图 11.9）。

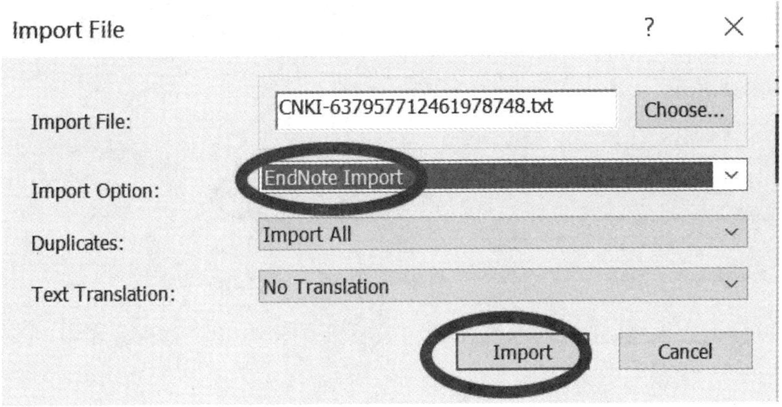

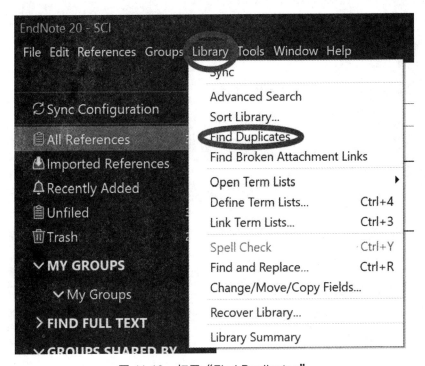

图 11.9　导入 Endnote

第四节　应用文献管理工具进行文献管理

一、查找重复文献

（1）Endnote20 查找重复文献较前有所调整，打开"Library"→"Find Duplicates"（图 11.10）。

图 11.10　打开"Find Duplicates"

（2）可选择需要保存的文献（图 11.11、图 11.12）。

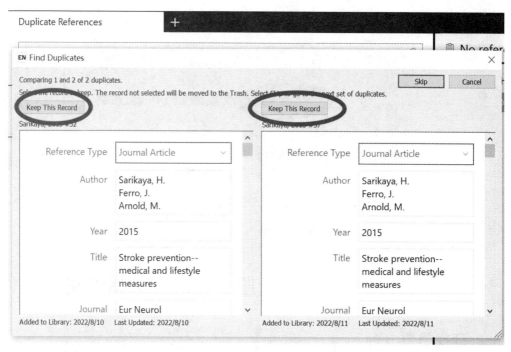

图 11.11　选择需保存的文献

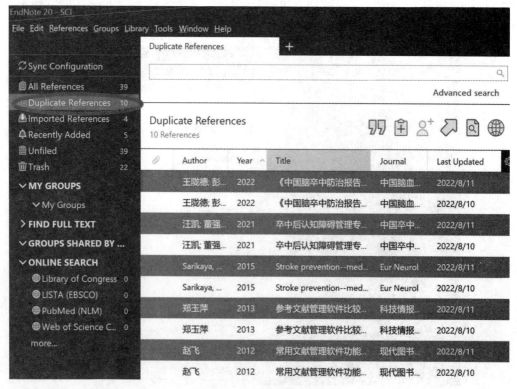

图 11.12　查找重复文献

（3）可通过 Cut 将重复文献删除（图 11.13）。

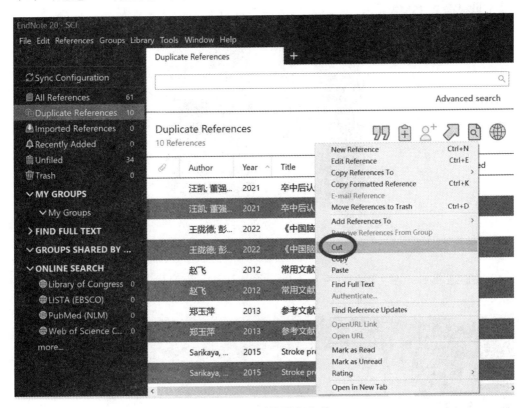

图 11.13　删除重复文献

二、文献分组

1. 创建分组（图 11.14）

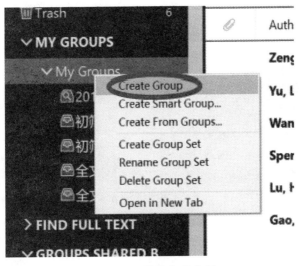

图 11.14　创建文献分组

（1）可根据 PRISMA 流程图创建相应组别（图 11.15）。

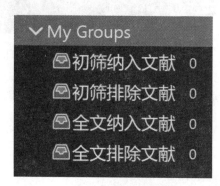

图 11.15　创建文献组别

（2）文献去重后，在文献阅读过程中进行文献分组（图 11.16）。

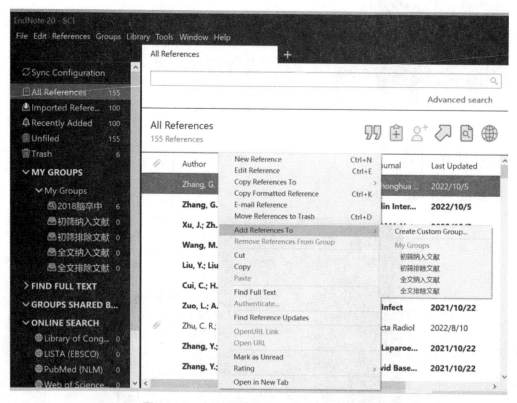

图 11.16　在文献阅读过程中进行文献分组

2. 根据特定条件创建智能分组（图 11.17）

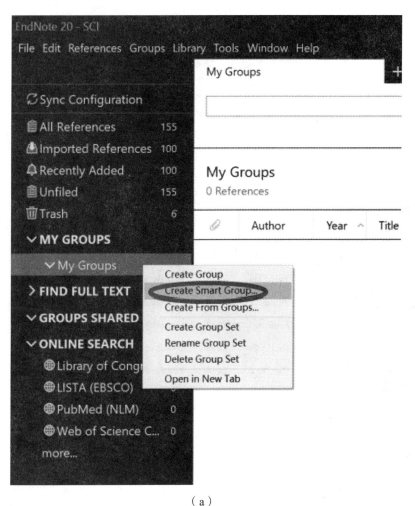

（a）

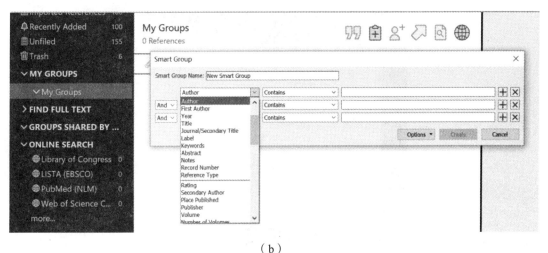

（b）

图 11.17 根据特定条件创建智能分组

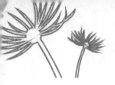

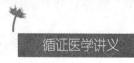

例子：如分组为 2018 年脑卒中（图 11.18）。

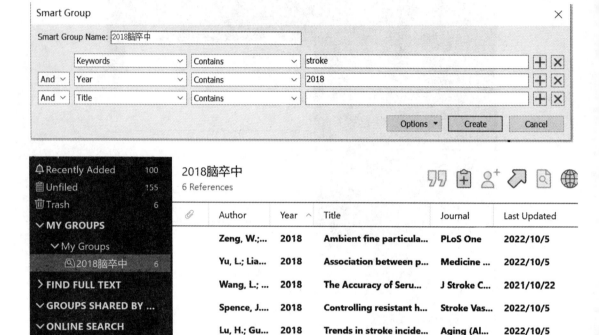

图 11.18 "2018 脑卒中"分组

三、文献阅读状态查阅

1. 设置可显示文献阅读状态模式（图 11.19）

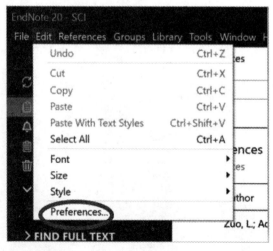

（a）

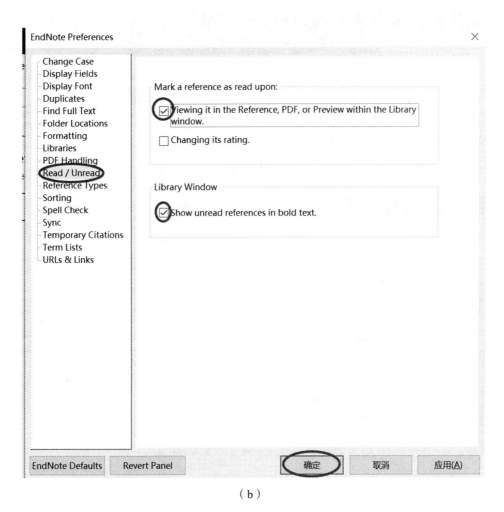

（b）

图 11.19　设置可显示文献阅读状态模式

2. 未阅读文献信息显示为加粗字体（图 11.20）

📎	Author	Year ∧	Title	Journal
	Zuo, L.; A...	**2021**	**Bamlanivimab improv...**	**J Infect**
📎	Zhu, C. R.; ...	2021	Accuracy of multiparam...	Acta Radiol

图 11.20　加粗显示未阅读文献

四、文献插入 word

1. 从 endnote 直接选择文献插入 word 文档

（1）根据相应杂志投稿要求，选择相应插入文献的格式（图 11.21）。

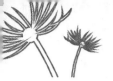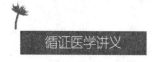

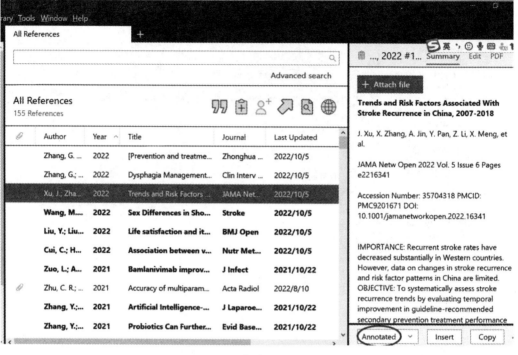

（a）

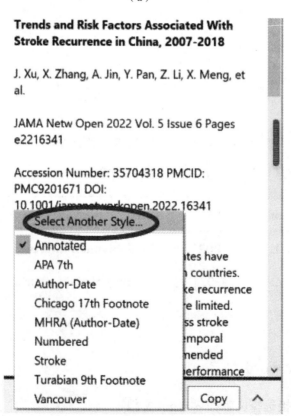

（b）

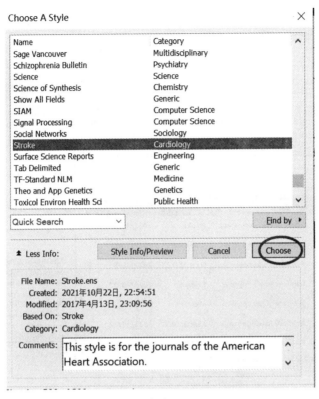

（c）

图 11.21　选择插入文献的格式

若未找到相应文献格式，可进入 endnote 官方网站查询添加。

（2）插入文献（图 11.22）。

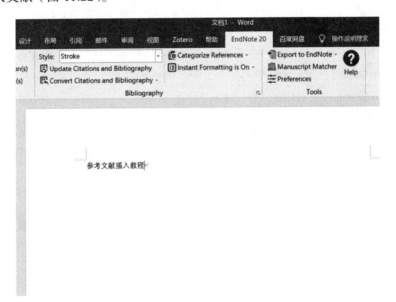

图 11.22　插入文献

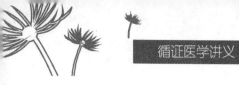

点击图示两处均可实现文献插入（图 11.23）。

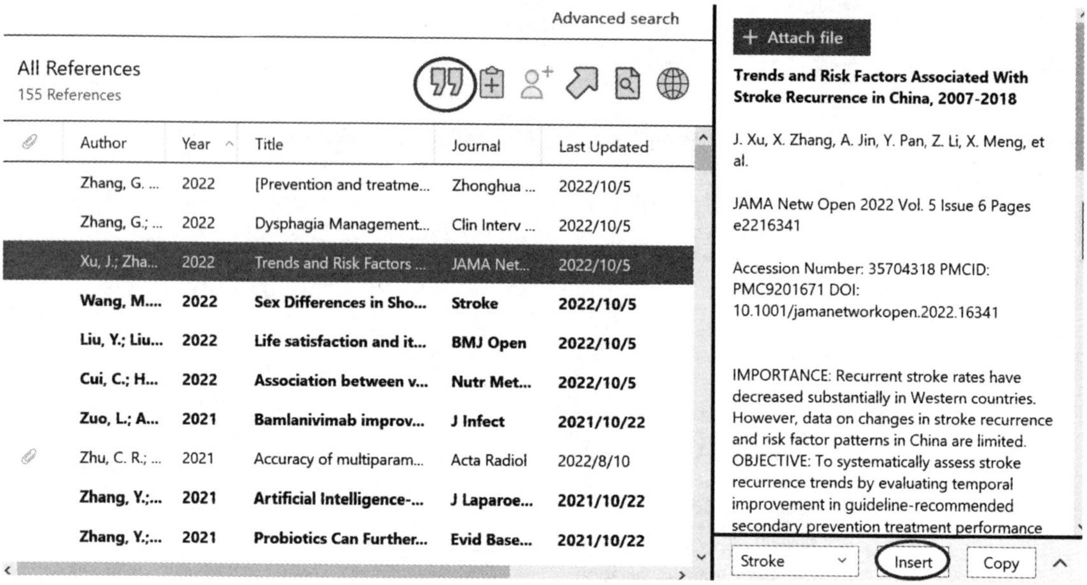

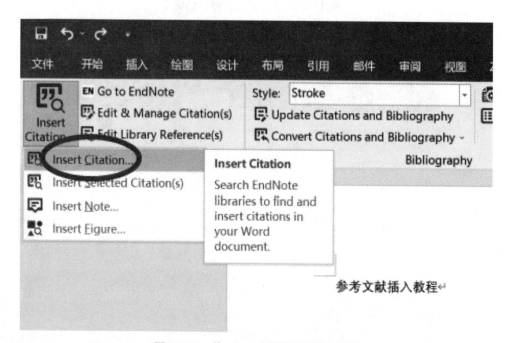

图 11.23　插入文献按钮

2. 从 word 文档直接选择文献（图 11.24）

图 11.24　从 word 文档直接选择文献

通过文献检索实现文献插入（图 11.25）。

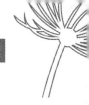

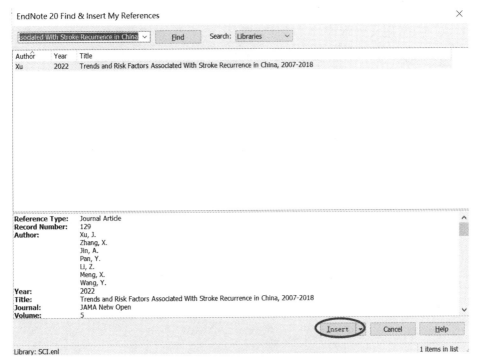

图 11.25　通过文献检索实现文献插入

3. 直接采用光标拖动亦可实现文献插入（图 11.26）

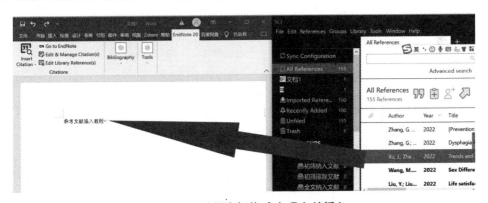

图 11.26　采用光标拖动实现文献插入

参考文献

[1]　翟中会，陈伟，蔡琴. 基于 EndNote 的文献管理系统评价流程优化策略[J]. 图书馆研究与工作，2019（02）：36-39.

[2]　刘清海，甘章平. 利用 EndNote 提高编辑工作效率[J]. 编辑学报，2011，23（01）：67-69.

 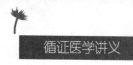
[3] 孙文莺歌，马路. 参考文献管理软件比较分析[J]. 中华医学图书情报杂志，2016，25（09）：43-46.

[4] 赵飞. 常用文献管理软件功能比较[J]. 现代图书情报技术，2012（03）：67-72.

[5] 郑玉萍. 参考文献管理软件比较分析[J]. 科技情报开发与经济，2013，23（10）：122-125.0

扫描二维码获取本章课程学习资源